U0275637

中國近代中醫藥期刊彙編

第一輯

34

中西醫學報

上海辭書出版社

目録

西曆一千九百十七年正月出版

中西醫學報

第七年第六期

本期之目錄

本報全年十二冊本埠洋八角四分中國境內洋九角六分日本臺灣洋一元零八分香港南洋各島洋一元三角二分零售每冊洋一角上海英大馬路泥城橋西首龍飛馬車行西間壁三十九號丁福保醫寓發行

西醫樓君論及如何救治其友人之患癆症者

閱報諸君有曾記憶二年前報上刊登圖附俞斯馨君曾患癆症爲韋廉士大醫生紅色補丸所救治迄今仍復康健毫無再發請觀樓醫生會翔之傳言云余友俞斯馨君自服韋廉士大醫生紅色補丸治愈癆症之後迄今康強逾昔毫無別症發生一切寒熱瘟瘧各症均未沾染也西醫樓會翔君前充浙江陸軍步兵第七十九團軍醫官也現下行道上海設診所於海寧路其讚揚韋廉士大醫生紅色補丸之功效仍與其餘諸名醫意見相同也據來示云余曾以韋廉士大醫生紅色補丸療治疾病均皆得心應手凡有血薄氣衰而起各疾大爲靈效或婦女血薄月信愆期虛損各症均見奇驗也或瘵癆新斷四肢疲軟乏力用以調補尤屬相宜余於光復之初寢食不遑公事繁瑣身體衰殘亦曾親自試服俱見效力因服後胃口頓開夜睡安寧精力強健矣因而難安緘默不得不竭力推薦以盡天職也凡男子陽萎無力房事無能服用韋廉士大醫生紅色補丸大有功效凡軍官中有患虛弱症均購服之皆日壯精健骨也或熱病之後即如喉痧與猩紅熱症全愈之後用以補血見功最速復元較易並無他藥可能如韋廉士大醫生紅色補丸之妥速也韋廉士大醫生紅色補丸凡經售西藥者均有出售或直向上海四川路九十六號韋廉士醫生藥局函購每瓶英洋一元五角每六瓶英洋八元郵力在內奉送小書分文不取凡患血虛薄弱等症可來信索取小書一本名曰血之疾病內容甚富即須函問以上住址可也原班回件

西醫樓會翔

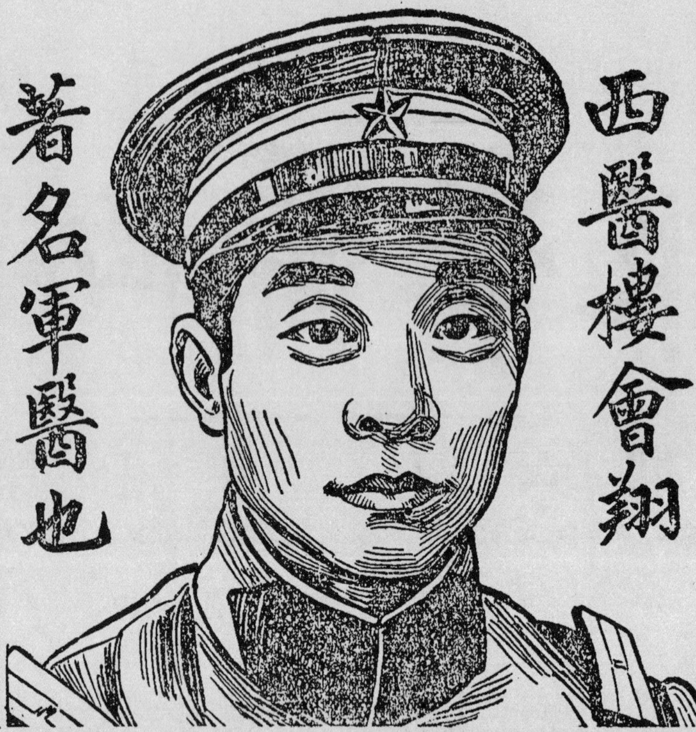

著名軍醫也

育兒寶鑑

奉送

廣告

本公司現印就最有益家用良書取名育兒寶鑑是書英文原本早已分送各國均奉為至寶本公司不惜工本將此書譯成華文俾中國育兒諸家同享其益況中國育兒一道甚不講求屢以罐頭牛乳新鮮牛乳以及乳糕拌不適用食品哺於嬰兒以補助乳之不足不論嬰兒月份多寡腸胃可能容納致受病而夭殤者不知凡幾間有微恙兒母閱歷未深亂投藥石致病沈重或有夭花紅痧喉風等症又不預防離隔致傳染者亦不知幾許是書最講求嬰兒一切食品並治理各種疾病之善法無不便捷詳明瞭如指掌種種不勝登載如有欲得其詳細者請來函并寄郵票一分至上海廣東路大陸報館對面四十號本公司即將此書寄奉惟須注明住址為要凡親友不見此廣告者請為通知俾可得以問津本公司所製各種代乳粉無論中國嬰兒由初生至長成均用之體質吻合且能強健發育永保無憂如貴處藥房現無代乳粉出售請來函與敝行直接可也

總發行英京
分行上海
愛蘭漢百利西藥公司謹啓

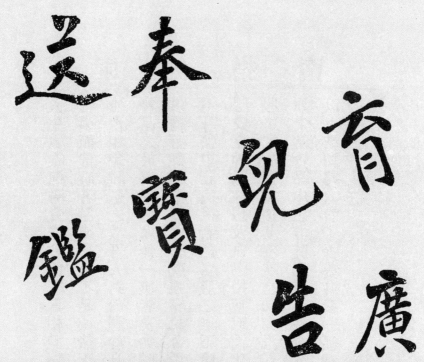

康健指南

人生負陰抱陽食味被色寒暑相盪喜怒交侵既非木石難成金剛不壞之身故虛弱者多而健康者尠或先天不足或後天失養加以心力勞瘁腦系耗竭因而百病叢生死亡相繼職是之故吾人對於調養身體一事誠不可視爲非當務之急矣茲欲求調養品之最爲妥善而無一獘者莫如購食本公司拜挪珍補系粉蓋此粉係用奶脒糖膠麵糖與鈉鋁鎂之醕硫强礬集合製成質料精純氣濃味美凡氣體虛弱者服之無不身强力壯病後新愈者服之無不康健如初心神腦系衰耗失寢者服之無不心寧腦安精神暢旺以及血虧損瘦或消化不良者服之立奏奇效婦人育嬰乳哺費力者服之尤滋補益按其養益之功允推補品中聖藥且此粉之特點其雜合之醕硫强礬如平常食品中之非蔭底質不致令人便秘故其功效尤在市上所售各種相類之粉以上惟願邦人君子善養身者一經試服當知斯言之不謬也

上海廣東路四十號愛蘭漢百利有

雀巢老牌補身粉 俗名牛乳粉

此粉特爲應服。補身品者而製。年老者。軟弱者。及婦孺常服之。則受益無窮矣。雀巢老牌補身粉。能養身。復能壯體。是衞身之妙品。且味佳而適口。

患寒熱病後。能作補飲料。其功尤爲特色。然他種病後。亦可飲服。

癆病中國甚多。害人極廣。患此病者。若欲免此病者。每晚將睡時。宜服此粉一次。每日能服三次。功效尤速。

孕婦及哺乳婦服之亦妙。因其能壯母之乳。

於患腸胃病者。服此粉爲最上之食品。

食品之效力。不在其食之多寡。惟在乎受腸胃。而通血脈。

雀巢牌補身粉。是極易消化。因其能力完全。通於經絡。故能養身。

倘幼孩吸乳奶力不足。務須求有力之品以助之。惟應哺以雀巢牌補身粉。爲最宜。服雀巢牌補身粉之孩童。常得身體强壯且並無胃滯。及一切等症。

夏令常多痢症。孩童往往受其害。須哺以雀巢牌補身粉。能免此症。因其大有健身之功。

雀巢牌補身粉。是將歐洲有名一醫學博士之方法而製。以頂上麥粉質。純牛奶。糖。麥精。良法和成。爲一完全衞身之補養品。

雀巢牌補身粉。歷受亞洲之名醫家之歡迎。且得各醫院醫士之保證。

此粉本公司能保長存不壞。

用法詳列於左。

煑照下列之表。取粉若干。置之潔淨杯中。或小碗中。和些熟涼水。以調成薄漿樣。後仍照表。加水若干。調妥。則倒入小鍋中。隨煑隨攪。滾至二三分鐘。俟粉發濃。上面有浮泡者。方好。服時不可過熱。或過冷。以人體溫度爲佳。

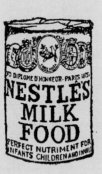

衞生首在節慾論（錄衞生雜誌）

嗟乎人之不知不覺受無形之損害生出種種疾病至於不可救藥者孰有甚於色慾者哉事穖曰淫心熾曰慾慾如伐性之斧斬命之斤不獨邪淫不可犯卽正色亦當樽節否則明知故犯甘作見燈而撲之蛾任性妄行不若應時而交之虎以致好色傷生醫藥難痊誠哉古人所謂自作自受死於安樂矣豈不可惜蘇子瞻曰傷生之事非一而好色者必死旨哉斯言記者竊欲撰一篇論說警告青年適閱身世金丹一書內有少年萬金良藥篇語極警醒意極剴切業已先得吾心言吾之所欲言者用是刋錄報端爲少年好色者當頭一棒喝并爲輔助父兄師長教育之所不及想　閱者諸君亦以此論爲衞生之要端救世之藥言也

少年萬金良藥

木有根則榮根絕則枯魚有水則活水涸則死燈有膏則明膏盡則滅人有眞精則壽精竭則夭醫家明堂圖載腎俞爲藏精穴乃人生立命之本一或受傷其害莫測每見人家子弟年方髫稚情竇初開偷看淫書戲談褻穢或有婢僕之合而斲喪眞元或無男女之私而暗洩至寶漸至肢體羸弱飲食減少內熱咳嗽吐血夢遺虛勞症等遞見

衛生首在節慾論

二

父母驚憂而無措湯藥救治而難痊一以爲先天不足一以爲補養失宜一以爲風寒所感不知皆自作之孽其事隱微而戕賊其性命者深也縱翻然悔悟萬端調治而後得痊然少時受傷中年陽痿下元虛冷後嗣艱難腿痛腰疼終身致病目暈頭眩未老先衰雖留此軀亦屬無用何以承先啓後建功立業乎

夫以少年柔嫩之軀而爲幽獨傷生之事父母不及糾家人不及覺師友不及言而孰知中害於膏肓久矣如木之絕其根也如魚之涸其水也如燈之盡其膏也雖欲延年益壽不其難哉爲子弟者幸自珍惜愛身卽所以孝親保身斯可以揚名也至成人之後一犯淫條顯黜功名陰遭罪譴更不待言矣

論語曰少之時血氣未定戒之在色誠重之也抑畏之也蓋人之方少猶草木之有萌芽百蟲之在蟄也當草木始萌之日而逆折之未有不摧枯者當百蟲藏身之會而忽發之未有不僵仆者聖人提醒少年使其力制色心悚然自愛以保養柔嫩之軀能於此把得牢截得斷他年元神不虧也作掀天事業皆由於此卽使不成大器亦必克盡天年此少年所當猛省也

人終身疾病恆從初婚時起年少興高力旺不顧陰陽禁忌恣情無度多成癆怯甚者

早死累妻孀苦百年姻眷終身配偶何苦從數月內種一生禍根故新婚尤當節慾人生功名事業壽夭窮通皆自少年基始而戒淫爲第一蓋血氣不定最易沾涉邪淫迨至日後老成雖知怨悔已追改莫及普願年少觀此悚然自儆自愛且思天生配偶原有本分夫妻何苦逞慾行邪貽終身之玷乎

高忠憲家訓曰自妻妾而外皆爲非己之色淫人妻女妻女人淫夭壽折福皆有明驗顯報少年當竭力保守視身如白玉一失脚卽粉碎視此事如鴆毒一入口立卽死須臾堅忍終身受用一念之差萬刼莫贖可畏哉可畏哉

節慾歌

儀徵戴昌 覺菴

婚姻既成 節慾爲要 敦倫有度 白首偕老
家釀醉人 飲勿過量 斧斤日伐 樹木凋喪
隄防常開 河流可涸 琢磨勤施 金石能薄
人身三寶 曰精氣神 最宜葆養 互相衞生
並蒂延年 切勿縱慾 耽樂荒淫 非伉儷福
大壽良方 丸名獨宿 寡欲宜男 色多不育
既有姙娠 淸心異牀 所生子女 聰慧康强
雷電晦冥 嚴寒溽暑 哀怒拂鬱 四時節氣
凡非所宜 均宜避忌 君子之道 造端夫婦
易言乾坤 詩首關雎 道以閑欲 禮以制情
百年好合 嘉言作銘

說蚊之害

李博文

猛獸吾知其能食人洪水吾知其能淹人今有小物焉四足二翼飛翔乎天地之間晝伏夜動其聲嗚嗚然嘴若神針暗刺殺人而人不及覺千古不及防故其害非猛獸洪水之可比是物也果何物耶蚊是也曷言乎哉蓋黃熱瘧疾之源由於微生物試取其血以顯微鏡驗之見有一種微生物在焉蚊吸其血則體內含毒再刺別人則其毒由口液吐入人身斯病由之而生也何由而知之乃據醫史紀一醫士與軍士某願捐身試驗欲研黃熱病之源於是以嘬黃熱病之蚊刺己三四日間驟發是患致死者一焉又戰英醫生二人逗留義國瘧疾極盛之地數月其住室牖戶密佈紗網當是時居此土人幾無不患之者而醫生獨安然以其嚴行預防之法也既而攜刺瘧疾者之蚊歸國試驗以嘬生徒二人均染是患依此而觀蚊之傳是病了無疑義至論其病之惡性在黃熱病之輕者死數百之十重者百之八十瘧疾之輕者則致血敗脾大身體衰弱久患之則肝腎諸臟變壞成不治之症重者其性最毒起卽昏迷死於十二至二十四小時之間夫瘧疾在中國今日爲最盛然幸有專藥療治卽不知防病於未萌亦可治病於已然惟黃熱病乃中國絕無之症考其病初發於西印度繼蔓於鄰邦邇來流入

說蚊之害

中國廈門香港等處。去年香港政府調查港內之患黃熱病而死者。四百餘人。緣現未有專藥療之也。觀其爲害若此。延蔓若彼。恐將及於廣東。而我粵乃蚊蕃殖之區。苟其患一至。則又恐有第二之甲午年也。悲夫。我國醫學日衰。所說病源。多屬幻想。有以瘧疾爲魅魎。治以符咒之術。而累命者。良可歎也。今既知蚊害之深。則極應嚴行預防之法。如施設下水道。令污水盡注諸江。惜吾國之衛生行政。未能達斯目的也。唯可各行個人之預法耳。其法須通溝渠以除蚊之發源。光住室以防蚊之藏聚。設帳穿襪。以避蚊之針刺。每逢星期。以溴水或火油灌入渠道。以滅蚊之種子。如此則個人足以自防。於公衆亦鮮罹斯病矣。

蚊音文。專嚙人之小飛蟲也。(莊子天運)蚊虻噆膚釋文蚊本作蟁。爾雅釋鳥顚蟁母釋文蟁本作鶡。其幼蟲爲污水中之孑孓。老則變形爲蚊。如蛹之成蛾。全體灰褐色。喙爲細管。中含毒質。故人被嚙後。肌膚必腫。凡吮人血者皆爲雌蚊。雄者則專吸草木之汁液。(鈞)

婦女壽長於男子說

鄭建侯

凡德國職司會計者。皆謂婦女壽長於男子。德國人曾集通國版籍於伯靈京。詳加攷校。而知新生男孩千人。至五十年後。所存未死者。祇有四百十三人。女孩同年生者。則千人中壽至五十歲者。有五百人。六十歲者。有四百二十六人。七十歲者。二百九十六人。八十歲者。二百二十七人。九十歲者。十三人。以論男子。則此折中數相去甚遠。壽至八十歲者。千人中止有六十三人。九十歲者。惟有七人而已。此事固爲巾幗之樂事。然不能爲丈夫慰也。且此項比較之數。更可證以他國丁籍。美國五年前計壽至百歲者。共有三千九百八十一人。其中婦女竟有二千五百八十三人。男子則祇有一千三百九十八人。在英國當一千八百九十五年時。國中期頤老人。共有二十一人。其間女者十六人。男者止五人。是年法國期頤老人共有十人。而女居其七。男惟居其三而已。倘更以各城民數相與比較。則此項計數更覺顯豁。無所遁飾。如紐約城中九十老人。共有一百一十一人。其間女者七十七人。男者三十四人。倫敦一城。人民八十歲者。共有一千一百九十一人。其間女者六百四十六人。男者五百四十五人。且婦女壽長於男子之說。倘祇以英之愛爾蘭島某婦觀之。亦已足爲信證。該婦名盎尼亞末斯脫隆生

婦女壽長於男子說

在一千七百八十一年。年至百有十七歲。尚五官靈慧。健步如常。德國名士蒲格爾敎授。曾刊著一書以爲女壽更長於男壽。書中嘗述法國老婦名瑪利潑利翁者。死在一千八百四十八年。享年一百五十八歲。且謂曾有許多婦女。至耄年時。尚存其幼時美貌。不稍更變。更有婦女多人至老年時其壯年後所失之鮮明與嬌嫩。仍能復還。有如侯爵夫人米拉葩。故時已有八十六歲。死前數年。復得童時容顏。再如夫人名完爾壯耳者。六十五歲時。人見其面上皺紋。盡行退除。向者面貌頹形瘦削。今者反變爲豐胖。且其髮與齒重復發生。然此並非反常之事。不見樹木至秋復花。玫瑰一載兩花乎。至於人亦無不如是。過一定年歲後。卽得更新向榮。而到孫瑪爾登所謂之夏令。究竟髮之白者。復其原色。確不數數覯。而第三次生齒者。則已司空見慣矣。第婦女壽長於男子一事。已爲定論。且已爲常事。無所謂悖謬。蓋爲男子者。嗜酒短其命。吸煙傷其身。操作弱其軀。過勞敗其力。而婦人所操持者惟手工。不甚勞苦。不甚費力。爲女子者。固氣體淸明。亦有思慮。亦有冀望。亦有貪欲。亦有患得失之積慮。搔首弄姿之勞形。然其身體。固不甚疲敝也。雖爲母之職。乃爲其一種極重之苦累。然旣係弱質嬌體。其受苦之數。亦不至過分矣。所謂婦女勝於男子者。卽在此也。女子體質。稍形柔弱。然所以保護維持其身體者。較勝數倍。女子氣血。確更細膩。然其持久之力。亦大莫與京。爲此稱之謂弱質者。不甚然也。凡所謂瑪多撒稜者。（西國長壽者之別稱。上古諾厄祖瑪多撒稜。壽最長。至九歲六十九歲。是爲古來壽之最長者。凡稱有壽者。俱以此名美之）茲姑不論其究活幾何年。惟問其所以壽長之故。西國博學士。於此一端。各異其說。有謂凡人自幼至壯。身體長大需幾何年。壯年後亦活幾何年。有謂凡人身體長大需幾何年。長成後須七倍過之。但吾儕軀體。長大成全。必在三十與三十五歲之間。据是說。則我人皆須活至二百數十歲矣。此說與實在情形。大相逕庭。其是非已昭然若揭。近世人又謂誰欲延年益壽。必須活得清儉。毋過飫。惟飲清水。復有一說。大反前議。而謂多食多飲。必非無益。然此數說。皆非定論。蓋一則有古賢安當。據說平生所以之爲養生者。惟麪包清水。與食鹽少許。而其壽至百有五歲。一則有英國老人。名勃盧衡者。壽至百二十歲。名噪一時。跡其生平。無日不酒。無酒不醉。以致其墓誌銘。有謂一世常醉。死不敢近其身之語。一日忽忘飲。死遂接踵至。從此可知長生之術未定。尙有待攷求也

夫人生至年老時。其腦力不比筋力之易敗。且更有常保存其腦力者。此乃確切不磨之論。而有無數名人事跡。可爲質證也。蓋世有名人碩彥。至衰暮之年。尙能勤勞辦事。

而爲一代勳臣。有如英前相喀拉支到訥。是乃質證中之最著者。古史中猶覺層見疊出。其最著名。如格致士歹凹拂拉斯德。在希臘國敎授風俗政書著立名。訓至九十歲。尙無倦態。代毛克利德至九十五歲。尙敎訓同人。亞爾基滿特。至九十一歲。始於格物學內。尋獲各種新法。庇打敖拉弟凹才訥。與騷隆。皆在九十歲以後。在希臘充當大學敎習。茄東則八十歲。始學希臘語。在法國。有吳爾旦格物士。雖已八十老人。仍神智明豁。穎悟發越。味刀兒伍高。在生時不惟以年壽驚人。抑且以悟力日健。壓倒群英。高爾蒙。至九十歲。仍肄法國戲文。而爲戲文著作家領袖。意大利則有低西英者。在九十歲時。尙爲法國繪油畫一張。物尼池民主邦總統。名唐道祿者。八十三歲時。取公士但丁城。英國學士牛東。八十三歲。攷察天上行星。與年幼時無異。世爵刼盧哈。與巴爾晤斯東。二人俱年至八十。充當議員。美國有所謂勿郎格稜者。老年時。亦以作事勤健得名於世。爲此。凡年幼者。亟應敬事長老。不敢藐忽。因長老應受我之恭敬也。世有毀容截髮。以示其老者。亦有靚妝盛飾。以諱其老者。然亦知人壽修短有數。不可勉强者乎。

初生兒發生黃疸之理由

萬鈞 叔豪

本症之發生原理。今雖未十分確定。姑述二三之學說。以資研究。據霍富氏之說。分娩後。兒體內赤血球突然崩壞。游離之多量血色素。達於肝臟。因而膽色素之形成亢盛。此多量之膽汁。不能全行排泄。其一部遂被吸收而發起黃疸云。庫因氏之說。則謂在於大人。由腸管壁吸收之一部分膽汁。因門脈而達於肝臟。而其大部分則被排泄於外。然在初生兒。則腸管內尚無細菌。故膽色素依然不被分解。多量存於胎便中。而被吸收。由阿蘭起氏靜脈管。達於下大靜脈而混於血中。以發起黃疸焉。（阿蘭起氏靜脈管生後一日間尚行開放）此際又赤血球破壞。致肝臟形成膽汁色素之材料過多。以助成黃疸之發生。彼分娩後結紮臍帶過遲之初生兒。胎盤之血液流入。致兒體內之血量充多。因而發起黃疸者。蓋亦甚多云。又據比兒氏。則謂因於分娩之經過徐緩。或心臟衰弱。致初生兒之體內發起鬱血。其結果致肝之獮利都孫氏膜發生浮腫。以壓迫膽道。遂至起黃疸之現象云。惟此說頗難於置信。不若前二說之近是也。茲更略述膽汁移入血液內之理。以供研究之資料。此事為著名之明壳氏所驗究。肝細胞之分泌機能。凡有二種。一為內分泌。乃向血液內分泌尿素及葡萄糖者。一為向於膽道而出膽汁色素及膽汁酸是也。然如因傳染病或中毒病。而於肝細胞發生變化。或赤血球崩壞。多量之游離血色素輸入肝臟。而形成過多之膽汁成分。致肝細胞過飽之時。則前述二種分泌之方向及節度。即起有變化。而膽汁成分即向血管內而流入矣。近時肝細胞之細微構造大行闡明。膽汁移入血中之解剖的道路。遂曲折可認。又庫丕氏認明肝細胞間之毛細膽管。連續於肝細胞內部之空胞。(即分泌空胞)普洛氏證明此最微小之細胞內。分泌小管有毛細膽管之分出。然於他方。則肝細胞。於毛細血管亦有密接之關係焉。富拉氏則認見與血管交通之細胞內網工。普洛氏又發見肝細胞與毛細管壁之細胞。共因於微細之小管而結合焉。而此結合小管。即以病的關係。而爲膽汁由肝細胞移入血管內之道路者也。但在生理的。則此細胞內管道。即爲由血液及血球輸入營養物或官能材料之道路焉。

通常之初生兒黃疸。概不兼他種之病的症候。多於生後一星期而消失。然兼重劇症狀之初生兒黃疸。乃由種種之病的原因而來。或由於肝臟自己之病變。或由於護膜腫性膽道周圍炎。或由於肝梅毒之膽道狹窄。或由於腐敗中毒性之原因焉。

因急性傳染病而脾臟腫大之理由

萬鈞 叔豪

急性脾腫（卽實質性脾炎）發生於種種急性傳染病之經過中。世多知之。惟其病理。則尙未十分明瞭。玆姑述其概略。而並附以愚見焉。

斯欺氏曰。據數多學者之見解。多謂由於傳染病毒。痲痺脾之血管筋而致其充血與腫脹者。而薄脫氏則謂傳染毒素作用於脾。恰如切斷脾神經然。凡脾之血管壁以及脾之滑平筋纖維。皆發起充血腫脹云。利香氏及富利氏。謂急性脾腫之解剖特徵。首在充血。其次卽爲脾髓細胞之增生。而此增生。實因於血中傳染毒素之刺戟云。

脾臟爲血液內種種異物（例如細菌色素粒）等易於沈著之臟器。是固以其血液循環之徐緩。循環面積之廣大。而又因於脾動脈枝分岐爲筆毛狀。其一部分布於馬爾比基氏濾胞。他之一部。更分枝而開口於脾臟。直向之輸送血液。故血中所含之異物。甚易沈著於脾臟。而黃疸症有膽色素之沈著於脾。猶痲拉里亞有枚拉寧顆粒之沈著於脾。此世人所稔知者也。

惠獮氏曾發見染著炭色素之氣管枝腺軟化而破壞於血管。游離於血中之炭色素沈著於脾之實例。又細菌之沈著集簇於脾臟。久爲世人所知悉。而於脾脫疽腸窒扶

因急性傳染病而脾臟腫大之理由　二

斯、再歸熱等。可觀其實例。雖然此細菌之易沈著於脾臟。不能卽爲其充血及脾髓細胞增生之原因。何則。脾臟內無細菌之時。亦往往發起脾腫故也。且凡在急性傳染病。亦非必發生脾腫。又其脾腫之度。亦有種種之差異。由此觀之。則因傳染毒素之作用而致脾臟充血腫脹之說。固未可概諸一般也。又自他方面言之。則不惟急性傳染病。卽二三之中毒症。亦有發顯著之脾腫者。如鹽酸加里、砒化水素、黃燐、尼脫洛偏蘇爾、皮洛迦爾洛爾、脫爾伊倫提阿明等之血液毒。常能惹起脾腫。固人所知也。又於火傷亦然。耶窪因氏就於因血液毒而發起之脾腫說明其原因。謂由於赤血球之破壞產物沈著於脾而刺激之。遂惹起充血與脾細胞之增生。此理論。更可用以說明傳染病發生急性脾腫之原理。據其說。則脾腫之發生。實與赤血球之破壞消耗有密接之關係。故凡屬於赤血球破壞減少之腸窒扶斯、發疹窒扶斯、丹毒、脾脫疽、麻拉里亞等。脾腫之發生甚著。而於血球不起變化之實扶垤里、猩紅熱、痲疹、水痘、痘瘡、赤痢、馬疫、放線狀菌病。則卽不發脾腫。（但於重症之痘瘡猩紅熱。有因赤血球之減少而發脾腫者、在格魯布性肺炎。其脾臟一如常時、血球之數變化甚少）此學說固確有可注意之價値。然余尙覺耶窪因氏之說。不能證明一般之脾腫發生。茲先述余之實驗者於左。

余在臺灣時。曾將患急性熱帶痲拉里亞而斃者之某氏。親行解剖。檢其脾臟。見枚拉寗顆粒之沈著甚夥。而其脾之容積。殆如常人（卽長經十生的邁當橫經七生的邁當厚徑三生的邁當重量百五十瓦）又熱帶痲拉利亞不發生急性脾腫。路搿之著書中亦曾詳之。若以一般之痲拉里亞脾臟腫大特甚之理由。歸於赤血球之破壞消耗。及枚拉寗色素之形成過多。則熱帶痲拉里亞。獨與他之三日熱相反而不發現脾腫。果何說乎。有薄姆氏者。雖夙主張痲拉里亞之脾腫與枚拉寗之沈著其間必確有關係。惟據氏之說。則急性及慢性脾腫。雖認爲由於沈著集簇之枚拉寗顆粒刺戟作用而生。然觀該病變之顯著。則不能視爲由枚拉寗之强大刺戟作用而生者。蓋其原因當由於痲拉里亞病原體之作用也。余則以爲急性脾腫之發生。必非全由於赤血球破壞產物之刺戟。當別有一種有力之原因機轉爲之基。故於傳染病脾腫之發生原理。今實尙無完全之解釋也。

黃疸。亦稱黃膽病。患者皮膚眼膜。均現黃色。頭痛、眩暈、嘔吐相連而至。食事不進。大便秘結又或下痢。甚或發狂。或變爲盲症。預後或良或不良。此病蓋由膽汁移入血中而起。

傳染病。爲病毒能傳染他人之病也。法律上以霍亂、赤痢、腸窒扶斯(傷寒)痘瘡、實扶的里(爛喉痧)猩紅熱、發疹窒扶斯(發斑傷寒)百思篤(鼠疫)爲八大傳染病。勢最猖獗。蔓延亦最廣。

脾臟。位於胃底之外側。形圓如卵而扁平。色赤褐。爲製造白血球之所。舊說脾有裨助胃氣消化穀食之用。

脾臟腫大之症。俗稱脾疳。脾質堅硬。隣近之臟腑。受其壓迫。面色灰白。呼吸促迫。不易治療。(鈞)

神經性胃痛

泰興張彭年介侯述

定義　本症大多胃部俄然起痙攣性劇痛。一定時之後再移於無痛之間歇狀態。

原因　本症有特發性。反射性。續發性之別吾人由治療上之便宜分爲左之七種

一胃性胃痛　因酸汁過多、潰瘍、癌腫等而起。

二胃周圍性胃痛　因肝、脺、膽囊、腸等之愈著或是等隣接器官之腫瘍而起。

三中毒性胃痛　因痲拉利亞、痛風、腎炎、鉛、水銀及煙草等之中毒而起。

四體質性胃痛　因萎黃病、怕囉篤氏病(Basedowsche PrdnKheit)而起。

五中樞性胃痛　因脊髓癆、脊髓炎、腦腫瘍等而起。

六神經性胃痛　因歇私的里、神經衰弱症等而起。

七反射性胃痛　因卵巢腫瘍、子宮疾患、幷其位置異常、及內臟之下垂等而起。

症候　俄然起發作性疼痛。或初則有胃部之壓重、或惡心頭痛等之前驅症然後疼痛發作。其發作之際。與攝食無關自上腹部瀰延於背部。其疼痛實難名狀。如揉如嚼。如灼如刺。若加以壓迫得緩解之。疼痛達於極點則顏面蒼白四肢厥冷脈搏細小冷汗淋漓。人事不省及痙攣等。而其發作之持續自數分亘於數時間云通例隔數日數

迥或數月而反覆之。

診斷 首宜探究疼痛之本態。卽由器質的疾患。或官能的疾患。或胃自已之疾病。或胃以外之疾病而來。均不可不一一詳檢之。

本病之鑑別診斷。(一)慢性胃炎。(二)圓形潰瘍。(三)胃癌。(四)因天候之急變而疼痛發作。所謂胃之僂麻質斯。(五)因食物之攝取而起胃粘膜之過敏症。(六)鹽酸過多症 其疼痛來於胃之空虛時。食物攝取則覺輕快。(七)腸疝痛 便通不正。有鼓腸症。排便後則覺輕快。(八)膽石疝痛 疼痛存於肝臟部。屢屢發熱。肝臟腫大。發作後。每起黃疸。便中發見膽石。則診斷更確。(九)肋間神經痛 其疼痛自脊柱部。達於前部。且多疼痛點。(十)腎石疝痛 其疼痛自腎臟部沿輸尿管。放散於膀胱。發作後。尿中混有石片、砂粒或血液等。

療法 由其原因而其治法大異。發作之際。祇可行對症療法。卽用熱罨法或溫罨法。貼布於疼痛部。或應用平流電氣。將其積極置於胃部。消極置於胸骨或脊柱。或用感傳電氣。亦可使其疼痛消失。藥物療法輕症者可用安知必林。古垤乙涅。亞篤魯比涅。或用哀機撒爾衡。伍以鹽酸莫兒比涅或古垤乙涅等。其處方如下。

哀機撒爾衡　〇、〇二
莨菪越幾斯　〇、〇一
燐酸古垤乙涅　〇、〇一
乳糖　〇、五

右爲散十包發作之際。服一包。

疼痛劇烈之時。可行莫兒比涅之皮下注射。其他行胃部之壓注法。或用鹽酸莫兒比涅。阿片。莨菪越幾斯作爲坐藥。亦見成效其處方如下。

燐酸古垤乙涅　〇、三
餾水　一〇、〇

右爲注射料一回三分之一乃至一筒。

燐酸古垤乙涅
杏仁水

右發作時服二〇滴乃至二五滴。

抱水格魯拉爾　四、〇

神經性胃痛　　四

橙皮舍利別　三〇、〇
餾水　三〇、〇
右發作時服一〇乃至三〇瓦。
阿爾篤忽爾謨　〇、五
乳糖　〇、五
右爲散一包。一日三次乃至四次。每次一包。
呵囉仿謨　六滴
重曹　三、〇
餾水　一〇〇、〇
右爲一日量。三回分服。

產褥熱及其療法

邯鄲郭雲霄 竹庵

不論何種疾患下診斷之際。常宜詳細檢察。以闡明其眞相。至產褥熱而尤不可輕忽者也。近人竟有對產褥時之發熱患者而下產褥熱之診斷。殊屬令人可笑。大凡產褥時之發熱者。多由分娩時之創傷傳染。然其他熱性傳染病、肺炎、結核症、腎盂炎、膀胱炎等。亦可招致之。故就發熱之褥婦。下確切之診斷。宜先檢內科的。並外科的。疾患之有無。而不可不嚴行。子宮內惡露之培養。血液。及尿之檢查。

產褥熱者。乃分娩時、生殖器之創面。受細菌之有害作用。而生之一種創傷熱也。

產褥熱專由外來傳染而起。彼榛美爾歪司氏、於西歷一千八百六十年唱道以來。經奚爾修華、以篤、吳英凱等諸學者之研究。嚴守消毒法。至今日本病患者之率。已日見減少。毫無疑義。然尚未能絕其根株者。是何以故。蓋一則為消毒法之不備。一則為榛美爾歪司氏所謂稀有之自家傳染也。

通常內子宮口以上無菌。在姙婦之膣及外陰部。雖常有細菌之存在。其毒力大抵微弱。一朝壓迫裂傷等之損傷組織之抵抗力減少。或潴溜之惡露、殘留胎盤、遺殘卵成分等之存在時。或由子宮內洗滌、膣惡露進入於子宮腔內時。揮發其毒性。蕃殖於組織中惹起傳染。

產褥時之發熱。大抵在分娩後四五日以內。其以後則較少。欲知其理。不可不明其病理之一端。

分娩時會陰破裂等產道之大損傷。人工的雖能避之。然外陰部、膣或頸管上皮膚之剝離、或淺在性裂傷。爲常有之症。分娩直後。子宮內膜。由子宮內口至喇叭管開口部。全形缺損。黏膜之結締組織。暴露於子宮內上皮細胞於內膜腺之深部僅能認之。胎盤附着部。淋巴管及靜脈盡開口。大細胞層全缺。如內膜腺腔。以血球充實。且在子宮血管及淋巴管多產褥時吸收作用旺盛。隣接於子宮之腹膜腔。並可視爲一大淋巴腔。

產褥第一日。當黏膜之殘留部。白血球著浸潤。黏膜之一層。構成厚肉芽組織。產褥第二日。一由子宮全體之收縮。一由子宮內膜腺之上皮細胞增殖。而內膜腺之開口全行閉鎖。至產褥第五日。上皮細胞。殆全覆子宮內面。而防細菌之侵入。只於胎盤附着部。上皮細胞尚缺損。其上層僅構成血栓而已。

故過產褥第五日。除胎盤附着部外。已可免傳染之危險。只餘胎盤附着部之血栓。細菌尚可增殖。然亦非適當之培養基。故傳染之危險最多者。爲產褥之初期四五日間。經過之時日愈久。則其危險亦愈減少。

產褥熱爲一創傷傳染。其病原菌有種種。卽腐敗菌、釀氣性被膜桿菌、連鎖狀球菌、白色及黃色化膿性葡萄狀球菌、肺炎菌、淋菌、大腸菌、實扶垤里菌、破傷風菌等是也。產褥創傷傳染。多爲連鎖狀球菌與腐敗菌之混合傳染。從來分連鎖狀球菌之種類。傳洛美氏依血液寒天等之培養。主張爲溶解血球之所謂溶血性連鎖狀球菌。又有區別爲惡性長連鎖狀球菌、與稍良性之短連鎖狀球菌之說。又蕭突米勒氏對膣腐敗菌據自家發明之圓筒培養法。於罹化膿性內膜炎、化膿性喇叭管炎、腹膜炎、及腐敗性血栓靜脈炎多數患者之血液中。證明爲嫌氣性連鎖狀球菌以來。近日研究益爲進步。頗足闡明其眞相。彼產褥之吸收熱。卽步恩姆氏以之編入產褥創傷中毒者。不可不屬之於產褥創傷傳染。然該問題。學者或贊成或否決。尚未歸一致。須待將來之研究。

據細菌學上之研究及臨床上之所見。產褥熱之分類不同。

(一)丹康斯比、愷百兒、龍給等諸氏。只限產褥時之敗血膿症。爲產褥熱。

(二)步恩姆、傳洛美倫哈兒等諸氏。區別產褥熱爲創傷中毒與創傷傳染。步恩姆氏派多有反對者。然近時研究日有進步。不難嚴格區別也。細菌之種類。依其毒性及侵入門。臨牀上呈種種之症狀。最宜注意者。爲脈搏及體溫今據臨牀上之所見。分局所性及全身性疾患茲就各疾患而細述之。

甲　局所性疾患

(一)吸收熱。爲胎盤遺殘、流產卵、陷壞死之脫落膜、子宮膣內之血液、及惡露之蓄積。腐敗菌發育蕃殖。生毒素由創傷子宮被吸收而誘發之症候也。於產褥所屢見之一日熱或吸收熱。多基於此因。普通起於子宮內膜尙未成就之時。(卽分娩後三乃至四日以內)元來子宮惡露。爲無菌性。達於膣內殊外陰部。常多少分解。其不發熱者。膣黏膜之吸收少故也。又由子宮內惡露蓄積而起之發熱。屬於吸收熱。其原因由子宮之位置强度異常、卵膜性頸管之閉鎖、膀胱充實性壓迫等。惡露不能流出。而蓄積於子宮膣內故也。

症狀。　發熱大抵一日乃至二日間。以上者少。起於分娩後三乃至四日中。熱度攝氏三八度乃至三八、五度。脈搏强實而緩徐。膣流多量之惡露。概放惡臭。然惡露蓄積時。惡露之流出。却非常減少。

豫後。一般佳良。

療法。發熱及於一日以上時。行局所治療。用三%石炭酸水或〇、〇三%昇汞水。或一%列曹兒液等。一日一回或二回。行膣洗滌。此際宜注意者。子宮鏡須嚴行煮沸消毒。膣之洗滌液。爲攝氏三十六度許之溫度。

吸收熱由惡露蓄積而起。發熱持續二乃至三日以上時。只洗膣不能滿足。宜更行子宮內洗滌。

行子宮洗滌時。患者爲橫床背位。先消毒外陰部。尿道用煮沸消毒之綿花。十分清潔。用金屬性或護謨製加的的兒行人工排尿。用前述消毒液洗膣之後。插入子宮鏡。以能見子宮膣部爲度。次取連有依爾里瓦突兒與護謨管之波載忙夫里求氏子宮加的的兒。勿使觸膣壁。送入於子宮外口內。然後徐徐注入洗滌液。達於子宮內口。則感抵抗。此際少舉其尖端。次經體腔。而達於子宮底。少牽引之。保存此位置而行洗滌。用爲洗滌液者。爲殺菌生理的食鹽水、殺菌水、醋酸礬土水、硼酸水、酒精等。日本東京帝國大學醫科產科婦人科教室內。先用殺菌生理的食鹽水約三里得兒。(用量可隨時增減) 十分洗滌。俟其流淨。再用八五%酒精生理的食鹽水各一〇〇立方仙米混和沃度丁幾四滴洗滌。

子宮內洗滌時之注意事項

(一)送入該加的兒時。常宜使流出洗液。勿觸膣壁。

(二)依爾里瓦突兒從陰部起。不可使過半米以上。是恐洗滌液侵入靜脈內故也。

(三)洗滌液不可用昇汞水或列曹兒液。因是等有惹起中毒之虞。

(四)洗滌液之溫度。須約有攝氏三十六度。

(五)子宮內洗滌。一日只可行一回。數回行之。恐破肉芽壁而造新創傷。故一回可用多量之洗滌液洗滌。

(六)子宮內洗滌中。宜常注意患者之顏貌及脈搏。若來異常時。直行中止。

(七)洗滌後少來發熱者。不足爲慮。

(八)全操作不可用暴力。

(二)產褥性子宮內膜炎

為局所性產褥傳染中。最屢見者。主為連鎖狀球菌及腐敗菌之混合傳染。有只為局所性者。有為全身性之出發點者。

子宮內面。為灰白泥狀不平。處處見壞死組織。或腐敗之卵膜片。有血塊存在者。有瀦溜惡臭之分泌物者。在高度之內膜炎。深筋層亦陷壞死。起子宮腐敗。或筋層之一部缺損。且有來穿孔者。稱之為崩壞性子宮實質炎。

症狀。　起於產褥第二日乃至第四日以內。體溫在攝氏三八乃至三九度之間。脈搏、多不強實頻數。惡露放不快之臭氣。子宮膣部。多見蔽灰白色苔皮之潰瘍。子宮多因復元機能不良過大。

行惡露之細菌學的檢查。可將已消毒之堊德爾萊因氏硝子製消息子管。送入於子宮腔中。取其內容物之一部而檢查之。

預後。　子宮壓痛少者。經過良好。子宮之側方覺壓痛者。不可不慮及子宮周圍炎。又脈搏頻數。腹部膨滿時。為腹膜炎之徵。其豫後要注意。

療法。　子宮過大且有壓痛時。下腹部置冰囊。行麥角劑之內服或皮下注射。以促進其收縮。近時有賞揚垂加古爾甯者。(麥角製劑)

處方

垂加古爾甯　一、〇
稀鹽酸　一、〇
蒸餾水　一〇〇、〇

右爲一日分三回分服。

垂加古爾甯　一、〇

右爲一筒量一日一回皮下注射。

疼痛性陣痛可與莫爾比涅劑。或用龐突本亦可。局所的療法用前記之列曹兒液。石炭酸水、或稀釋之昇汞水等一日二乃至三回試行膣洗滌可除去膣內瀦溜之多量分泌物。斯時如發熱尙持續。惡露仍放惡臭時。須行子宮內洗滌。

於所謂敗血性流產後。吾人常遭遇之產褥性子宮內膜炎。由診察確因殘留胎盤或遺殘卵成分而惹起者。須以消毒之手指。將其殘留物。細心注意除去。然後用消毒液。行子宮內洗滌。

黏膜搔爬術、强腐蝕劑之子宮內塗布等。用於本症。有害無益。決不可行之。

(三)產褥性潰瘍

本症起於產褥第一乃至第三日。膣陰脣會陰破裂創面陷於傳染時見之。其潰瘍爲不定形。邊緣少隆起。底面覆灰白色之苔皮。而其周圍潮紅。潰瘍不大時。體溫脈搏無變化。若大時。往往發熱至攝氏三九度。或達其以上。脈搏頻數。

預後 佳良。

療法 用沃度丁幾或硝酸銀棒。一日一回腐蝕。撒布沃度仿謨或亞乙羅兒。

(四)骨盤結締織炎

爲子宮周圍富有血管及淋巴管之鬆粗結締織中。病菌侵入而起之炎症、從頸管或子宮內膜之病竈。通淋巴系而起傳染。普通子宮一側腫脹。小細胞來浸潤、然發於兩側者亦不少。有時甚蔓延。與骨盤結締織之分布相當。而浸潤沿膀胱、子宮間或膀胱之前部而上昇。其機轉尚進。有達於腹膜之後部結締織。或有及於腎臟者。亦有至前腹壁之後面、蒲帕兒突氏靱帶之上方者。數週之後。則全被吸收。亦有數年之後。尚未消失者。甚至有化膿而由直腸、膣、膀胱、或前腹壁而排膿者。

症狀。發於產褥之第一日或第二日。大抵不惡寒戰慄而體溫昇騰。及於攝氏三八乃至三九度。局所生膿腫。熱度朝則下降。夕則上昇。呈弛張性之熱型。脈搏準體溫而來遲速。全身狀態。不受侵害。內診最初於子宮側方觸有疼痛柔軟之腫脹。漸次硬固。多爲限局性。

預後。限局性者。一般良好。然續發敗血症或膿毒症。則豫後不良。

療法。最初令守安靜。下腹部貼氷囊。與阿片劑。體溫下降。則行溫罨法。用緩下劑以利便通。腫脹稍爲硬固。則行熱性膣洗滌。以促其吸收。滲出物化膿。則切開排之。由其局所腹壁或膣壁行之。先行試驗的穿刺。診定化膿竈之後。沿刺針切開。必須注意行之。勿損傷子宮動脈。

（五）骨盤腹膜炎。

爲骨盤腹膜之局所性炎症。前者骨盤結締織炎。乃炎症在骨盤腹膜外者。本症則爲骨盤腹膜內之有炎症也。多續發於喇叭管炎。乃淋菌傳染之結果也。

症狀。起於產褥之第一日。卒然來惡寒戰慄。體溫昇至攝氏四十度。來下腹部之疼痛與腹膜之刺戟狀態。（卽鼓脹、惡心、嘔吐）大抵二三日後。全身症狀緩和。炎症多於子宮後部、遺留限局之腫瘍。

限局性者。不發高熱。脈搏亦不頻數。全身狀態亦輕。

豫後。限局性者佳良。

療法。對腹膜之刺戟狀態。下腹部貼氷囊。命嚴守安靜。使內服阿片劑。可鎮靜腸蠕動。並緩解疼痛。次解熱。如一般症狀佳良。則用溫罨法及熱性膣洗滌。促進吸收。用緩下劑。以利便通。

(十六)局所性血栓靜脈炎或白股腫。

本症乃於子宮壁、殊胎盤附着部、由血栓所閉止之靜脈。而受傳染所起之症也。細菌沿靜脈壁。達於下腹靜脈、股靜脈。此靜脈之內皮細胞被破壞。形成血栓而閉鎖管腔。靜脈周圍之組織。受炎性浸潤。爲浮腫性。因靜脈閉鎖。而阻害下肢血液之運行。變爲浮腫狀。故亦稱爲白股腫。

症狀。本症於產褥之初期。有產褥性子宮內膜炎之徵候。次其症狀一時減退。更發高熱。脈搏頻數。沿股靜脈之經路。覺劇痛。下肢浮腫。呈蒼白色。內診之際。閉鎖之靜脈及其周圍之炎性組織。於子宮側方。觸之爲索狀。

豫後　非絕對的不良。

療法　令嚴守安靜。置罹患下肢少高位。行波氏罨法。下腹部貼氷囊。對劇痛與莫爾比涅劑。

乙　全身性疾患

全身性疾患。區別爲敗血症及膿毒症。此兩症其病原相同。由連鎖狀球菌而惹起者最多。然是等疾患。病原菌通子宮之淋巴系或靜脈。入於血中而害及生命者也。兩症原因雖同。臨床上所呈之症狀。則大相懸隔。故其鑑別不難。

（一）產褥性敗血症

本症乃病原菌經淋巴管而入於血中。蕃殖蔓延於全身者。區別爲二種。一爲不呈化膿機轉者。一爲與次述之膿毒症合併。造化膿竈於各處者。前者名爲純敗血症。後者名爲敗血膿毒症

子宮內膜不蔽膿汁。而由流動性牛乳樣之血清蓋之。脾臟增大。性質柔軟。肝臟、及腎臟、其實質溷濁腫脹。是等臟器之毛細管中。藏病菌甚多。心臟之瓣膜細胞。亦由病原菌而陷於壞死。其他腹膜、肋膜、腦膜、腸黏膜、淋巴腺等。多有呈炎症者。

症狀。本症大抵發於產褥之第二乃至第三日。多不伴惡寒戰慄。體溫昇騰。達於攝氏三九度。其熱型夕昇朝降。達於攝氏三九度以上者罕。以惡寒戰慄起始者亦稀。本症之特徵。為脈搏最初即算一二〇至後增頻速之度及於一五〇乃至一六〇。其性質細小而為牽引狀。

全身狀態。甚受障礙。顏貌呈苦悶狀。口唇舌面乾燥。齒齦亦乾燥。以結痂樣苔皮蔽之。齒失光澤。皮膚呈黃色。雖多苦不眠症不安口渴。然却無關自已生命之危險。亦有覺心神爽快。而現若不知自已之疾病狀者。

本症惡露無臭。多不認何等之變化。內診亦多不見局所性疾患。

診斷。診斷之際。血液之檢查須連日行之。只一回之細菌學的檢查不能明瞭。本症往往有與急性熱性傳染病誤診者。殊脾臟肥大時。易與腸窒扶斯誤診。行尿及血清之反應。可鑑別之。

豫後。一般不良。大抵數日中即死。罕有持續二乃至三週間者。與豫後最有關係者。為脈搏之性質。

療法。近尚無特效藥及特有之療法。宜行膿毒症下所述之全身療法。

(二)產褥性膿毒症

本症乃病原菌入於子宮及其周圍之靜脈內。破壞其內皮細胞而生栓塞。其血塞陷於腐敗。入血行中。擴於全身而生之症也。

本症多由胎盤用手剝離等之後而惹起者。普通與敗血症同來。骨盤靜脈多陷於血塞性靜脈炎。身體諸臟器脾肝心臟肺臟腎臟等。造化膿竈。關節及筋肉中。亦有見化膿竈者。

症狀。本症(一)反復襲來之劇烈惡寒戰慄與(二)攝氏四十度乃至四一度之高熱為特徵。以之可與前者區別。普通按其病症之經過分為二種。即(甲)急性膿毒症與(乙)慢性膿毒症是也。

(甲)急性膿毒症。於產褥第一乃至第二日。以一日數回反復劇烈之惡寒戰慄起始。繼發前記之高熱。脈搏頻數。全身狀態。非常受障礙。然無何等腹膜炎之徵候。多於發病一乃至二週後歸於死。

(乙)慢性膿毒症。分娩後多微有發熱之狀態。於產褥第一週之終或第二週之始。來反復之惡寒戰慄與高熱。朝時下降。夕刻上昇。於本型亦不認腹膜炎之症狀。脈搏較敗血症稍緩徐。全身狀態所受之障害。亦較敗血症輕微。內診本症。於子宮之一側或兩側。有感密質之索狀者。亦有不感者。

本症以與白股腫併發者多足爲診斷之補助在初期診斷。雖少困難。然生化膿竈則易斷定。其他須與熱性傳染病鑑別。

預後。較敗血症預後佳良。本症雖有由處置得宜而全愈者。然多於二乃至三週間。不免歸於死之遺憾。

療法。本症而無特有之療法。故可按向行之療法治之。本症生之化膿竈。由外部能容易達時。可切開排膿。一般必要之療法。爲對症療法與全身療法。

對症療法。有如敗血症樣腹部之疼痛、嘔吐等者。下腹部貼氷囊。與以阿片劑。心臟部常貼氷囊。普通有不眠及腦症狀者。頭部亦可貼氷囊。防心臟衰弱及虛脫。可與酒精飲料。例如赤酒、勃蘭地等。行實芰答利斯劑之內服或注射。解熱劑雖一般不用。然高熱長時持續。全身症狀上、一時認其緩和爲必要時。可使用之。

全身療法。乃將既被吸收之病原菌並其毒素。變爲無害爲目的。有種種療法。茲述其二三於左。

(一)血清療法　使用抗連鎖狀球菌血清其作用與實扶埵里血清之對於實扶埵里同。惜其價値尚小。血清一回注射二〇、〇乃至五〇、〇於皮下。初注射後於七乃至十二日。往往有發疹發熱、關節痛、關節腫脹、淋巴腺腫脹、浮腫、下痢等之症狀。有單獨來者。亦有合併來者。此所謂血清病。卽不足介意。然注意使用。亦可得而預防之也。(a)反復注射時。總以六日以內。短期之間隔。(b)以七日以上之間隔。再行注射時。先注射少量血清。例如〇、五乃至一、〇。於三乃至四時間後。不認異常時再注射其所用之全量。(c)注射後須謀便通及利尿。可混格魯兒加爾叟謨〇、七乃至一、〇於牛乳等。使之內服。(d)血清須撰擇免疫價高者。

(二)華苦芹療法　其效不著。近時雖應用自家華苦芹。亦尚有研究之餘地。

(三)格魯拉兒佔兒卽可溶性銀之靜脈內注射　用二%格魯拉兒佔兒液。每回注射五、〇乃至一〇、〇。隔一兩日注射一次。在重症一日可行一乃至二回。

注射方法　藥液使用器具、手指、注射局所。皆須嚴行消毒。注射通常於肘部屈曲面之靜脈行之。然亦有時於前搏、手背之靜脈行之者。先固定腕部。將注射部之上部。用護謨管緊縛之。局所消毒後。取注射針向靜脈而斜刺入。見血滴卽爲針入於靜脈內之證。普通少有經驗之人。針入靜脈內時。手能感知。若刺入後不見血液時。可更刺之。否則注射時。注射於血管外。非常疼痛。是宜注意者也。次將格魯拉兒佔兒預入於所用之注射器。排除氣泡。使連續於針。徐徐去縛帶。輕壓活塞子。注射後施無菌壓抵綳帶。

注射後臨牀的經過。最初數時間內。現戰慄、及體溫之昇騰。最高時至攝氏四〇、〇度。時有仍昇於以上者。此戰慄及體溫之昇騰。認爲對於格魯拉兒佔兒卽化學的格羅伊篤銀之有機體外現的表示。非惹起何等不安之徵候者。此可稱爲良好狀態之前兆也。

此靜脈內注射之效果少者。爲將格魯拉兒佔兒製成膏劑。塗擦於皮膚之方法。其處方如左。

可溶性銀　一〇、〇乃至三〇、〇

拉納林　三〇、〇

豚脂　七〇、〇

右混和爲軟膏。局所皮膚。用石鹼酒精洗淨。依的兒脫脂後用之。一日一乃至三回十五分間持續塗擦。格魯拉兒估兒不能於皮下注射。因起非常疼痛故也。

(四)銙賴突拉兒估兒之皮下筋肉或靜脈內注射　銙賴突拉兒估兒爲電氣格羅伊篤銀溶液。能使用於皮下。近時最賞用者也。其作用與格魯拉兒估兒同。一對病芽有直接之作用。一促白血球之增多。可昂進食菌的官能。有間接作用云。

皮下及筋肉內注射　一日一回或數回注射五乃至一五立方仙米。無疼痛。

靜脈內注射　第一回注射。直於發見傳染之一般症時行之。已全身受傳染者。再於二十四時間後。行第二第三第四回注射。

靜脈內注射與筋肉內注射。亦可交互行之。

注射用量　一回注射量五乃至一〇立方仙米。

注射時之注意

(a)器具手指及局所之消毒等。須嚴加注意。

(b)每銙賴突拉兒估兒溶閉管。附一管等滲壓液。此液爲滅菌格魯兒那篤僧謨液。與銙賴突拉兒估兒混和使用。注射於皮下或靜脈內。能使血液不生沈澱。

衾頼突拉兒佔兒。能於皮下注射。臨牀上甚爲便利。

以上諸全身療法。乃使血中吸收之病毒變爲無害之方法也。其他吾人尙宜注意者。

(子)使增進身體抵抗力(丑)務使心働爲旺盛卽左之二法也。

(一)攝生法　注意身體清淨。室內換氣等。食物與以液體易消化且富滋養者。其他可行全身浴(使於攝氏二五乃至三〇度之微溫湯中沐浴五分間)水治療法。酒精性飲料爲心臟刺戟劑。以有效可使用之。常用者爲赤酒或勃蘭地等。其他與多量食鹽水(一〇〇〇乃至二〇〇〇立方仙米)亦可。能高腎臟機能。醫治口渴。或用之爲皮下注射或直腸內注入。均可。

(二)手術的療法　對膿毒症結紮靜脈。有謂能奏效者。步恩姆氏結紮兩側之下股及精系靜脈。突倫德恩布兒格氏結紮精系靜脈。均見效果云。然行手術時。定其適應者困難。(1)宜何時行手術。(2)結紮處以下有無血塞。是等據臨床上所見。定之甚爲困難。故手術的方法。多不採用。

醫藥衛生談

會員吳君鐵秋致徐君友丞函云以後所徵之方以日用飲食之物爲最妙緣其取攜甚便也如白礬治霍亂（良方選要已刊）茶葉治火燒湯泡嚼成糊連津敷患處松香膏藥治瘡松香研麵敷在紙上如膏藥一般用酒彈濕貼瘡有奇效諸如此類以其於貧賤之人最相宜也鄉間之人無處求醫並無處購藥雖有千金良方當病急時無所得藥故以家常日用之物到處皆有之物爲最相宜徐君甚善其說於衞生叢錄及生平所得驗方分門別類輯成兩種一曰單方選要一曰驗方選要方取穩妥靈驗藥取簡便和平以利平民而救疾苦而尤以辨明症候解釋方理使不知醫者可以對症用藥服之無害凡在窮鄉僻壤之處及旅行深夜之間一遇急症延醫不及者檢閱此書而施治之足以救已救人是則徐君存此仁心選輯兩種方書其有功於社會誠匪淺鮮也

育兒淺說

重慶羅子昌述

育兒一道。文明國婦女。已認爲重要學科。近來求實避虛。愈求美備。非如吾國大多昧於其理者比也。吾國婦女。常以莫大之責任。委託婢媼。衣食起居。漫不留意。無怪其嬰兒夭折死亡。興嗟伯道。又如富室子女。視若掌珠。寒必重裘厚衣。閉戶圍爐。啼則茹果啖糕。不知過量。萬一嬰兒不幸。生母乳稀。不能不雇用奶母飼養。此誠嬰兒生死關頭。人亦鮮明其理者。雇用奶母之家。不量小孩產出之日期。務選濃厚之乳汁。執乳濃兒壯之謬說。爲一定不移之常規。雇一不足。復雇其二。其結果不惟不壯。而反速其死者比比皆是。往往保育失當。殺機暗伏。不亦寃哉。還不如田野兒童。衣單食薄。易長而易生也。余有七男三女。因謀家庭健康計。五年前、在城北十五里。購地數畝。築瓦房五椽。號爲別墅。實地試驗育兒新法。其地綠樹曠場。空氣良佳。時花山禽。頗饒風味。又得內子布置周詳。清潔可居。每一歸鄉。則兒女成行。乘竹馬、荷竹槍、列隊歡迎。一進客廳。牽衣挽手。爭先恐後。講說故事。活潑異常。罕有病患瘦弱者。此爲余家之樂事。不得不深謝近數年來受科學之催促。有以致之。又得天之獨厚。有此育兒場也。每每來賓參觀。莫不艷羨。因是問育兒之道於余。祇以原因甚多。不能遽然答覆。今同內子喬西氏商酌至再。特作育兒淺說一篇。登諸報端。以家常瑣事。根據科學。作乳哺期一斑之看護。列爲衣食住三條。以與世之爲父母者一商榷之。

衣服　嬰兒至呱呱墜地。用沸水煮過之剪。剪斷臍帶。再以潔白布片。先拭其目。繼拭其口。萬不可用舊衣舊褲及陳舊布片包裹兒身。誠恐不潔之中。黴菌沾附。以致三天七天。發燒喪命。亦不可用小衫小褲。束縛兒身。因其形式窄小。不特與小兒發育有關。並且致礙呼吸。最良者、莫若以白色寬鬆龐大之綳裙、或線毯、白絨等類。爲最適宜之選料。爰白色便於時時洗滌檢查故也。夏季不可露體。以防熱浸其膚。反遭洩泄。寒天不可過厚。恐其身體過暖。易受寒邪。富家小兒。過於珍惜。亦有大害。寒則花冠錦袍。圍爐忌風。不出戶庭一步。每每身體瘦弱。多愁多病。千辛萬苦。難免夭折。吾人視之。甚屬危險。即幸長成。亦難永壽。反不如淡泊兒童。隆冬尚着單褲薄衣。嬉笑自若。身體較爲牢固。有父母之責者、曷早猛省。

飲食　嬰兒食料。以親母之乳、最爲合宜。原天公早有安排、其乳亦隨嬰兒之生長。漸漸濃厚。只須日日用溫水、將乳頭洗潔。萬無不消化及其致病之理者。惟吸乳次數。約一月以內之小兒。以一點半鐘一次。兩月以上。或四月、五月、以至一歲之小兒。以兩點鐘或兩點半一次。如此看護得宜。必收美滿之效。至小兒度日熟睡爲多。一旦哭啼。正如大人之唱和。世人不察小兒之何以哭啼。往往卽以乳吮之。爰此不特以致小兒消化不良。抑且集成種種疾病之主因。須知哭啼。正爲擴張肺量。大致無防。倘哭聲劇烈。連續不斷。面現辛苦之態者。經余百般考查。乃得小兒腹內水分不足之確據。是以無論白晝、晚間。均宜稍灌溫熱開水。或用潔淨手巾。浸熱水壓諸胸部、及腹部。哭啼立止。倘生母無乳。需雇奶母。亦無防害。但必具以下資格。方爲小兒適用。(一)年齡與生母相差數月或一歲者。(二)奶母生產期、與嬰兒生產日相差不過一二月者。但不可過遠。因乳汁之濃淡有關。易引起消化不良。以及驚風等症。(三)奶母須性情活潑。喜愛清潔。品行與生母不相上下者。自小兒已滿八月以至一歲。漸漸雜以牛奶、米糊。不可再吸乳汁。以致母子均受其害。

住居

小兒生活。除衣食兩項外。住居尤爲重要。嬰兒起居。不可以忌風畏寒之謬說。以致養成小兒終無健强之體魄。最妙者。小兒自產出一月後。擇天氣晴明之日。抱出遊玩。如其地花木叢雜。尤屬更佳。切勿蟄居斗室。有礙小兒發育。務須戶外生活。以便天然煅煉。使其身體健全皮膚牢固。不易感冒風寒。近世醫學大家主張露天息宿。或安籐牀於戶外。或置搖籃於走廊。長此露宿。養成習慣。如恐當頭惡風。屏風護圍。亦無不可。至晚間、哺乳後。不可照吾國舊習與大人同床。須另備小榻。與大床接近。便於照料。以免大人通宵所出濁氣。被嬰兒襲受。爲多病之原。又恐大人酣睡。以致壓斃小兒。且小兒獨宿性成。不見燈光。不獨長成不畏鬼怪。且免養成怯懦之虞。爲父母者。不可不注意及此。

嗚呼、吾國之社會。亦繁華無當之現象也。育嬰之術。實爲當務之亟。故今日不能精益求精。期與歐美並駕齊驅。更難矣。諸君乎、不欲寶愛嬰兒則已。若欲眞心寶愛嬰兒。雖知裝金裹玉。亦不足以顯其愛也。務當留意清潔。合於實用。望有父母之責者。精心研究。別具慧眼。勿爲羣議所惑。勿爲流俗所尙。因循寡斷。遺禍終身。西哲有云。吾人生活命運。實慈母手造之。吾同胞當不河漢斯言。

行腱縫合術時。皮膚於腱緣之側方切之。腱鞘總以少切爲妙。如此能妨腱與皮膚之癒着。

腱之切創挫創

腱之切創或挫創。先將其上之皮膚縫合之。腱勿直行縫合術。俟二週日後。無腐敗發現時。始可行縫合術。

鍼等之異物除去法

除鍼及其他之異物時。須用指尖。用消息子有誤筋膜爲異物。而切開無益之組織者。

手掌之刺創

手掌之刺創。須就創液排泄而顧慮。

手掌之膿瘍

手掌膿瘍之初。該部筋膜厚。故不呈炎性紅色。勿重視變色。致誤時機。

手之傳染性創傷

手之傳染性創傷。如蔓延性蜂窠織炎。有單生一水泡。起腱及骨之障礙。而來大危險者。故須於正當之部位。行十分切開。但不可輕傷腱鞘。噴火口樣之瘻孔。須十分切開。不用入單保長開放創口。後日有貽瘢痕收縮之害者。要注意。

瘭疽與繃帶

瘭疽治療中他健康指之繃帶須注意早爲脫却。不可使至後日致妨使用。

手腕蜂窠織炎之處置

手腕蜂窠織炎之經過中。來指之強剛。本於屈筋之牽縮。是因繃帶過度緊迫故也。此等之變化。(華兒苦忙氏所謂局所貧血性筋牽縮)可與由腱鞘炎來者區別。兩者行按摩法及他働的運動。俱爲必要。就中由屈筋牽縮者。有要腕骨之切除術者。

眞鍮業者手之潰瘍

眞鍮業者之手生頑固潰瘍者。除轉職業之外無法。

手之瘻孔

深部炎症之結果。於手生瘻孔者。久行手浴則愈。

指切斷之適應

在指之傳染性疾患及外傷。切斷之爲最後之方法。就中拇指。須切記爲全指中之最要者。

切落患者之指端

切落患者之指端。其切斷之部未挫滅時。注意清潔。使固着於切端。尙能癒合。

石炭酸壞疽

爲石炭酸壞疽。切斷指節。而限壞疽部擴延時。淺在性者。保存指節。後日行植皮術。

第三十四章　下肢

下腿閉塞性動脈內膜炎

下腿有持續性疼痛。爲閉塞性動脈內膜炎。來於幼年者。爲壞疽之前提。其他上下腿之疼痛。因扁平足而起。

股關節附近之疼痛

股關節周邊有原因不明之疼痛。檢査其腎臟部時。有於該部發見病竈者。

坐骨神經痛

坐骨神經痛。須檢骨盤內臟有變化否。由肛門內或膣內。施綿密之觸診法。又於乳癌之初期。有認坐骨神經痛者。

治愈遲遲之下腿潰瘍

稍大淺在之下腿潰瘍。而治愈遲遲者。因分佈之血管內有血塞。但須先就梅毒注意。

肺炎經過中之下腿劇痛

肺炎經過中。下腿發劇痛者。爲稍大之血管。生有毒性栓塞之結果。往往惹起血管炎。因之至有須行切斷者。

膝關節部之腫脹潮紅

膝關節部腫脹潮紅而發劇痛者。多因關節炎或隣接之骨之疾患。然亦須就此部之淺在靜脈之炎症而注目。

脊髓癆之徵證

呈左之徵證者。須就脊髓癆而檢索之。

一　無可見之原因。而膝關節或足跗關節腫脹者。

二　坐骨神經痛及腰痛。

三　蹠趾下面之潰瘍。

四　時間不定之嘔吐。(不嘔吐時毫不感不快)

五　下腹部有疼痛原因。不明者。

腹腔手術後之股靜脈血塞

腹腔內手術後。下肢訴疼痛者。多由股靜脈生血塞。殊於左肢最多。

鼠蹊腺癌腫

下肢有淋巴性浮腫。鼠蹊部發腫瘤而呈波動者。爲鼠蹊腺之癌腫。其原竈在肛門內。卽肛門部之癌腫。久不現徵候者。

小兒膝關節之無痛性腫脹

小兒兩膝關節之無痛性腫脹。非梅毒卽結核。

幼兒膝蓋部之炎症

匍匐之幼兒。膝蓋部發炎症者。須檢索有無異物之進入。

腓腸筋血腫

腓腸筋之血腫。往往有由間接或直接之不介意外傷而生。而該血腫若由血行內細菌傳染發炎時。下腿腫脹。全身發熱。有誤爲骨髓炎及其他之重患者。可由局部之劇壓痛、著明之腫脹、與既往歷鑑別之。

踵及足蹠之壓痛

踵之疼痛及足蹠之壓痛。多因淋毒而起。殊在阿喜列斯氏腱下黏液囊。多發淋毒性炎。

皮膚紅痛症

足之疼痛原因不明時。於懸垂位檢之。可知皮膚紅痛症之有無。

蹈趾之劇痛

訴蹈趾劇痛之患者。須檢其尿中蛋白與糖之有無。

糖尿及脊髓癆患者之足蹠潰瘍預後

糖尿病者及脊髓癆患者。發於足蹠之潰瘍之預後。實關於原病之消長。

蹠骨骨折之診斷

蹠骨骨折之診斷。用X放射線爲最良。欲觸診診定。徒與患者之疼痛。

大腿內側之腫瘍切除

切除大腿內側之腫瘍時。須注意勿傷大薔薇靜脈。

下腿切斷後之注意

下腿切斷後。須早行膝關節之運動。以防其强剛。

新鮮之靜脈炎

新鮮之靜脈炎。決不可用彈力帶。恐剝離血塞。而入血行內故也。

手術後或分娩後之下肢疼痛

手術後或分娩後。患者訴下肢疼痛時。須豫戒看護婦。決不可按摩之。是恐該疼痛由血塞而生。按摩反剝離之。有陷生命於不測故也。

翁納氏亞鉛華膠

頑固下腿潰瘍。貼翁納氏亞鉛華膠。治愈甚速。其處方如左。

亞鉛華	三〇、〇
白阿膠	三〇、〇
倔里設林	五〇、〇
水	九〇、〇

本劑爲固形。臨用時用湯煎法溶解之。以毛筆厚塗於患部。

足關節捻挫

足關節捻挫。因踝狀突起之骨折多。須行義布斯固定綳帶。

梅毒菌語

邯鄲郭雲霄竹庵著

無錫丁君著癆蟲戰爭記。青年報載菩生君譯胃之呻吟語。及滬上某報載舒舍予君之金齒牙日記。或寄物以興懷。或因人而有感。均按醫學之理。著爲警世之文。有益社會。良非淺鮮。近據京報載某醫院之報告。百人之中。患花柳病者。竟有七十五人之多。風俗日趨淫靡。良堪浩嘆。僕不揣譾陋。爰有是作。文雖近於遊戲。理則本於眞詮。閱者若不以爲河漢。於社會前途。或不無裨益也。著者附識。

余乃梅毒菌也。自有生以來。即無發言權。今特破例於諸君前。一傾胸臆。使知吾等爲害於社會。至爲劇烈。有不可淡漠視之者。請諸君畧分餘晷。以聆吾說。

余之原籍。在海奇島。爲西印度羣島之一。不與歐亞諸大陸相連。自哥崙布探險新大陸。抵吾原籍。余始搭其船而至歐洲。是爲吾離鄉之第一紀念日。及今思之。猶感念哥崙布先生。實爲余之恩人不置也。初到歐洲。先遊歷西班牙。繼到葡萄牙、義大利。遂徧及全歐。復遵海而東至印度及南洋羣島。於明孝宗弘治末年。到中國之廣東。今則通都大邑。莫不有余踪跡。然余之足跡徧全球。而知余之面目者甚鮮。距今十一年前。即西歷一千九百零五年二月。有夏五金及何福曼兩醫學博士。學問豐富。眼力最高。余之狀貌。衆人所不屑識者。獨蒙彼二老垂青。首先認定。攝影圖形。公布於世。余始受一般醫士之惠顧。

余之身體甚爲么小。非用數百倍廓大力之顯微鏡。絕不能賞識余之容貌。余之體態。爲螺旋形。頭上及足下。各生一毛。行時微微顫動。不知者指余爲前淸之遺民。或某軍之逃卒。余亦不暇辨也。余對於人類。不論男女。均有極大之愛情及密切之關係。嘗在花廓地方。借美人爲介紹。與各界相周旋。某日由某女士之口涎。介紹余於茶杯之上。有趙君甚誠篤。由其友李某强爲慫恿。到某女士處茶敘。余藉此茶杯。遂得親此誠篤趙君之口。乘隙而入。逞弄余之手段。數週之後。於口唇黏膜上。發生圓形扁平赤色隆起。大如小豆。境界判然。每食辛辣之物。即發刺痛。病勢纏綿。日久不愈。皆余暗中作用也。後趙君不堪所擾。乃就診於某名醫。某醫學問甚爲淵博。一見即知爲余從中破壞。余當時聞之。深服某醫高明。引以爲知己。趙君聽之。中心不豫。設非某醫證明其說。幾致用武。蓋趙君守身如玉。實不知余爲其密友已多日。一旦輒加以不名譽之徽號。無怪其心火怒發也。

又有李氏夫婦生一子。年已五歲。身體健壯。天資穎急。人咸以寗馨兒目之。即李氏夫婦。亦嘗自謂此吾家之千里駒也。後李某外出不檢。余又得為彼之良伴。及歸即介紹余於其妻。其妻以潔白無瑕之身。為余所犯。從此不能享健康之樂。余日在其產門發展天然之本領。未幾於產門兩側。即發生扁平濕疣。常分泌稀薄之液體。此液為余最良之游泳地。其妻不耐其浸潤。時以碎紙及舊布拭之。拭後既不焚燒。又不洗滌。乃任意拋棄。某日會其子排泄大便。畢。順手於地上拾其母所拋棄碎紙。拭其肛門。余因又得近其子之身矣。後李氏夫婦相繼為吾所困斃。其子骨瘦如柴。不久亦步其兩親之後塵去矣。

余之本領雖大。然偏有一般西醫為余敵手。無論如何。猶如孫悟空在如來佛掌上翻筋斗。絕不能逃出其眼界。近更發明一種新藥。叫作耐阿撒爾瓦兒桑。尤其猛烈。余遇之。直如歐洲所用之綠煙砲。無法逃避。幸其製造之成本過重。中國人視錢如命。寧忍已身暗中吃苦。決不肯犧牲其代價。且諱疾忌醫者多。堅為余袒護。誠余前途之大好機會也。余思至此。極為歡樂。連呼萬歲不置。

淋病菌潛逃記

邯鄲郭雲霄竹庵著

某日余在家著梅毒菌語一篇。甫脫稿。突有扣門聲甚急。欵之入。見其面為球形。染為藍色。一若恐人識其眞面目者。中央有一細溝、恍如兩個蠶豆所湊合而成。帶一身臘臭氣。觸人鼻官。入門出一名刺。余始知其爲淋病菌。向余一鞠躬而言曰。久未識荊、幸恕唐突。僕爲特別牛奶公司之主人。自一千八百七十九年。光明正大在馬關開設總批發所。迄今已三十七年矣。當時蒙有名之大醫學博士奈賽爾先生化驗。稱爲合格。以僕能專門製造特別牛奶、立有證案並說明書。親賜給世襲罔替大名譽牌一只。無論何人。不能仿造。近來甚受社會闊老之歡迎。大有應接不暇之勢。故又在道口開設分銷處。以期不負光顧者之厚意。今聞醫院諸先生。有强迫僕停止營業消息。特冒昧造訪。以爲先生進一言。

聞先生究心於醫學。亦有年矣。抑知鄙人之營業與先生之職務。有絕大之關係乎。鄙人試問醫院所賴以開張。果何在也。非恃惠顧者之多乎。鄙人自問對於醫院除梅毒大哥而外。屢勞醫院諸先生之大駕者。恐莫鄙人若也。是鄙人惠顧愈勤。貴醫院之生意愈盛。由鄙人之報酬亦愈大。何苦專與僕爲難。而自絕其生財之道也。傳云、輔車相依。唇亡齒寒。其僕與先生之謂乎。

余答之曰。閣下之營業。與鄙人之職務。誠有絕大之關係。顧余厠身醫界。純屬義務。毫無特別之利益。亦不受他人之報酬。是閣下惠顧愈勤。而鄙人之職務。愈加重。大且將無藥以應爾矣。況爾所造之特別牛奶。社會人一爲嘗試。非但無益。而且有損。不能養人反爲害人。凡一般知味之客。本健康一變而爲衰弱。本殷勤一變而爲懶惰。其或儉樸之人。化爲揮霍。誠篤之士。變爲瞞昧。猶復令人溺時作痛。寢息難安。涕泗交流。汚染褌被。至夜則使人淫意勃發。莖物常興。好夢絕無。精陽亦洩。甚則甫維小便。又須小便。本無大便。却欲大便。破壞產生國民之機關。斷絕承續先人之血統。皆當初不愼誤嘗爾所造之牛奶所致也。謂爲特別公司。其誠非矣。爲害社會。罪大惡極。余負有衞生之責。卽有干涉之權。爾其速爲迴避。勿待予試最後之手段。

淋病菌見予詞色俱厲。大聲而言曰。好不識時務。僕特來與爾相商。今竟抉吾之短。不爲僕稍留餘地。雖以自命不凡之山大兒人稱必勝之狗諸桑。外和內險之撒魯兒色赤性辛之華澄茄。亦有時無如我何。僕豈懼爾耶。

余見此纏綿不休可恨可厭之淋病菌。不服從余之命令。則世人對余之信用。勢必日漸薄弱。爲自已之名譽計。爲醫界之前途計。不能不試吾最後之手叚。乃啟箱持新發明之華苦欽手鎗。向彼一發。轉瞬之間。不知遁往何處去矣。今適小閒。爰記之以告閱者。是亦一段最有趣味之新聞也。

酒鑑

劍平

烟台。爲。五。口。通。商。之。一。惟無。租，界。華洋。雜。處。海。濱。警察。之。權。獨操。諸。華。官。之。手。有巡。長。某。乙。中學。畢。業。生。也。恂恂。儒。雅。輿論。翕。然。一日。友。輩。邀。飲。盡興。樂。極。不覺。酩。酊。大。醉。拔刀。揮。舞。突出。戶。一。小。孩。遂被。收。焉。中西。市。民。憫其。誤。犯。咸上。書。營。救。循至。屍。屬。亦請。從。末。減。軍警。長。官。以知。法。犯。法。不足。以。立。信。卒論。大。辟。巡長。亦。不。願。以。私。誼。枉。法。請速。予。死。審判。官。員。以。及。觀。者。咸泣。不。可。仰。正典。前。同僚。餉。以。酒。戚。殷勤。勸。曰。醉後。或。可。免。痛。苦。耳。巡長。凜。然。曰。我幼。承。教。育。素潔。身。自。好。不幸。偶。醉。致受。極。刑。死時。豈。可。復。醉。爲顢。頊。鬼。哉。遂從。容。就。義。時余。薄。遊。芝。罘。百無。聊。賴。輒以。醇。酒。自。遣。目擊。此。事。爲之。於。悒。者。累。日。

醫界驚人之奇聞（錄青年）

觚哉

英國約克省之赫爾埠有病院焉。曰赫爾病院。一日有在船步受傷者。傷勢甚重。偏體幾無完膚。舁送來院。院中醫生二人診視後。決意同時斷其四肢。計自舁送入院至斷肢事畢。爲時僅二十五分鐘。而其既斷肢之後。較其未斷肢之先。脈搏益健。誠異聞也。一九〇六年。倫敦某大醫院中有女郎。脛骨患結核病。病甚危。在法必斷其病脛。惟女郎心力甚弱。施用麻醉劑必不可逾五分鐘。院長見狀。毅然爲之。計自開割至事畢。僅歷時四分鐘。較之前事。尤屬可驚也。

一九〇三年紐約狂人院忽發現天花。據院醫之意。除急種牛痘。別無良策。惟院中狂人共二千五百。而在院醫生則僅五人。乃急起爲之施種。飲食而外。晝夜不息。不及四十八小時。此可驚之勤務畢事矣。

尤可驚者。倫敦衞生醫官柯林列君之勞役也。一八九二年。歐洲各口岸。多發現流行霍亂。而德國之漢堡城尤甚。時柯君任倫敦海關醫官。洞知先事預防之勝於臨事張皇也。遂逕赴格雷森（泰晤士河口岸之一。在倫敦之東二十四英里。爲舟行往倫敦者必由之道）凡自有疫諸口岸來之船艘。無論男女老幼。一一詳加檢驗。如是者凡二十有一日。柯君在此二十一日中。平均每二十四小時。得一小時之睡眠而已。是役也。使英國可怖之巨災。弭於無形。而柯君則於一年之後病矣。柯君任衛生醫官時。年纔五十。已頹然如六十許人。蓋卽因此次操勞之故也。

羅馬城有僧。善治齒病。居恆以其術濟人。每次治病。均有詳愼之記錄。迨其死也。人或計其生平所拔之齒。共計二百萬零六百四十四枚。蓋古今來決未有拔齒如彼其多者也。僧之拔齒。惟用兩指。並無器械。然其神速。與最善用鑷者無殊。而尤少痛苦云。

辛賽爾君者。紐約之外科醫生也。一日被召往診一喉痛之病人。一見之下。卽知其病勢至危。時辛君之摩託車。尙在門外。遂挾其人登車。命車人以最高之速度。馳赴醫院。途中病人已窒息欲死。辛君急開藥箱。就車中施行所謂氣管截開術者。以銀管插入病人喉中。使可呼吸。辛君施行此術。竟得滿意之成功。惟久病傷心。故其人不久卽死云。夫外科之手術。施行於火車中者。尙偶一見之。至若施行於速度至高震動至劇之摩託車中者。辛君而外。蓋未之前聞也。

美國美印州必得福醫院駐院醫生法富君。某日正開始割症時。樓上忽火起。倘將已經開割之病者移往他處。在法且死。法君遂仍繼續施其手術。當此之時。救火車中之水。已自樓板上如注而下。看護婦則張撤以蔽病者。割症事畢。乃安然移至他室云。在火窟中施行割症。眞杏林佳話也。

醫生時有躬自試驗其秘方。足助談資者。美國聖保羅城西北之吉彭市。有醫生海立斯君者。素食主義之鉅子也。嘗躬自素食多年。以實驗其理論。一九〇四年之夏。海君年八十餘矣。乃乘三輪自由車。自倫敦往愛丁堡。復自愛丁堡歸倫敦。計往返旅程七百八十六英里。而需時則僅三來復也。海君畢生惟以萵苣等蔬果爲食品。飲料則牛乳、水、及茶而已。

美國卓支亞州之奥格斯達城。醫生衛更生君者。主張以禁食爲消化不良之治療法者也。亦嘗躬自禁食四十五日。以證明其治療法之價値。此四十五日中。祇畧飮清水。而仍照常辦事不輟。卒之仍康健如恆。時蓋古今來禁食者。殊未有如衛君之歷時久遠者也。

愼食衛生談（一）

荀子曰。水所以載舟。亦所以覆舟。予則曰。食以養生。亦以傷生。其理一也。御覽曰。病從口入。禍從口出。旨哉斯言。須知疾病多由口腹之慾而起。人能制其口腹之慾。并節制其色慾。自無疾也。非謂其無疾。謂其雖有疾而不能爲害也。予嘗見世人貪一時之口腹。致傷寳貴性命者多矣。爰舉一二。爲不知愼食者戒。

食鱔魚之慘死　石門趙屏山明經。自甯波旋里。過紹興。訪友於群城。一僕家在城外。乞假歸省。途中買鱔魚至家。使其妻烹之。適其鄰人來視。遂留其食。食畢。皆口渴腹痛。叫號移時而死。其身化爲血水。僅存髮骨。識者謂誤食斜耕而然。趙次日俟僕不至。遣人往問。始知其故。遂終身不食鱔。按鱔身尾皆圓。斜耕身尾皆扁。口有二鬚。可以此爲辨。然鱔有昂頭出水二三寸者。爲他物所變。其毒亦能殺人。養生家宜愼用之。（冷盧醫話）

萬國演義　近世學者。莫不研求西史。以攷其政教代興之機。富强競存之界。然而譯本叢雜。非詳於地志而短於事實。即備於工藝而略於政律。抉擇綦難。誠憾事也。頃有友人急於遠遊。貽有萬國演義三部。屬爲代售。書凡六十卷。五十餘萬言。上自太古、地質物迹之始。五洲剖別之由。諸國遞興之概。下迄近世種族盛衰、政體異同、宗教迭嬗、藝學改良之崖略。莫不疏次年紀。聯綴事類。而演說之。誠洋洋乎大觀也。每部原價五元。今改售一元四角。郵力在內。書存僅三部。購者幸從速。

南洋勸業會超等獎賞 **精製補血丸**　功效一治貧血諸症。二治萎黃病。三治急性病後之衰弱。四治大出血後之衰弱。五治色慾過度。六治慢性下痢之衰弱。七治患瘰癧之衰弱者。八可爲患癆疾者之第一補品。此丸與精製半夏消痰丸。皆屢試屢驗。頗有特效。前經南洋勸業會用化學法分析。知此二藥之功用。確爲各藥房之冠。性又和平。人人可以試服。　每瓶大洋一元

函授新醫學講習社廣告　本社定學額一百名。講義僅印百份。今已足額。而報名者尚源源而來。本社再擴充學額五十名。講義已囑印刷所添印矣。此次額滿。再不增添。因添印講義頗不容易故也。凡社員試習一二月。或有事故不能專心學習者。請函知本社退學。實爲兩便。

謹謝特別捐款　四川羅子昌君熱心提倡醫學教會。屢蒙其賜。昨又承慨捐常年經費四元。拜領之餘。不勝感切。敬誌於此。得表謝忱

丁福保介紹

清血解毒內服聖藥六零六

美國哈蘭士醫藥學博士發明一種清血解毒去腐生新之內服藥水曰六零六治梅毒有神效歐美各國人士莫不同聲贊揚且經余屢次考驗性質和平功力偉大眞不愧爲有新智識之發明也

丁福保醫寓亦有代售

哈蘭士醫生祕製內服聖藥

著名良藥三種

六零六

西人研究衛生者最重血液而吾人得以過渡一生者亦賴血液以養身則血之關係生命自當認爲第一要義茲特略述一二警告世人花柳一門爲害最烈若不早治近則毀容殘廢遠之妻女播及且有礙生育今有哈蘭士醫藥學博士發明之清血解毒內服聖藥六百另六專治楊梅結毒魚口橫痃下疳便毒濕熱下注筋骨酸痛半身不遂全體癱瘓頸核瘰癧是關于花柳毒門以及血分不清者不可不服此最有靈驗之聖藥大有清血解毒去腐生新之神效較之近世流行之注射藥既靈且便絕無流弊誠爲醫藥界放一異彩世有患此症者幸勿失之交臂

◎價目◎ 每瓶一元七角五分 每打十七元五角 遠處函購郵票九五折 外埠諸君如需此藥可就近向當地各大藥房囑其代購更較妥速

補血 人中寶 生精

功能補血健腦壯陽保腎調經種子平肝止帶養陰培元

▲價目 大瓶二元 小瓶一元二角

止咳 保肺漿 化痰

專治痰飲乾咳氣急哮喘痰壅喉瘖倒嗓肺癆傷風咳嗽

▲價目 大瓶一元兩半 小瓶一元

◎總發行所◎ 上海石路中市 太和大藥房

◎總經售處◎ 上海南京路西 同濟大藥房

西曆一千九百十七年二月出版

中西醫學報

第七年第七期

本期之目錄

論說

學說

本報全年十二冊本埠洋八角四分中國境內洋九角六分日本臺灣洋一元零八分香港南洋各島洋一元三角二分零售每冊洋一角上海英大馬路泥城橋西首龍飛馬車行西間壁三十九號丁福保醫寓發行

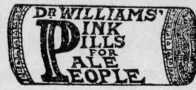

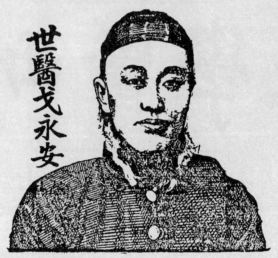

廣告

奉送育兒寶鑑

本公司現印就最有益家用良書取名育兒寶鑑是書英文原本早已分送各國均奉爲至寶本公司不惜工本將此書譯成華文俾中國育兒諸家同享其益況中國育兒一道甚不講求屢以罐頭牛乳新鮮牛乳以及乳糕并論適用食品哺於嬰兒以補助乳之不足不論嬰兒月份多寡腸胃可能容納致受病而夭殤者不知凡幾間有微恙兒母閱歷未深亂投藥石致病沈重或有夭花紅瘀喉風等症又不預防離隔致傳染者亦不知幾許是書最講求嬰兒一切食品並治理各種疾病之善法無不便捷詳明瞭如指掌種種不勝登載如有欲得其詳細者請來函并寄郵票一分至上海廣東路大陸報館對面四十號本公司即將此書寄奉惟須注明住址爲要凡親友不見此廣告者請爲通知俾可得以問津本公司所製各種代乳粉無論中國嬰兒由初生至長成均用之體質吻合且能強健發育永保無憂如貴處藥房現無代乳粉出售請來函與敝行直接可也

總發行英京

分行上海愛蘭漢百利西藥公司謹啓

康健指南

人生負陰抱陽食味被色寒暑相盪喜怒交侵既非木石難成金剛不壞之身故虛弱者多而健康者尠或先天不足或後天失養加以心力勞瘁腦系耗竭因而百病叢生死亡相繼職是之故吾人對於調養身體一事誠不可視爲非當務之急矣茲欲求調養品之最爲妥善而無一弊者莫如購食本公司拜挪珍補系粉蓋此粉係用奶脒糡膠麵糖與鈉鋁鎂之醣硫强礬集合製成質料精純氣濃味美凡氣體虛弱者服之無不身强力壯病後新愈者服之無不康健如初心神腦系衰耗失寢者服之無不心寧腦安精神暢旺以及血虧損瘦或消化不良者服之立奏奇效婦人育嬰乳哺費力者服之尤滋補益按其養益之功允推補品中聖藥且此粉之特點其雜合之醣硫强礬如平常食品中之非醛底質不致令人便秘故其功效尤在市上所售各種相類之粉以上惟願邦人君子善養身者一經試服當知斯言之不謬也

上海廣東路四十號愛蘭漢百利有限公司啟

雀巢老牌補身粉 俗名牛乳粉

此粉特爲應服。補身品者而製。年老者。軟弱者。及婦孺常服之。則受益無窮矣。雀巢老牌補身粉。能養身。復能壯體。是衛身之妙品。且味佳而適口。

患寒熱病後。能作補飲料。其功尤爲特色。然他種病後。亦可飲服。

癆病中國甚多。害人極廣。患此病者。若欲免此病者。每晚將睡時。宜服此粉一次。

每日能服三次。功效尤速。

孕婦及哺乳婦服之亦妙。因其能壯母之乳。

於患腸胃病者。服此粉爲最上之食品。

食品之效力。不在其食之多寡。惟在乎受腸胃。而通血脈。

雀巢牌補身粉。是極易消化。因其能力完全。通於經絡。故能養身。

倘幼孩吸乳。奶力不足。務須求有力之品以助之。惟應哺以雀巢牌補身粉。爲最宜。服雀巢牌補身粉之孩童。常得身體强壯且並無胃滯。及一切等症。

夏令常多痢症。孩童往受其害。須哺以雀巢牌補身粉。能免此症。因其大有健身之功。

雀巢牌補身粉。是將歐洲有名一醫學博士之方法而製。以頂上麥粉質。純牛奶。糖。麥精。良法和成。爲一完全衛身之補養品。

雀巢牌補身粉。歷受亞洲之名醫家之歡迎。且得各醫院醫士之保證。

此粉本公司能保長存不壞。

用法詳列於左。

煑法。

照下列之表。取粉若干。置之潔淨杯中。或小碗中。和些熱涼水。以調成薄漿樣。後仍照表。加水若干。調妥。則倒入小鍋中。隨煑隨攪。滾至二三分鐘。俟粉發濃。上面有浮泡者。方好。服時不可過熱。或過冷。以人體溫度爲佳。

序

嬰兒體質柔嫩。髫齔初春之卉。撫養失宜。倏爾顚頓。父母往往憂焉。鄰里往往懼焉。不思狃於積習。因於陋俗。保護之未周。措置之乖方。或者溺愛姑息有餘。醫學衞生弗講。浸淫之深。惡癖已成。遂使軀體尫瘦。促壽短命。謬謂定數。諉諸鬼神。原其所以。雖相師成風致然。而亦因於吾國育兒之法未曾有專書故也。僕學醫有年。探索中西諸學者之所編著。而於育兒一道。尤所關心。既爲吾國之爲父母者傷彼顚頓。爰自春徂秋。求之瀛海之表。久之乃得日本田村貞策朝夷孤舟合編之育兒之務一書。具述養育嬰兒之事。至纖至悉。精透詳明。窺闡窔蘊。無復有賸義矣。於是乘餘晷。繼膏火。迻譯之易命其名曰育兒之模範。以爲吾海內養育幼兒之參攷。苟能按法實行。積弊矯正。爲幼兒謀體質之强健。則可操左劵而待也。祖烈孤陋自慙。或者有未能盡達著書者之底蘊處，匡我不逮。敬俟君子。

中華民國五年季冬無錫孫祖烈序於海上一粟齋

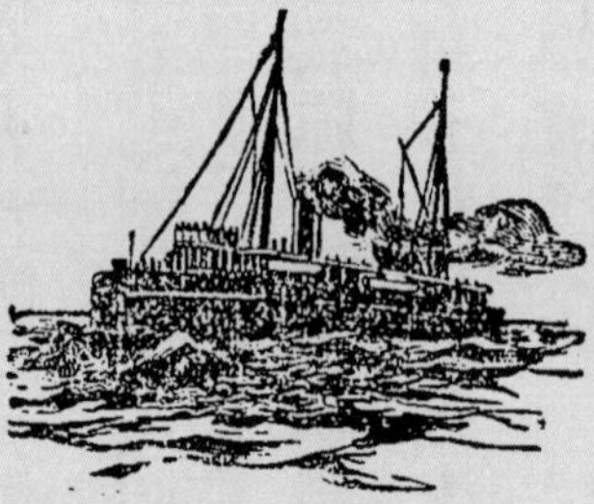

臨證指南序

人類所患之病。約有七八百種。各病所發之症狀。約有二百餘種。所以每一症狀之內。包含之病甚多。如頭痛。一症狀也。而所以發頭痛之病。則有梅毒、結核、腦膜炎、腦膿瘍、腦充血、中毒、神經痛等數十種。原因在咳嗽。一症狀也。而所以發咳嗽之病。則有感冒、結核、百日咳、肺氣腫、肋膜炎、咽頭、喉頭、氣管之刺戟等數十種。原因在此。外二百餘種之症狀。其每一症狀所包含之病。均如頭痛咳嗽之繁複。若治病僅知其症狀。是猶飲流忘其源。齊末不揣本。其乖謬有難畢舉也已。今之醫師。大抵不過斬斬焉問患者一二症狀。頭痛醫其頭。咳嗽醫其咳。以幸其病之偶中。不復深探遠索。以求其病原之所在。嗚呼。是豈醫師惠慈生命之本意哉。得毋臨證時無症狀為綱。病原為目之書。可以供檢查。不得已而為此對症療法之舉乎。余知醫界中最不可少之書。為臨證時據患者之症狀。在頃刻間即能檢得發此症狀之各病原也。余是以將頭痛咳嗽等症狀二百餘種。分為一十六章。第一章述關於全身之症狀。（如體骼體質顏容肥胖瘦削昏睡急死等）第二章述關於一局部之症狀。（如患者位

臨證指南序　二

臀頸淋巴腺炎鼠蹊淋巴腺炎壞疽腹壁瘻關節炎等第三章述關於熱之症狀。如體溫異常上昇稽留熱間歇熱常溫下之體溫分利等第四章述關於血之症狀。如衄血齒齦出血咯血吐血腸出血貧血子宮出血等第五章述關於腫之症狀。如水腫腎臟病腹水腹部腫瘍可動性腹部腫瘍盲腸腫瘍肝臟腫大脾臟腫大睾丸腫大等第六章述關於痛之症狀。如頭痛顏面神經痛胃痛胸痛腎痛疝痛下肢痛足痛等第七章述關於尿之症狀。如乏尿利尿不利多尿尿失禁蛋白尿膿尿血尿色素尿等第八章述關於呼吸器之症狀。如鼻液分泌異常喉頭痙攣咳嗽呼吸困難喘息喀痰褐黃色喀痰多量之粘液膿狀喀痰腐臭喀痰綠色喀痰鼾息等第九章述關於消化器之症狀。如舌炎口內炎口內惡臭口腔乾燥症嚥下困難胃液分泌異常消化不良善饑吃逆腸管鼓脹腸閉塞便秘下痢裏急後重大便失禁等第十章述關於皮膚之症狀。如皮膚潰瘍顏面潰瘍皮膚潮紅斑皮膚瘙痒症發汗過多薔薇疹口唇水疱疹皮膚現青藍色毛髮脫落等第十一章述關於心臟之症狀。如心臟狹心症心臟部膨隆心臟肥大等第十二章述關於脈之症狀。如速脈頻數脈緩脈稀脈脈搏不整動脈硬變等第十三章述關於神經系之症狀。如顏面神經麻痺截癱脊髓麻痺知覺麻痺知覺過敏腦症患不眠症驚愕譫妄卒中形發作眩暈半身不遂起行機異常膝蓋腱反射異常強直性痙攣神經性痙攣後弓反張等第十四章述關於耳目之症狀。如耳鳴耳漏弱視瞳孔縮小散大左右不同眼球突出震顫水腫等第十五章述關於婦科之症狀。如乳腺腫大陰門疾病月經不順閉止婦人腰痛白帶下不姙症等第十六章述關於生殖器之症狀。如陰萎及男性生殖器不孕性陰莖強直彎曲補編分十四章。其分類同初編。即以補初編之未備也。此書。以各症狀。爲標題。其西文之原名。及別名。亦同列。於下。便檢查也以發此症狀之各病條舉而縷述於後明病原之所在也墨子曰必知疾之所自起焉能攻之不知疾之所自起則弗能攻吾知閱此書者如飲上池之水洞見垣一方人盡見五藏癥結凡病者疑似之點皆可以鑒別其異同互證其是非以得眞確之病原知疾之所自起而攻之矣是殆識症之元龜治病之指南也歟

民國六年二月無錫丁福保仲祜識

臨證指南序

四

近世婚嫁期早晚之主張（錄進步）

萏梅

青年婚嫁期。近世名人之主張。議論不一。有以早婚爲佳者。謂早婚。後可得內助。禍福利害。相與共同肩任。有以晚婚爲佳者。謂少年初次入世。必有一番激急之奮鬭。有妻孥兒女。未免分心。必待事業稍有把握。然後樂有其室家。則晚婚利益之多。實勝於早婚也。以上兩說。凡社會黨宗教家。多以前一說爲是。而輓近研求人種改良學者。則大半從後一說。其實二方面之主張。皆有見地在也。蓋社會上種種不道德之行爲。或以早婚而可免。而其有害於人種之前途。則弊患又至猛極烈。觀夫印度及太平洋各島均爲盛行早婚之國。其禍可見一斑矣。若夫今日吾人生活艱難一問題。尤爲限制早婚之大緣。由此種天然之限制。固爲理論之所不能破者也。

紐約著名生理家之言曰。近者鄙人於某醫院內。見有十四五歲之幼女。其所患之症。爲彼等所不當有。細按其原因。則因早婚而來。故男女婚嫁期。男子當在二十五歲後。女子當在二十二歲後。近世之定以二十一歲。已爲過早。而況更不及乎。

早婚之爲害於生理。盡人而知之矣。凡年幼早嫁之婦女。一經產育。則體質虧損。易受各種之病苗。而阻其一生康強之前途。意大利及波蘭。亦有早婚之習俗。而彼地女子。

年未三旬。即作龍鍾態度。似他國五六旬以外者。此非其明證乎。

至於自人種改良方面而言。則益能見其晚婚之有益。何以言之。蓋年幼夫婦。腦力不充。其所貽傳於子孫者。非惟體質上有缺乏。恆爲其腦力上之弱點。人種改良之定例曰。祖父之所無。不能爲其子孫之所有。故少年尚未成熟之際。漫令配合。斷不能有良美之後嗣。據其統計。謂一百年內。僅能以四代爲限。如出四代之外。則其腦力或體質必有不完全之弊。非優良之種也。古今偉大人物大都爲一百年內。祇傳三代之一系。約略計之。其婚嫁期必近三十三歲矣。試攷古今以來名人。其父得子之年。未有在四十歲以下者。據世系家蘭特斐氏之調查。則電學發明者富蘭克林生時。父年五十一歲。而富父之生。富之祖年五十七歲。祖母五十歲。富祖之生。富之曾祖則已六十五歲矣。此外奧特蓬之生。父年五十二。歐文之生。父年五十二。萧來葛脫之生。父年四十六。將軍李之生。父年五十一。亞特姆之生。父年四十三。惠勃斯德之生。父年四十三。皮企爾之生。父年三十八。梅恩之生。父年四十。華盛頓之生。父年三十八。郭斯之生。父年五十三。詩人密爾頓及儒教祖孔子之生。父年四十五。俾斯麥之生。父年四十四。大發明家愛迭生之生。父年四十三。大詩祖莎士比之生。父年四十。渠祖之生。其父亦年四十。

由此以言婚嫁期晚其利益不僅及於其子孫即世界亦莫不大蒙其恩澤也

廼誨案蘭特斐氏謂孔子生時父年四十五不知其何所據今攷家語本姓云叔梁紇雖有九女無子其妾生孟皮有足病於是乃求婚於顏氏顏氏有三女其小曰徵在顏父問三女曰陬大夫雖父祖爲士然其先聖王之裔今其人身長十尺武力絕倫吾甚貪之雖年大性嚴不足爲疑三子孰能爲之妻二女莫對徵在進曰從父所制將何問焉父曰卽爾能矣遂以妻之徵在既往廟見以夫之年大懼不時有男私禱尼丘山以祈焉生孔子故名丘字仲尼以上家語之文未嘗言叔梁紇若干歲而所謂年大則已老可知惟孔穎達禮記正義檀弓疏引家語與今本略異謂家語云叔梁紇年餘七十無妻顏氏有三女顏父謂其三女曰鄹大夫身長七尺武力絕倫年餘七十誰能與之爲妻二女莫對徵在進曰從父所制將何問焉父曰卽爾能矣遂以妻之爲妻而生孔子三歲而叔梁紇卒是古本家語明著孔子父年餘七十之文若四十五歲則正强艾而非年大也然則鄹大夫晚年得子遂爲古今第一之大聖人愈足以證明蘭氏婚嫁期當晚之說矣

且晚婚之益不但篤生名人也亦能增益其子孫之壽命而使世界無殀札據紐英蘭

之調査取一千一百零五家之譜錄鈎稽其父母婚嫁期與子女享壽數平均計之大都二十五歲以內婚嫁者其子女壽數六十二三十至四十歲婚嫁者其子女壽數六十五四十至四十四歲婚嫁者其子女壽數六十六四十四至四十九歲婚嫁者其子女壽數六十八五十歲婚嫁者其子女壽數往往至七十以上以是推論可見子孫之强弱視其父母之强弱而定父母早婚則腦力體質必不甚發達傳諸子孫易於受各種病苗之攻侵其壽命之不能延長宜矣

不見印度乎其種族因早婚之故自近古紀以來已有一落千丈之勢雖經英政府之嚴禁而風俗非能驟易試走印度市場恆見有十二三歲之幼母抱扶攜持其瘦弱之兒踽踽道上早婚之遺害有若是者設吾高加索斯族如亦以百年間得見六代爲事逆料二百年中可令其智力體力出於今日印度之下此等柔荏無用之人既不能自食其力更欲分奪他人之所有以贍養之使社會上之經濟日形困迫觀於暹羅菲列濱與中國其所受早婚之影響亦云酷矣從前美國亦有四州盛行早婚之風且訂爲法律男子以十五爲婚期女子以十三爲嫁期而其結果有二一中途離婚一子孫腦力體質俱薄弱是二者有時佔其一有時並佔其二鮮有幸免者

醫學博士鄔畢恩之言曰男子娶室當在二十五歲之後女子有家當在二十歲之後其斯爲酌中之論乎

百病可醫之繆說（錄進步）

蔄梅

有一種病卽有一種治療法而此治療法之有效與否必徵諸實驗乃世俗無知見一神奇之物輙謂之百病可醫於是相當之治療法反爲百病可醫所延誤受害遂至無窮吾中國社會家庭間百病可醫之名藥最多皆由普通醫學知識太卑劣之故然歐美亦未克盡免也如雷錠之新發明人人腦性中莫不震而異之而輓近尚未得正確治療法之癌病人人腦性中莫不畏而惡之二者相轃合而雷錠治癌病之說起是卽吾人百病可醫之一例而已美國科學雜誌痛駁其說亟譯之以告衞生家爲舉一反三之助其言曰

邇來醫學之進步非常迅速人類之大患如喉痧腸炎（卽傷寒）天花等已由黴菌學之發明而一一得其治療法不足爲吾人毒矣惟肺癆與癌腫（爲生於臟腑內及唇間舌際之毒瘤凹凸不平硬固而疼痛至甚有胃癌乳癌等名）二病則尤爲大敵中之巨魁黴菌學尚不克洞悉其底蘊顧吾人不能任其猖獗束手待斃也有一般醫學

家從事於戰勝二病之研究而知諺所謂防疾勝於醫疾之一語竟於此種無法可治之惡病上大有價值矣蓋對以上二種之病必於衞生上堵絕其病原而此外別無補救之方肺癆病現已由此法之成功而破其壁壘醫家方希望再以此法與癌腫病一戰而得相同之勝利故不惜大聲疾呼以警告人民使於此病方起始時卽向外科醫求診治而勿背外科醫之命令勿拒外科醫之手術以求此病之與肺癆同一殲除盡去人類之大敵也

無何而忽有雷錠者出以其能治他病之故忽有亦能治癌腫病之說出各報紙又揚其燄而張皇之竟謂雷錠治療癌腫病有非常之能力一似成效般般確不可易者而此穩健之進行功夫遂爲所打消於癌腫病上實增無量之大害也夫雷錠爲物自發明以來固有非常之效果然對於癌腫病則僅浮面之贅瘤有似於癌腫者施之有效耳未嘗漫無限制謂一切癌腫均能應手而愈不惜誤人身命其實卽使雷錠能有功於癌腫病此時僅爲試驗之時代若欲收美滿之效果非數年以內事也而多數人民震於雷錠之功能期望太高專恃雷錠而反失其眞足救命之法術致生無窮之惡果關係非淺鮮矣

駁唐蓉川臟腑說之謬誤

盧謙

肝臟說

原文。舊說七葉居左脇下、非也。西醫云、四葉、後靠脊前連隔膜、膽附於肝之短葉間。膈即附脊連肝、從肝中生出、前連胸膛、肝體半在膈上、半在膈下、實不偏居於左、謂肝居左者、不過應震木東方位、自當配左耳。

駁曰。膈膜者、間膈胸腹之膜也。前連胸膛、後着脊、上則附貼心肺、下則曲蓋胃腸。而肝臟則在其右下方。若謂半在膈上、半在膈下、則誤矣。且膈膜生來即有、決非從肝中生出。今云從肝中生出、則又誤矣。既云肝臟、實不偏居於左。又云配在左者、則實牽強附會之說、不足辨也。

原文。按肝系上連心包絡、故同稱厥陰經。系着脊處、則如肝愈穴。系循腔子一片遮蓋、是爲膈膜、肝系下行、前連腹中統膜、而後連腎系、爲肝之根。通身之膜、內連外裹包肉生筋、皆從肝系而發。舊說言肝居左、西說言肝居右、然其系實居脊間正中。至診斷脈分部左右、亦從其氣化而分、非以形而分也。

駁曰。肝臟上面、有提肝靭帶、與橫膈膜相連。其後緣由冠狀靭帶、左右兩端、由三角靭帶、均與橫膈膜聯接。又有與十二指腸及右腎相連之靭帶、而肝臟之前後、則由腹膜包裹其餘腹腔之內臟、均有靭帶互相連繫、及大小腹膜囊等、爲之包裹。據此、則知肝系並不能連及心包絡、以其間有橫隔膜也。肝體既有腹膜包裹、則肝系不能直接着脊。且既有數多靭帶、不得謂其系實居脊間正中。肝臟另有功用、決不能生筋生膜。觀其所繪之肝圖、宛如猪之兩耳、與眞實之肝臟、毫不相似、圖既謬誤、說亦牽强。稍知生理學者、當必啞然失笑也。

心說

原文。形圓上闊下尖、周圍夾膜、即包絡也。其上有肺罩之、空懸胸中。其下有隔膜遮截。包絡爲膻中。心爲君主。西醫云有腦氣筋貫之。有左右房以生血迴血。又按心之脈絡、從包絡中發出、以達於周身、故包絡爲臣使之官。

駁曰。心爲發血收血之用。除自己有收縮之機能外、另有腦氣筋主之、不得謂之君主。心之房室、直接與脈管相連、故脈管決非由包絡中發出。包絡不過係心之膜囊、爲護心之用、分泌漿液、以防摩擦。此外別無功用。不得爲臣使之官。

脾說

原文。脾居中脘、圓曲向胃。西醫云、傍胃處、又有甜肉一條、生出甜汁、從連網入小腸上口、以化胃中之物。脾內有血管、下通於肝、余按脾居油膜之上、與各臟相通、其血氣往來之道路、全在油膜中也。中國醫書、無甜肉之說。然甘味屬脾、乃一定之理。西醫另言甜肉、不知甜肉、卽脾之物也。蓋脾臟生內之膏油、從內膏油、透出於外、是生肌肉。然則外肌內膏、皆脾之物也。

駁曰。脾臟與甜肉之構造功用、迥然不同。脾臟屬於血管腺、主製造血球、甜肉屬於消化器、日本名曰膵臟、由膵管以通十二指腸、主分泌膵液、消化食物中之油質。今以甜肉爲脾之物、誤矣。又以膏油肌肉等、爲脾之所生、則又誤矣。

脾臟在左季肋部、胃底之外側。其內面凹陷中央有縱溝。名曰脾門。卽血管神經之通路也。血管有脾動脈。爲下行大動脈之分枝。沿膵之上緣向左方走。而入脾門。其枝別與胃及網膜之動脈交通。名曰短胃動脈。及左胃網膜動脈。脾靜脈。則出脾門。而入肝臟之門靜脈。醫林改錯。以脾動脈爲玲瓏管。水從胃透入此管。誤矣。至脾之功用。詳言之則一、爲血液之製造地。二、爲赤白血球之製造地。三、爲赤血球之溶崩地。四、爲調節消化器之血量之裝置。總而言之。卽貯血之府也。故在胃經甫消化時。

則胃內充血而脾體貧血。故縮小。及消化已畢。則胃內貧血。而脾體充血。故漲大也。若肝經有病。致肝之血道滯塞。血不能入肝。則脾體亦必積血而漲大。罹熱性病者。因血液內之赤血球崩壞。聚於脾臟以待修造者、甚多。故脾體亦必變大。由以上所言者觀之。則脾臟決不能助胃化穀明矣。

膵臟在胃之後下部。形若牛舌。醫林改錯名曰胰子。觀其所繪脾臟。與膵臟相似。蓉川以脾臟與甜肉爲一物。則牽强附會之說也。

肺說

原文。舊云八葉。非也。西醫云五葉。左三右二。披離下垂。後附脊骨。前連胸膛。肺中有管竅。通於隔膜。而下達氣海。肺質輕鬆、外有膜汁濡潤。以助呼吸。

駁曰。所謂肺中有管竅者。卽毛細氣管支及氣泡是也。爲隔膜所遮、而不能下達。其下達者。爲自心臟發出之大動脈幹。下行而通於隔膜之大動脈裂孔。由大動脈之分枝。分布於腹腔各臟。腹腔內並無所謂氣海。除各臟外。有大網膜及腸間膜。爲維持胃腸之用。復有腹膜以包裹之。肺吸氣時。則橫隔膜下至腹腔各臟。而腹部膨隆。肺呼氣時。則反之。故有腹式呼吸之名。其實非眞腹內有空氣也。蓉川不明此理。誤以爲氣海。若然。則西醫外科手術。常有開腹之舉。當必氣破身亡矣。何以未之見也。

腎說

原文。形如豆、又似猪腰子。腎中有油膜一條、貫於脊骨、是爲腎系。此系下連網膜。又有氣管、由肺而下、附脊循行、以下入腎系、而透入網膜、達於丹田。兩腎屬水。中間腎系屬火、卽命門也。命門爲三焦膜油發源之所。故命門相火布於三焦。卽油膜也。舊說多誤。西醫析言之而不能全通也。詳考內經自見。

駁曰。舊說固誤矣。而蓉川之說尤誤。腎臟由脂肪囊連接於後腹壁。並無油膜一條。貫於脊骨。則腎系之說。何證。腎臟之內側有腎門。入腎門者。爲腹部動脈幹之分枝。出腎門者。爲腎靜脈。入於下大靜脈幹。並無所謂氣管。所謂氣管者。其卽腹部動脈幹之誤歟。既無氣管。又無所謂腎系。則丹田命門之說。皆虛妄也。

臟府所合

原文。肺合大腸、大腸者、傳導之府。

駁曰。肺爲呼吸器之一。在橫隔膜上。大腸爲消化器之一。在橫隔膜下。與肺直接交通者。爲氣管、支氣管、喉頭、鼻腔、皆呼吸器系統也。與大腸直接交通者。爲小腸、胃、食道、咽頭、口腔、皆消化器系統也。肺與大腸。既一在膈上。一在膈下。而其系統。又各不同。則肺合大腸之說。豈非牽強附會歟。解剖既誤。生理從之而誤。則病理更不待言矣。

原文。心合小腸。小腸者、受盛之府。

駁曰。心爲循環器之總機關。小腸爲消化器之一。割裂消化器。而謂與心經相表裏。其謬誤同前。

原文。肝合膽。膽者、中精之府。

案。肝與膽相表裏之說尙合。惟蓉川謂膽汁循油膜入胃。則誤矣。膽汁由膽囊管入十二指腸。與膵液腸液同化食物。十二指腸。卽小腸之一部也。

原文。脾合胃。胃者、五穀之府。

駁曰。脾雖與胃相近。而脾爲貯血之府。胃爲水穀之海。其系統不同。功用亦異。蓉川乃謂脾主化穀。胃主納穀。不知化穀納穀。皆胃主之。脾不與也。近胃處又有甜肉一條。甜肉汁入十二指腸。並不入胃。亦非脾之所生。脾主製造血液。甜肉汁主化油質。其功用系統。亦不相同。蓉川視爲一物誤矣。

原文。腎合膀胱。膀胱者、津液之府也。

蓉川謂膀胱所主旨。在於生津液。腎中之陽。蒸動膀胱之水。於是水中之氣上升。則爲津液。氣著於水物。仍化爲水。氣出皮毛爲汗。氣出口鼻。爲涕爲唾。游溢臟腑內外。則統名津液。實由腎陽蒸於下。膀胱之水。化而上行。故曰腎合膀胱。而膀胱爲腎生津液之府也。

駁曰。腎臟有輸尿管。通於膀胱。腎臟專主濾尿。膀胱爲貯尿之府。腎臟決不能蒸動膀胱之水。膀胱之水。亦決不能化氣而生津液。蓋人身之津液。無不由血液而來。如乳汁、精液、唾液、胃液、腸液等是也。其他血液內之水分及廢料。至鼻則爲涕。至氣管支則爲痰而咯出。至肺則爲水蒸氣及炭酸而呼出。至皮膚則爲汗液及皮脂而排出。至腎則變化爲尿。由輸尿管而入膀胱。遂由膀胱下口而射出於外。方若尿入膀胱後。復化爲氣。試問其氣果爲何氣。稍知生理學者。當必聞而嗤之矣。

臟腑之官

原文。心者。君主之官。神明出焉。

駁曰。人身知覺運動。無不出於腦。王勳臣之腦髓說。已證明之。西醫之所證明者。尤爲精確不磨。而蓉川猶以牽強附會之說。與確有實據之說相敵。多見其不知量也。

原文。肺者。相傅之官。制節出焉。

按心者。血液循環之總機關也。肺者。爲呼炭吸養提淨血液之用。

原文。肝者。將軍之官。謀慮出焉。

按肝除主製糖質生膽汁之外。別無功用。

原文。膽者。中正之官。決斷出焉。

按膽汁入腸。與脺液同化食物。大便之色。卽由膽汁來也。膽囊除貯膽汁外。決無功用。

原文。膻中者。臣使之官。喜樂出焉。

蓉川註。膻中爲心包絡。卽西醫所謂心囊也。除保護心臟。分泌漿液。以防摩擦外。別無功用。蓉川反謂西醫不知包絡所司何事。豈非妄談。

原文。脾胃者。倉廩之官。五味出焉。

按飲食皆先入於胃。故可得稱爲倉廩之官。惟脾之功用。與胃不同。已詳於前。故脾胃兩者。不得合名一官。

原文。小腸者。受盛之腑。化物出焉。

又大腸者。傳導之腑。變化出焉。

按此二者。尚與新說相合。惟蓉川註釋。多牽強附會之談。不可信也。

原文。腎者。作強之官。伎巧出焉。

按腎臟只能泌尿。別無功用。蓉川謂腎主生精。精生髓。髓生骨。不知尿者。血液中之廢料也。精者。血液中之精華也。泌尿之處爲腎臟。貯尿之腑爲膀胱。由腎通尿至膀胱者。輸尿管也。生精之處爲睪丸。臟精之腑爲精囊(在膀胱之底)由睪丸通精至精囊者。輸精管也。由是觀之。則腎不能生精明矣。且精亦不能生髓。髓亦不能生骨。蓋骨與髓。已具於胎內及生後。由血液循環。以營養之。至春機發動期。則血始能生精。故精及髓之疾病。必補其血液以治之。蓉川反謂西醫不知腦髓爲何物。不知治髓之法。豈非謬論。

原文。三焦者。決瀆之官。水道出焉。

按蓉川註三焦爲人身之膜膈。卽西醫所謂連網也。其說尚合。惟上焦、中焦、下焦之說。則甚不相符。蓋包心者爲心囊。包肺者爲肺膜。附肋者爲肋膜。包胃腸者。爲大小網膜、及腸間膜、與腹膜。隔心肺與胃腸者。則爲橫隔膜。故稱膈上膈下則可。稱上焦中焦下焦。則不可也。除橫隔膜外。其餘之功用。皆保護內臟。以防走脫。分泌漿液。以防摩擦。且有水脈管直接開口於胸膜腔、心囊腔、及腹膜腔。故謂爲決瀆之官。水道出焉。亦無不可。惟謂水直由三焦滲入膀胱。則誤矣。蓋血液中之水分及廢料。由腎分泌。通輸尿管。以入膀胱。若腎失泌尿之功用。則血液中之水分過多。遂滲入腹膜腔而起腹水。（即水臌）滲入胸膜腔。而起胸水。滲入周身之連網。而起全身水腫。

原文。膀胱者。州都之官。津液臟焉。氣化則能出焉。

此條已辨於前。茲不再贅。蓉川以西法以火煎水取氣無異。喩膀胱之氣。尤爲不倫不類。西醫於血液循環。呼炭吸養。皮膚發汗。腎臟泌尿之理。均已發明詳盡。試取其生理學。而細心研究之。自知蓉川之誤。

家庭教育淺言（錄女子世界）

奉賢 張朱翰芬女士

第一章　幼兒保護法

（一）居室　居室宜清潔。固不獨幼兒爲然。而於幼兒爲尤甚。有母責者。須隨時整理之。凡一切污衣穢物。及燈火爐煙之有礙衛生者。悉當注意。而空氣日光。亦必時使流通焉。

（二）衣服　幼兒衣服。寧失之薄。（我國富家兒每衣重棉。致皮膚衰弱。時罹風邪）而輕軟適體。（我國習慣。每衣兒以破碎舊棉。其害非淺。蓋舊衣不但硬固。且含病菌也）勿效時裝。使領袖帶束過緊。障礙其呼吸消化與血之循環。勿尙華麗。使綢綾色素。與皮膚相侵犯。（幼兒之衣。宜以易洗滌之白色布爲之。且宜疏鬆）且啟奢侈之習慣。勿爲體面。使外衣清潔。而裏衣污垢。以阻止排泄機能。其他如襪履等項。亦須以不妨足部活動機爲是。（我國舊俗。每當女兒五六歲時。卽以棉裹其足。爲害最大。戒之）幼兒頭部。宜蓄髮以保護之。可無藉頭巾也。蓋幼兒頭熱則血聚於腦。實無益而有大害。

幼兒當步行時。衣宜短裾窄袖。以便其自由運動。（我國婦人每加幼兒以長大麗服。

蓋自詡其家裕也。而又恐其汚染。使之靜坐若木雞。噫、其不明幼兒習性也。甚矣。乃幼兒或爲運動。故偶爾傾跌。汚及衣服。則此等婦人輒扑責之。詬詈之。先理其衣服。次詢及兒身之疼痛所在。愛衣服。不愛幼兒。抑何愚昧。乃爾。）故幼稚園生徒。天機良爲活潑。蓋有所自來矣。

（三）睡眠　幼兒之腦。發育未完全。故睡眠時間恒夥。而其年遞長。睡時亦遞減。大約初生兒須睡足十五小時。一歲後。須睡足十三小時。五歲後須睡足十二小時。十歲後。須睡足十小時或八九小時。

幼兒臥處。務擇清靜地。而被褥宜輭潔。易一日必曝之。苟誤沾汚穢。則卽行洗換。且枕墊不可過高。蓋恐幼兒睡時。壓迫咽喉。而有妨呼吸也。又以被蒙幼兒頭部。亦有礙於呼吸器。

母子同寢。則母所呼出之炭酸氣與汗酸。恒轉入幼兒肺臟。害莫甚焉。宜戒絕之。

（四）沐浴　幼兒沐浴。則身體清潔。一切瘡癬不生。皮膚强固。則一切風邪不畏。益何如者。故一歲之幼兒。每日宜入浴一次。二歲宜間日一次。三歲宜七日一次。一次約五分時。足矣。

幼兒入浴。以清晨及薄暮爲佳。而浴水溫度。約在攝氏表三十七度左右。浴法將全身入水。而露其頭部。以海綿或輭布拭之。既畢。當爲之洗臉剪去指爪。（洗臉剪爪宜時時爲之）

（五）外出　一歲以上之幼兒。可携游郊野。一吸清新空氣。但爲時不宜過久。而當驟寒。酷暑。風雨。晦冥時。亦當避去。

幼兒外出。宜坐諸搖籃或車中。而令老練婦人運之。（俗尙令年少婢子。負兒出遊。其害滋大。）然不得入病者家。致罹厲禍。（世俗婦人。喜攜兒問病實大有害。）

（六）起居　幼兒起居。須限定時刻。以養其習慣。故一歲以上之幼兒。晨八時必令起。閱三十分鐘。乃與之餐。晚八時必令寢。寢前不可雜食。

（七）游戲　游戲。幼兒之天性也。制止之。則身體不良。故爲母者。宜善導之。務以養成其智勇公德爲旨。鞦韆。陀羅。拽繩。競走。幼年之有益游戲也。栽培花木。飼養家畜。灑掃庭除。中年之有益游戲也。若畫墁毀瓦。侮火殺蝶。蹴蛙毆婢。及種種危險游戲。均宜禁。

（八）玩具　幼兒玩具。須擇圓形而堅實者。蓋幼兒得一玩具。輒納諸唇間。不圓形。則皮膚裂矣。幼兒又喜破壞。不堅實則損失易矣。雖然破壞。實物亦其觀察變化之始基進求智識之良性也。世人每不之察。橫加扑責。殊難解也。三歲以上之幼兒。可以鳥獸草木蟲魚之模範物與之。並示以名詞。或懸中外古今名人畫像及簡要地圖於室。亦啓發智識之一端也。

(九)保抱　保抱幼兒。愼勿迫壓其胸腹部。以妨呼吸消化諸機能。而襁褓亦非所宜。幼兒一歲前身體未完全發育。而誘之使笑。強之使聲。扶之使步。是殆不知幼兒生理耳。宜戒之。

(十)種痘　幼兒易染痘。欲防其染痘。轉不如先種牛痘之爲愈。牛痘須令醫生種之。一回不足則再種三種。或能免害。(小兒生後五月內不可試種牛痘)幼兒發痘時應注意者如下。(一)衣服宜軟而潔(二)食物宜少而易化。(三)痘兒毋接近病人。(四)勿撕痘剝痂(五)愼防感冒外邪。(六)兒熱則延醫診之。

第二章　幼兒教育法

幼兒心地。無先入之言爲其主。無偏僻之見蔽其明。譬諸素絲焉。固未嘗有所色染也。雖然近朱者赤。近墨者黑。凡父母之言行。家庭之習慣。婢僕之感化。鄰里之陶冶。其影響及於幼兒者。良非淺尠。謹言之。

(甲)正母儀

(一)父母之言語不愼重則幼兒恣意議論惹人憎厭

(二)父母之舉動不端正則幼兒倒篋傾筐受人笑罵

(三)父母之身體不淸潔則幼兒藏垢忍汚不喜盥浴

(四)父母之取與不中理則幼兒貪吝攘竊寖成惡德

(五)父母之飲食起居不規則則幼兒饕餮無厭眠食無度

(六)父母之衣履器具不整齊則幼兒隨手拋物漫無整理

(七)父母對家人鄰里多口角則幼兒肆意訕詈終成兄弟姊妹爭鬧之習慣

(八)父母隱探他人秘事或背發他人缺點則幼兒信口雌黃易蹈讒言誣陷之刁風

如上所述父母之言行幼兒之法則也可不愼諸顧予猶有說焉里巷俚言婢僕惡行幼兒均欲摹仿之是又不可不預防也

(乙)敎子法

(一)幼兒得食物宜令其與兄弟共食以養成和睦之風

(二)幼兒得食物宜令其分贈他兒以養成慷慨之致

(三)幼兒有所欲。果於理無背。宜允與之。若號泣強索。則當堅拒。以懲其暴慢。

(四)幼兒對於心愛物。恒欲得之。且求其益。是宜善爲訓戒。以杜其貪鄙萌芽。

(五)幼兒與羣兒戲。偶有爭端。宜令離羣而詰問之。萬勿先責他兒。以長其驕態。

(六)幼兒對於他動物。每喜撲殺或手鞭之。是宜善爲戒飭。以成其厚愛自然之至性。

(七)幼兒好毀傷薪木。或拋擲瓦礫。是等不公德之舉動。宜時時解說。以啟其惜物心。

(八)幼兒傾跌時。如能強而起。則聽之起。以養成其獨立性質。

(九)幼兒衣服玩具。宜令自整理之。以養成其整齊習慣。

(十)幼兒起居飲食櫛沐等。可自爲者自爲之。庶可脫除其依賴根性。(但父母宜監督而教導之。)

(十一)幼兒哭泣時。愼勿假虎狼鬼怪盜賊等名目。以威嚇之。亦愼勿假醫生等事實以恐懼之性成畏葸。則永不消滅矣。

(十二)幼兒易蹈啼唾惡習。見之當時戒飭。勿厭煩瑣。

(十三)男兒好持斧斲木。女子喜持針刺布。實良能也。宜利導之。以養成其習藝性。

(十四)幼兒年長。宜使習勞。然又須令遵時。以成其服從法律之習慣。

（十五）幼兒手足汚穢。宜令洗之。衣袴垢敝。宜令易之。以成其清潔而知審美之性情。

（十六）幼兒有所聞見。如屢詰之。可反覆指敎。以開其知識。若置之不理。不可也。

（十七）幼兒出言。宜令其低聲徐緩。如有躁語。可呵止之。如有誑語。可指斥之。（父母對於小兒。亦不可有誑語。）如有道人短事。可正色而禁絕之。

（十八）幼兒飲食。宜令其正坐位。細嚼各物。（嚼時勿使聲）飯不可拋地。羹不可沾衣。肴饌不可亂雜。以箸。箸亦毋觸人。斯得矣。

（十九）幼兒之於家人也。須令其孝友親愛。歡樂以共。患難以共。而出入必待命始行。

（二十）幼兒之於尊長也。賓客也。須令其行禮致敬。坐則侍側。行則隨後。毋或失儀。

（二一）幼兒不聽訓戒。可靳與玩具或食物。以示懲罰。如常施怒罵。常加扑責。則爲喪失其廉恥。萬不可也。

以上數端。僅其犖犖大者耳。爲人父母。尚宜斟酌而處理之。苟能更出其精神。凡値幼兒休息時。劇談古事。以開發其道德知識。爲益實大。抑又聞之。父母於幼兒須守一致敎法。父所禁者。母勿許之。庶乎得焉。

（附注）我國習俗。父母之於子女。恒有偏愛。實非敎育幼兒之正者也。

第三章　幼兒疾病看護法

幼兒皮膚緊張。有彈力。而呈軟紅色。筋肉肥滿。舉動活潑。呼吸調和。卽啼泣亦無異狀。而寢食及大小便等。毫不違常度。體日以重。容日以淸健態也。否則必罹病。

幼兒疾病。變化迅速。故一見其病容呈露也。卽宜善爲調護之。妄加呵責。不可也。設經日未愈。當延醫診治。愼勿妄投雜藥。或無理之治療術。

幼兒疾病時。凡飲食睡眠啼泣咳嗽脈搏體溫排泄物等。須詳加審察。一一記諸簿上。以備醫生之質問。幼兒罹天痘或他種傳染病時。凡衣被食器。及一切用品。均須以消毒藥水淸理之。

幼兒疾病時。一切食物。須從醫生命令。而以易化或富蛋白質者爲主。每日所食次數當較平時爲夥。而其量可略減。參看第一章。

幼兒服藥。至爲難事。尋常幼兒服藥法。則以一人捧其頭。一人挾其鼻。俟其開口時。而以匙汲藥水向齒列間灌入之。咽下乃再灌如初。若藥爲粉末。可和以乳或糖液。服法同上。惟藥丸及膠。萬不可用。

幼兒病後。往往胃慾亢進。易致飲食過度。而起疳積症。看護者宜特別注意之。

臨終之催眠術

靜英譯冒險雜誌

予研究催眠術有年矣忽發奇想意欲施於臨死之人試其動物之電氣感受性如何較之健康時強弱如何既眠之後能否苟延性命以上種種感懷疑莫釋阿乃斯德王得末爾氏精於此術予曾屢見其試驗頗有成效惟彼受催眠時雖易於就眠而意志則不能服從予之統御遂歸無效予每以爲彼之精神不能完固所以致此在數月前醫家確指彼爲肺結核症此症世界上未有醫法勢在必死彼聞之絕不介意一切聽之天命予往視告以將假彼試驗臨終催眠彼欣然允許七閱月後醫家確知其二十四句鐘以內必當逝世彼即來電催予速往既至阿氏面上作鉛色眼中起翳瘦削幾同埃及木乃伊脈搏微弱然彼神思甚清予略作寒暄語即招醫生至室隅詢以病狀醫謂左肺自一年半以來腐蝕殆盡右肺上半亦腐敗下半則爲結核菌之集合體肺結核以外大動脈上亦似生瘤因兩肺方行骨化作用不能確定其有無要之明日夜半必當盡命其時正爲禮拜六之午後七時也醫生語畢即辭去謂明日上午十時許當再至病榻之側僅有余及男女兩看護矣次日下午更約一醫生至至午後七時諸事俱備醫生則執筆司記錄至七時五十五分予執阿氏之手曰予將實驗催眠術矣

君意以爲何如阿氏曰可勿遲汝立刻試驗語時聲至幽微而字句則甚明了予乃以試驗最有效之催眠術試之先橫撫其額然後施術可一時許不能見效而醫士則謂彼已屆最後之苦痛余乃改而縱撫兩眼光則注其右目其時脈搏漸以斷續而至於無呼吸漸重僅從鼻孔中出納四肢厥冷至十一時始現被催眠狀態眼球亦現異微余施術未已而彼四肢已漸僵直余乃與看護人扶令安眠余與醫生細加診視實已就眠至三時脈搏仍未絕惟薄弱已極呼吸幽細不復能辨惟以鏡當唇尚能知其有氣眼閉手足俱冷然人則確未斷氣也余以術舉其右手意在舉至二尺以上不能如願惟能左右動因試與語予曰阿乃斯德王得末君君睡耶彼不答而唇吻則動再問始張眼全身顫動答曰然予方睡予不能起速死我予再觸其手足則仍僵直惟右手則尚能如命余更曰王得末爾君君胸次亦痛否立答曰不痛……我其死矣惟聲音則較前更幽細黎明時醫生見尚未死去殊駭異余又問曰王得末爾君尚酣睡耶彼不答一若集其全身精力然後作答也者余連問四次始曰然……死矣死矣聲細幾不能聞其時醫生已決其氣絕予亦深以爲然未幾身上皮色轉白眼瞼上捲口開齒露下顎下垂口中黝黑浮腫之舌了然可見雙頰現紫色斑點儼然一死人矣予自號

膽壯至此亦不免戰栗不意死人之舌復動兩顎微啟可一分鐘似有極微之音自遠而至驟聽之幾疑來自九幽地獄不出自死人口中矣曰我正睡……已……已……死矣蓋答予數分前之問語也醫生大震却走看護人咸遁予亦失知覺者數分鐘久之更視動機已息惟死者當爲受催眠狀態至午前十時易人看護予及醫生均辭歸午後更視依然如故因雇人更替看護予則日往視之日復一日予終不以術醒之阿氏亦終無醒之一日至七閱月予不能耐乃約醫生同往先撫其面始尚無效久之始見端倪眼球之色漸變忽有黃色之液流出作惡臭予復問曰王得末爾君苟欲言乞言之不轉瞬兩頰之紫瘢又現舌動曰死矣死矣予亦大驚失措初不料催眠術之效力能若是其久且怪也乃力以術醒之更視則血肉糢糊不復能辨支體矣

盲醫（錄廣濟醫報）　逸民

盲者學手藝最是擅長。而以音樂聞名者尤多。他國亦然。從來未聞盲者能知醫。乃美國醫報。載有美國某醫院中一盲醫。名鮑洛登者。竟得考取外科醫學博士。其治病也。撫摩一週。即知病情。誠絕技也。

滑稽醫話（錄廣濟醫報）　逸民

蘇州某戒煙病院。住診者恒滿。醫士按時來院探視。適一人癮發。嘔吐頻作。困甚。問醫士有止嘔妙劑否。答曰有之。其法甚簡。并可免服藥之苦。其人聞之喜。急請畢其說。醫士曰。以繩縶其頸間。胃中物自不復出矣。

小孩節食警言

黃馥秀

有一小孩他的一身多是朋友兩耳兩目是他友報信的朋友兩手兩足是他代勞的朋友鼻子舌頭是他辨別氣味的朋友牙齒是他檢點食物的朋友最有力最能幫助他的朋友就是一個肚子這小孩最小時他亦能體卹肚子按時吃飯按時睡覺所以肚子亦按時做工很健壯的後來年歲漸長愛吃的東西漸多也就不能體卹肚子了每日給他許多重事肚子雖力量不及還是勉强替他做工誰知那些耳目朋友常來報信說某處有某物某物甚好吃手足朋友說我代你取來鼻子朋友聞了一聞舌頭朋友嘗了一嘗說果然是好弄得這孩沒一樣不要吃牙齒朋友無法組織遂一樣一樣送把肚子可憐這肚子朋友自早至晚盡力做工竟不能偷一分鐘的休息除非此孩上牀睡覺方得停止但是有時睡不著的時候還要喊他母親討東西吃的這時肚子所受晚飯的工尚沒做了又要添他工做磨的磨浸的浸調的調濾的濾眞眞忙得要命本來那個牙齒朋友與肚子很要好的他專幫助肚子做工凡吃各物都嚼得細細然後送下因為這孩貪嘴得很不肯小心食物往往大塊吞下而且那些壞朋友還要哄他耳目朋友說那邊還有手足朋友隨即去拿鼻子隨即去聞舌頭隨即去嘗於

是這孩一物未吃了又是一物放在口裏請教牙齒雖好如何應接得暇亦祗好對不住肚子了不管他嚼碎不嚼碎攏攏總總一齊推把肚子這亦不能怪牙齒懶惰總是小孩不好於是肚子朋友看這許多東西就哭起來了也就不能如常做工了此孩亦漸漸黃疲了但是他還總想吃東西好像總是餓的不會飽的有一天肚子見此孩如此不體卹他很爲動怒定要給他一個敎訓使他知道肚子朋友是如何要緊凡小孩吃下各物他總不做工任他堆積起來這孩便覺得肚裏很難過肚的外面亦如同鼓一樣了不多一刻這孩將手放在肚子上哭喊說不好了疼得很於是上牀去睡他母看肚子不肯做工趕緊把他吃一點藥幫助肚子瀉出了後來肚子不疼了又慢慢的代他做工了從此之後他母親不許多吃東西他也再不敢多吃東西雖有耳目朋友報信他亦不敢聽手足鼻子舌頭那些朋友也就不欺他了牙齒還是幫著肚子做工此孩每吃一餐必休息半天等待他們工做好了排泄出了再吃第二餐後來居然成一個結壯的小孩由此看來這個小孩豈不是肚子朋友敎訓好的嗎這個小孩他母親的話都不肯聽的何以肯聽肚子的話呢因爲肚子刑罰很利害的就是一個疼字

精神病譚

萬鈞

精神病爲腦病中一種特別之病。其中惟瘋癲酒精性精神病等。多起於男子。而鬱憂病則多起於女子。又依卜昆埵里者。爲限於男子之一種精神病。歇斯的里者。爲限於女子之一種精神病。以年齡論之。最危險者爲壯年。（男子在三十歲至四十歲之間。女子在二十歲至三十歲之間）次則爲老年。至於小兒。則除生而即癡愚者外。患精神病者實不多見。

病分具有性與發動性之二種。具有性之原因。乃患者所有之病素。然此都不起精神病。僅減少其神經系之能力而已。發動性之原因。爲不甚明瞭之某原因。即如變血液之性質。害新陳代謝之作用者是也。其與此有最重大之關係者。實爲遺傳性之素質遺傳性之素質。有從父母直接而遺傳於子孫者。有在一系統中。超過一代而遺傳者。其超過一代之遺傳。謂之隔世遺傳。間有從伯叔或伯叔母等之傍系而遺傳者。此遺傳則謂之間接遺傳。從父母兩方面而遺傳者。謂之重疊遺傳。又父母有酒狂。或妊娠中母之氣分變調。難產。教育之不完全。永續之不眠。營養之不足。精神及身體過勞等。皆足爲精神病之主要原因。更有與其身體上之動因相伴而起者。例如春機發動期。

妊娠。產褥。哺乳期等。此外如頭部之負傷。種種之腦病。神經病。傳染病中之窒扶斯。流行性感冒。痳拉利亞熱。結核。黴毒。慢性及急性之中毒（卽如酒精中毒）等皆其動因也。至生殖器病。則與此無甚大之關係。若能節制淫欲。不獨不起精神病。而身體復因之强健。然其所起之惡行。以起於精神病者爲多。

症狀可區別之爲四大端。（一）知覺及心象之錯亂。（二）思想次序之錯亂。（三）感情發動之障害。（四）意志及行爲之錯亂。其組合此四者而成各種特殊之精神病。就中以屬於第一者爲最多。其最重要之障害爲知覺錯迷。此知覺與外部之刺戟物無關。不過因病氣之刺戟知覺神經。而在腦中之內端。發起知覺。或外部之刺戟雖存。其內部因病氣刺戟被錯誤時而起知覺。前者謂之幻覺。後者謂之眞物誤認。此時病者往往見人類於雲中。聞風聲鳥語。卽以爲人之談話。此等知覺之錯迷。多起於視官及聽官。有爲樂天性者。有爲悲觀性者。又病者往往有默不聲息。惟觀其動作怪奇。而卽可知其爲精神病者。更有思想飛躍。觀念錯亂奔逸。而記憶極迷誤者。當其在病中。時時發譫語。全不能記憶。想像力亦衰弱。甚至想像力全缺如。而興奮之狀態。則反覺亢進。如斯等之現象。其一部因記憶之衰弱而起。一部因想像力之亢進而起。若其因思想之病變。誤為判斷之時。則成為譫語。因知覺錯迷、或強感動等。並無可認之原因。而突然發生。則發為誇大狂、小狂、追跡狂、犯罪狂等。由誇大狂而成為小狂。由小狂成為誇大狂。時若更加之以新疾病。卽成癲狂。又因知覺異常。以強迫之狀態而現出之病氣。比之於癲狂。則更無理由。其病人自己所略能認識之思想。名曰強迫觀念。至感情活動之障害。則常存在於精神病之初期。卽心之調和時起變化。有不問遇何事而歡喜無限者。有遇極可喜之事而增悲哀之感情者。前者謂之精神奮起。後者謂之精神鬱抑。而感情障害之最強者。有恐怖、驚悸、壓迫、手足冷却等現象。甚或抵抗、遁逃、至於自殺。或疲勞及感嫌惡心等消失。心之狀態則惹起意志及行為之錯亂。觀念之聯合若遲。則意志之力弱。而各動作均為所阻。觀念之續出若速。則與快感相伴而起昂上之運動強迫與多言。又被激烈感動之時。觀念殆不明瞭。故為刺戟性及衝動性之行為。此因無思考之餘暇。直續於知覺而有此行為。其動機及目的。在患者自己亦不能知覺。唯欲使實行之刺戟強。例如放火慾、竊盜慾等。蓋凡自然之慾情烈。而良心之制裁弱。則為病性。又此等精神上之症狀。雖不甚著。然於急性之際。其身體上之附隨病狀。亦有甚重者。卽第一於精神病之際。有五官神經之乏感覺、或過敏、筋肉之痲痺、或痙攣狀態之發現。且血液之循環不適宜。睡眠不充分。急性之時。月經閉止。消化器不良。多起便秘。往往有全身營養之狀態衰弱。新患者恒減其體重。自復元時、始再增加。本病之發作。大都緩徐突然發作者甚少。其經過有種種繼續期多長於身體上之病治愈之時日。亘數月至數年。全愈者。百人中僅三四十人。由外部之原因而發生者。多爲急性之精神病。其時若不能全治愈。則足使意志薄弱。害道德上之感情。慢性之際。則爲遲鈍。病若反覆。則爲餘病、或精神病之直接之結果。而因神經衰弱、自殺負傷、與身體衰弱等。有遂至於死者。

本病有數種分述之如下。

鬱憂病　專爲心調（惟鬱憂質之心）之變化。其徵候從數週迄數月。心調沈。作事無趣味。食慾不振。睡眠不穩。似覺種種不安。病漸增進。遂至持續。心調沈濁。忽喜忽悲加以恐怖。思想緩徐。每思作一事而毫無決斷。運動亦困難。缺乏愛情。無愉快之觀念。自然之慾情。亦甚被其阻害。故起極恐怖心之時。往往有至自殺者。患此病者。婦人比男子稍多。自三十歲至五十歲之間罹此最易。其全病期間。每患月經閉止。此病之能全快者。百人中有五六十人。全快期早則數月。晚則四年至六年。然於慢性。則每有自殺者。

躁狂　呈與鬱憂病全反對之形狀。其心輕浮狂躁。輕者但易發生歡喜之心。重者每及於狂亂。現種種奇異之狀態。患此病者。其思想之聯合極易。以至觀念四散奔逸。然其所聯合想像者。亦不過於言語之同音視象之類似等而已。故病者必放言無忌。且有急智。昂進之運動慾既發。則奔走踊躍。流爲狂暴。在婦人則更有爲極甚之裝飾狂者。況躁狂之人。往往以自身爲無病。視世界上一切之事。均以爲易。時多愉快之感。而自然倦怠之感。每被其侵害。但因其缺乏安靜之情性。致有時於食事頃。若不勝其忙碌。睡眠亦概爲不穩。單純之躁狂。多發於少年。經短時間之前驅期而突起。繼續期爲四月至八月。其後多就治愈。然隔一定之中間期而再發者。亦有之。

時發狂　因鬱憂而心神失調。與躁狂質之精神興奮。爲正規的互相變換。但其時患者之身體。全不健全。而各時期之再發。亦不關於外界之事。凡有遺傳者。最易罹此病。此病婦人較多。於男子。理解力雖確。然終難達希望治愈之目的。

精神亂錯　此爲最緊要之症候。患者之精神錯雜如夢。原因及動作之觀念不明。思想之順序。毫無關聯。有時雖起突飛之觀念。然思想之聯合仍遲。多起知覺錯迷。其知覺錯迷中。而以視覺及聽覺之錯迷爲尤甚。愉快與憂鬱。恒互相變換。其舉動隨精神錯亂之種類而異。故此時每發喧噪狂、運動狂。一切之行爲顚倒。無意義之言語甚多。或發言阻害、悲歎、及恐怖等。發此病之前。有喧躁不眠等之前驅期。與知覺錯迷同時增加。馴至知覺錯迷。突然發生。而精神與身體之衰弱。卽爲其動機。（現於產褥及傳染病時之精神病多係於此）其繼續期。平均爲三月至六月。每亦有更長於此者。此病有半能治愈之希望。但有極易之再發性。故雖在恢復期內。斷不可忽於看護。其他之結果。則爲慢性或循環性之經過。精神上有薄弱之狀態。或至於死等。（死因衰弱而致）其精神錯亂之變態。爲飲酒家之震戰性及譫語。（此於意識溷濁與極盛之知覺錯迷顯著之喧噪活潑之多辯四肢及顏舌之震戰等之下）經過數日至十餘日後。漸覺良好。又所謂歇斯的里性。或癲癇性癲狂之精神錯亂。亦有現於此等病之經過中者。

偏執狂　爲精神病中、稍存妄想而固執者。此妄想由記憶之誤謬。與解釋實事於奇妙。或知覺之錯迷而起。故若聞嘲訕之言。則成追跡狂。味覺嗅覺之錯迷。則成中毒狂。體感之錯誤。則成憂悶狂。在某種完成之癲狂。其對於他人及其所起之事。每爲顚倒自己與他人之區別。對於生活之見解。亦至受其變化。然於大體則尙非漠不經心。而有所思慮。此病發達緩徐。其肇病之基因往往在極遠之少年時代。

瘋癲　此病惟男子罹之極易。雖無全治之理。然其能就職業尙無甚大之差異。至後日則多遲鈍。在飲酒家有時以知覺錯迷爲其原因。而暫時之間。成爲追跡狂。延至數日至數月而消失。又飲酒家之慢性狂。乃槪成爲嫉妬狂而發現者。

癡呆　上所述之病形。爲終末期者不少。是謂之第二次癡呆。癡呆之特徵。爲一切之精神作用。例如理性之動作薄弱是也。其薄弱之度。種種不同。知覺或減少或緩徐或中斷。觀念之範圍狹小。僅限於近傍之物。而判斷力全無。或僅向現在之實物而存。知識量極少。其所存者。多爲其素所記憶之事。惟其記憶、久則漸漸被害。高尙之感情。亦漸漸消失。而爲慾情所汨沒。其僅見於道德上之觀念。及意志之抑制薄弱者。謂之道德上之癡呆。癡呆達於高度則徒縱恣其獸慾。腦之發育不完全而生來卽癡呆（卽先天性）者。名曰癡愚。其輕度者謂之輕症癡呆。癡愚之特別者。爲克累傾病。從精神上之遲鈍觀之。雖如癡呆。而由原因及身體上之隨伴症狀觀之。則全爲特別。此病僅發生於亞爾琶斯披累奈斯及喜馬拉亞等大山脈之谿谷地等處。而爲一種之地方病。原因於飲料水中之有有害物質。後天性癡呆。即爲前述之第二次性癡呆。至青年所罹之急性癡呆。(此癡呆可豫期治愈)起自神經衰弱。壯年者患之。或至於死。老年之癡呆。因腦血管之石灰化腦出血或腦之因老年萎縮而起。名曰老年癡愚。以上雖就各種之精神病而論述之。然有位於此等狀態與健康體之中間。而爲難區別之一種疾病。此種疾病。不過理解力、感情等變爲病性。覺與常人稍異耳。

治之之法。有治其原因及病症者。有稍減輕者。若欲去原因。則第一須注重於豫防法。豫防法者。即其人而既有遺傳之性質。務宜力避婚嫁。又既罹精神病。雖經治療而尚未恢復本原。亦當禁絕其婚嫁。如小兒有遺傳之性質。須多食富於滋養料之物品。(一不含酒精及其他刺戟之物)使睡眠須充分。營適宜之運動。避過勞及劇烈之感動。(如職業亦感動之複雜者。故亦必避之)等。其他對於症狀之治療法。有身體上與精神上之處置。前者以休養腦力安睡等爲主。腦後者以安慰病者之心爲緊要。但患者家居。家中人爲之看護。恐不能周。偶有疏誤。而患者不免有自殺等種種危險之舉動。必送入病院治療爲宜。

病理上之熱

萬鈞叔豪

身體之狀況異常起始時係惡寒戰慄。其次遂發熱。體溫上升而發汗也。健康者之體溫。通常自三十七度至三十七度半。然往往有達四十度以上者。一日之中。體溫若有升降。最高之體溫。必在午後一時之上升。其原因大抵係勞働、食事、熱湯浴等。持續之上升。惟發熱之際有之。各種之惡熱。大都以頭痛、手足之倦脫爲始。徐徐增血液之熱。體溫因是上升。但此時體中之熱血分布不勻。故起惡寒。皮膚之上面冷生肌粟而寒戰。其次則手足漸熱。惡寒停止。顏面赤而頭痛劇。呼吸稍速。有渴感。體溫益形上升。精神作用亦起障礙。不安不快、譫語之種種現象相繼而起。熱至最高之候。皮膚熱而乾。至發汗期。體溫下降。而皮膚濕潤。頭痛及他種之自覺症狀均消散。呼吸脈搏均如常。惟口渴之感尚存。然熱皆因侵入人體之害物而起。故欲知其病源。必先視察其各種之狀況而後可。例如創傷熱。大部分由黴菌而成之膿質由創傷液傳入血中以致全身發熱。急性及慢性傳染病。亦因病毒及黴菌入於血中。呈同種之現象。要而言之。不論何種之情狀。熱狀之變化。大抵因黴菌之入於血中。組成毒質而起。熱能起種種之機能障害。高熱時之心臟作用。必非常迅速。脈搏遂增。自十乃至五十。食慾漸減。舌苔

(白色)厚。高熱持續過久。舌面乾而呈褐色。生破皸。各種之分泌減少。(例如乳汁之減少) 此等之障礙持續過久。有莫大之危險故不可不速行療治。適於此目的之藥劑曰解熱藥。近來種類甚多。其有特效者。有規尼涅、安知必林、安知歇貌林、阿斯必林等。不勝收舉其次如冷浴、冷洗滌。寒溫罨法等。亦有效。冷浴之時。若水溫適度。能直接奪去體熱。使體溫下降。不特能豫防熱之各種患害。神經系統。受其作用後頗形佳良。夢中之運動亦止。呼吸亦能如意。無過速之弊此外之冷滌等法。亦呈相似之效果。又有食物養生法。其要點在不食固形物。專食液狀之食物。是因發熱之際。固形物不能十分咀嚼。與唾液混和。胃液之分泌亦少。腸之分泌作用不振。食物常滯積於腸中。易於腐敗及分解。故流動食物亦不可一時多食。必須隔長時間而稍食之。

糖尿病說

孫祖烈 迪光

糖尿病俗名中消病其原因為血液中滯積過剩之葡萄糖而起常人尿中之含糖量為〇、〇四%乃至〇、一%而糖尿病者之尿中則增加至〇、四八%以上持久的從尿排泄者也

本病區別為特發性及症候性之二種前者不呈解剖的變化且往往為遺傳的疾患世有代蒙本病之襲來者或與他之中樞性神經病如比斯的里神經衰弱癲癇或精神病交互發生精神的興奮致成特發性糖尿病者甚多例如投機商辛苦煩慮併精神過勞是也又精神系統之器械的振盪例如墜落打擊汽車負傷等為本病之原因者亦不少後者乃續發於某神經疾患即腦髓溢血腦髓軟化症腦髓化膿症及腫瘍等於第四腦室底之糖刺點有直接侵害者或基於遠隔作用而襲之者又本病或被現於脊髓病如脊髓癆多發性硬化症之經過中

糖尿的於解剖的證明之不僅為中樞性神經疾患之併發症而來又有時起於官能的神經中樞疾患者例如神經衰弱症癲癇及神經疾患排在獨氏病及肢端巨大症等是也又有關聯於胃腸肝脺之慢性疾患者其他攝取含水炭素過久或多量時亦

致釀成本病是嗜食粉製食物及甘味食餌之國例如意大利所以患本病者之甚多也續發於傳染病者例如腸窒扶斯流行性感冒虎列刺痲刺利亞等症亦常發本病夫婦間同發本病者蓋其害因相共故也徵諸經驗小兒罹本症者少以二十歲以上之男子爲多又富裕者比貧困者罹本病亦多近時因文明之進步陷於神經性興奮及侵害之機會多所以本病之發生其數亦增

本病之症候惟一之確徵爲尿中之葡萄糖然亦或有起一定之病的變化者故必檢尿中有無糖分此等之病的症狀名曰疑似症狀即多量之利尿尿比重增加煩渴食氣亢進進行性羸瘦皮膚煩痒慢性陰部瘙痒恆久性溼疹慢性癤瘡白內障果物狀口臭其他昏睡狀態頑固之兩側神經痛腱反射消失脊髓癆樣症狀是也

尿變狀爲本病之診斷上最緊要者尿量增加一日多至三立得耳乃至八立得耳患者放尿頻繁夜間因之難於睡眠被排泄之尿多爲淡黃色放尿後久存泡沫於表面此泡沫爲本病之一特徵蛋白膽汁色素之外又有糖分尿之比重不關尿量之增加增大至一〇三〇及一〇四〇甚有尚過此者然間有尿量不增加比重減少者此種之症名曰僞性糖尿病尿反應呈酸性置之於空氣中則其酸性之度益顯是葡萄糖

之分解由其醱酵而形成乳酸故也尿有甘味故有患者味自己之尿以卜本病之强弱者欲檢尿中之糖分須先知蛋白之有無何則蛋白妨害葡萄糖故也若尿中含有蛋白則先取之於試驗管加一二滴之稀醋酸使煮沸而沈澱蛋白濾過之後始可行糖分檢査

糖分檢査法中爲實地家所緊要者爲脫洛氏法尼藍氏法摩列氏法等其他欒氏及里倔氏弗尼兒菲度拉精試驗法亦頗確實

摩列氏試驗法者以試驗管取五六立方仙迷之尿加其量之三分之一之加里滷液或那篤倫滷液煮沸之不含糖分之尿此際全不變其色或僅變爲暗黃色蓋含糖分時則爲暗褐赤色也今滴硝酸於此則沸騰而被燃燒放葡萄糖之臭氣

脫洛氏試驗法者須一〇%之硫酸銅溶液及加里滷液卽以一試驗管取三立方仙迷之尿加一立方仙迷之加里滷液然後滴入硫酸銅液至其水酸化銅淡青色之結晶全溶解而止此際尿若含糖分則呈深藍色今熱之則變特有之帶赤黃色現此帶赤黃色之所以因亞爾加里性葡萄糖液其所含糖分奪取酸素以還元銅化合物故也此際欲防診斷上之誤謬須有次之注意卽尿決不可强煑沸若煑沸之則雖不含

糖分之尿亦來硫酸銅之還元故也。故僅於試驗管中之上層加溫則其還元及變色漸次及於下層。假令將試驗管隔離火焰放之室內亦得認其變色。然僅以此變色尙不能卜知糖分之現存。必其變色之部分來顆粒狀物質之沉渣。蓋雖不含糖分之尿富於尿酸及苦列亞欽時亦來同一之變色故也。

尼藍氏試驗法者。用尼藍氏液。欲造此液則當如次

鹽基性硝酸化蒼鉛	二、〇
酒石酸加僧謨那篤僧謨	四、〇
八%那篤倫滷液	一〇〇、〇

右混和爲試驗液

含糖分之尿加此液而煮沸時則因硝酸蒼鉛之還元尿成暗灰色或暗黑色。然不含糖分之尿食大黃旃那安知必林撒里矢爾酸撒魯兒羯布羅或的列並底油後亦來同一之變色者。故當注意。

樂氏弗尼兒非度拉精試驗法者。乃以弗尼兒非度拉精與糖分化合而造一種特異之結晶體稱之爲弗尼兒倔爾古沓。今欲行之則取約六乃至八立方仙迷之尿於一

試驗管加入二刀尖之化學的純艮鹽酸弗尼兒非度拉精及三刀尖之醋酸曹達混和之加溫而使溶解若不溶解則再加少許之水置於重湯煎上約二十分時乃至三十分時而取出放於盛冷水之盞中而冷之其尿中若含糖分則淫出黃色之沈渣照之於顯微鏡下則見黃色針狀結晶

又有買布湼而培氏試驗法卽取當試驗之尿一〇立方仙迷加入濃厚之中性醋酸鉛液同量濾過之後將其濾液滴入安母尼亞水至生乾酪狀淫渣然後於水浴中熱至八十度尿若含糖則其沈渣爲薔薇紅色

近時里倔氏用弗尼兒非度拉精及醋酸那篤僧謨行一個着色試驗法卽取當試驗之尿約一立方仙迷加於試驗管以二立方仙迷之水稀釋之加入一小刀尖（卽〇、一）之純艮鹽酸弗尼兒非度拉精及一刀尖（卽〇、五）之醋酸那篤僧謨待其溶解後而煮沸次加入一〇％那篤僧滷液十立方仙迷此時全液若速變爲紫紅色是卽尿中含有糖分之證不含糖分之尿雖亦呈紫紅色然不至十五分時間以上則不現故在五分時間以內起此變色者卽、爲本病

沙華氏於千九百〇七年民賢醫事週報證明尿中糖分賞用哈伊氏液該液之成分

如左。

硫酸銅　二〇

虞利設林

蒸餾水　各一五〇

五%加里滷汁　一五〇

右混和

今煮沸上記之液一二立方仙迷滴入於當試驗之尿有糖分時則如於脫洛氏法呈黃色乃至煉瓦赤色

諸般之糖分試驗法中最確實者爲醱酵試驗法此法即尿中含極少量之糖分以上記之試驗法不能奏確實之績時亦可行之葡萄若混釀母則醱酵而分解亞爾個保爾倔里設林琥珀酸及炭酸今欲行醱酵試驗則當用醱酵試驗管即充尿於此細管至其長脚部全滿則投入麥酒釀母之一片置於攝氏二十度溫之處在含糖分之尿則炭酸瓦斯之泡沫上行管中集積於長脚部之頂點此集積之瓦斯漸次增加其量壓排尿於下方甚至從試驗管口而被排出如斯歷二十四時間乃至三十四時間則

葡萄糖之醱酵告終今欲證明此發生之瓦斯成炭酸與否則於其尿中加加里滷液以拇指閉醱酵管之一孔倒置之於是炭酸因被加里滷液所吸收管中生眞空當見拇指之被吸引

於醱酵試驗法欲防諸般之誤謬當如次之處置即取三個之醱酵管入尿於第一管第二管置葡萄糖液第三管盛常水投入釀母於各管今其釀母若能營作用則第一第二兩管生炭酸瓦斯又若釀母自家不含糖分則第三管不起醱酵

當診斷本病不僅知其尿中含有糖分與否即已足也又宜知其糖分之多少而糖分之一日量雖有多至三〇〇、〇或五〇〇、〇者然亦有從此相增減者其%量在五乃至一〇%之間不但須知其%量因%量雖少一日量則多或%量雖多一日量則少故也故葡萄糖之量必於其一日量測定之蓋當一日數次排尿之中有某時排出糖分之量多某時糖量少故也大約晝間之糖量比夜間爲大又在疾病之初期或將愈時有一日之中或全無糖分者其他食物中含水炭素質愈多則其排泄之糖量亦愈大若發熱性傳染病則一時有使糖分消失者於饑餓時亦然

欲測定糖分之量當用否林克氏液或派皮氏液造此否林克氏液可據次方

結晶硫酸酸化銅　三四、六三九
蒸餾水　五〇〇、〇立方仙迷

右混和爲否林克氏第一液。

酒石酸加里那篤倫　一七五、〇
那篤倫滷液(比重一、三四)　一〇〇、〇立方仙迷
水　五〇〇、〇立方仙迷

右混和爲否林克氏第二液。

今用此液兩液當各混同量其全液之十立方仙迷與〇、〇五之糖分相一致即取其十立方仙迷置於盃狀玻璃(大約有二〇〇、〇立方仙迷之內容者)以四五倍之水稀釋之於焰火上徐徐加熱又取當試驗之尿一定量(例如十立方仙迷)以一定倍數(例如五倍)之水稀釋之待其混和之後入黑烏列篤中徐徐滴入加溫之否林克氏液至否林克氏液變色而全失其青色乃止例如若滴入二十立方仙迷之尿則此二十立方仙迷中當知含有〇、〇五之糖分何則此加溫之否林克氏液爲十立方仙迷故也而其滴入之二十立方仙迷成稀釋五倍之尿故其實當試驗尿之四

小兒夏期下痢之療法

邯鄲郭雲霄竹庵

當治療小兒之夏期下痢時。一般醫毒每專就由消化器內容來之中毒症狀而處置之然胃腸炎症之有無亦不可不顧慮之。今將治療斯症之主眼列示於左。

一胃與腸使全然空虛。

二使患者身體靜臥以休養胃腸。

三渴甚時使攝取液體。

四毒素之排泄。

五鎮靜炎症之處置。

六對症療法。

茲就各條詳述之。

(一)使胃腸完全空虛　在罹此症之患者。普通多伴劇烈之嘔吐。將胃內容全部吐出是為自然療法然猶有殘存之疑時。可依胃洗滌而除去之。洗滌液以華氏百十度為宜。雖頑固之嘔吐。由之亦能鎮靜之。

小兒虎列拉之劇烈者。可施行胃洗滌。熱度高時。可殘留三〇乃至六〇瓦水於胃中。

而用石灰水爲胃洗滌液。在胃內容爲強酸性時。多爲有效。

此胃洗滌雖爲不可缺之處置之一。然在二歲以上之小兒當施行之際。常伴顯著之苦悶。斯際可使飲用多量微溫湯。以代胃洗滌。少頃即吐出。胃常因之而清淨。

小腸內容之除去。除下劑之外無他策。而在此目的對輕度者。通常用甘汞。既爲適度之腸消毒劑。又可促進膽汁之流出。用量在一歲之小兒用〇、〇〇六分爲十包。使每半時間服用一包。二歲乃至三歲之小兒。用〇、〇〇七五。三歲以上六歲以下之小兒用〇、〇一。俱分爲十包。使每半時間服用一包。

對重症患者。用甘汞之後。常併用蓖麻子油。即於內服最後之甘汞一時間半與之。分量迄一歲者四、〇。一歲乃至三歲之小兒八、〇。三歲乃至六歲之小兒一五、〇。而使內服之時。雖多有吐出者。然油因癒着性強。普通全部不能吐出。常多少殘存於胃內。故對吐出之患兒。須使內服三回。

蓖麻子油。確實清掃全腸管。而不呈何等可憂之後作用。

鹽類下劑。腸之運動緩慢時。欲使其內容迅速排泄。用之有效。然患兒已顯衰弱狀態。即顖門陷凹。體溫低降。有需要水分之症候時。決不可使用。

瀉利鹽牛乳。爲制酸劑。雖亦有下劑之作用。然過緩慢且在重症者。每不能期十分之效果。如胃能耐鹽類下劑。使反復服用少量硫酸曹達最宜。卽在一歲之小兒。溶解〇、五於四〇水內。而使服用。

此外凡在重症者可行灌腸。以爲下劑之補助。第一日二三回行之。其後每日一回。由醫師或熟練之助手施行。

灌腸使用之液。溶解一食匙之食鹽。於二突（量器名約合日本京升六合三勺餘）之水內。容此液之器。固定於比小兒高約二尺之位置。壓迫護謨管中之空氣。將該液滿盛於亞美利加式十五號加的的兒中之後。送入肛門括約筋內。將水注入此際隨水之流出。將加的的兒深進及約十乃至十二時之距離。須防加的的兒之捲曲。此直腸洗滌。須至洗滌液殆變爲澄淸而止。而當行此灌注法時。徐徐摩擦腹部。務促水達於大腸之上部。

若體溫低有虛脫之症候時。用華氏百十度之溫液。反之體溫過高時。用華氏八十度之液。可臨時調節之。

（二）使靜臥安靜身體以休養胃腸　罹此症之患者。命嚴重就褥。以休養胃腸。固爲療法之主眼。然能步行之小兒。亦不可不許可之。

胃腸之休養。凡食物全不與之。八乃至二十四時間。能完成之。此際食物。要絕對禁止。在重症。實際消化全然休止。此時卽與之。亦不能爲何等榮養。反使狀態增惡也。只將冷却之沸水少量。以間隔與之無害。

(三)爲醫強度之渴供給之液體　在輕症者。如上記屢與以曾煮沸之冷水足矣。稍強度時。大腸內使完全清淨之後。以生理的食鹽水行灌注法。且徐徐勿使爲回流樣注入。用一乃至二加倫可矣。如此能使吸收大量之液體。然在重症並小兒虎列拉型之下痢。已失大量之水分。須十分補給。除用生理的食鹽水之皮下注入法外。無策。其分量十二時間內至少亦須半磅。注射部位選腹部或臂部。向其皮下停滯組織內徐徐注入。

(四)毒素之排泄　一般毒素之排泄。由液體之供給。甚爲容易。大腸內行液體灌注法。則由腸腎臟及皮膚助其排泄。沐浴由皮膚促進其排泄。

(五)消炎療法　第一要胃腸之休養。消化管完全清掃後。血液之中毒既減少。則腸黏膜可以蒼鉛劑被覆之。對一歲之小兒須使服用四、〇乃至八、〇。但該藥劑不溶解於水。可爲乳劑與之。服用後之糞便帶黑色。勿驚懼。

腸消毒劑、撒魯兒最佳。在胃內不變化。至腸始分解爲石炭酸與撒里矢爾酸。惟服時有惹起嘔吐之不利。在二歲之小兒每二時可與〇、〇五乃至〇、一。

收斂劑只在急性症狀加答兒性下痢時適用之。就中單那爾賓最良。在胃中不溶解。至腸內始徐徐分解。亦不來何等胃障礙。確有收斂全腸粘膜之作用。分量在一歲以下之患兒二十四時間內與〇、七五乃至一、五。亦有時與阿片劑併用之。以不溶解於水之故。可混於粥中或漿液中用之。

下痢僅少。體溫高。腦症狀著時。禁與阿片。最適當者爲恢復期患者之食後腸蠕動高時。在一歲之小兒。與阿片丁幾五滴。反復服用。至呈效力爲止。

在液體損失偉大。有虛脫症狀之小兒。對一歲者可用莫爾比涅〇、〇〇〇五皮下注射。但使用該劑時宜常顧慮其禁忌。

(十八)對各症候之對症療法。　因胃內之異常醱酵。胃酸過多時。依吐出有酸味之液。或噯氣。能察知之。可內用石灰水重曹或亞爾加里劑。或以石灰水或重曹水。施行胃洗滌亦可。

有虛脫之危險。可與八倍稀釋之威士忌。加於醫渴用之水內。使飲用之。但在一歲之小兒。威士忌以一五、○為極量。此外或將斯篤洛仿丁幾一乃至二滴加於威士忌亦可。

與此等強心劑若皆吐出。且狀態險惡時。可使用威士忌、依的兒、樟腦油（十倍溶液）等注射。

斯篤利幾尼涅。在興奮性神經症狀。有痙攣之傾向時。不可使用。其用量對一歲之小兒。為○、○○○二。

在小兒虎列拉型之場合。混○、○○○六莫爾比涅與○、○○○○五亞篤魯必涅。行皮下注射。時有能救助生命者。

實用小學校衛生講義

丹徒陳邦賢冶愚編纂

第一章　教室

第一節　教室之採光

教室之內必使各部光線平均無過不及蓋光線不獨關於兒童之視力實其長成發育及健康上所一日不可缺者也若室內過暗則視力過勞易致近視及姿勢不正等弊而頭痛肺疾亦因之以生若光線過强其弊亦與黑暗等而傷目力尤甚且有催眠及頭痛等患至於沈鬱萎靡則又精神上之害也

採光上最須注意者爲窗之面積須占地板面積六分之一至四分之一室中光之足否宜以天雨之日爲標準光線之方向須從兒童之左方射入若限於地勢左方光線之分量過少亦得由右方採之但須較左方稍弱前面及後面之光直射於目損害殊甚右面之光易生手影亦耗視力

教室之形式與採光亦有關係故教室宜爲長方形桌椅宜縱排不宜橫列兒童宜面南或面北如此則採光易而教授時置儀器於桌及教師背後之掛圖或黑板兒童均

易於窺見即目光稍近者坐於極左或極右亦不致有難視難明之慮光線過强傷目殊甚宜酌用遮蓬或簾幔蔽之否則當於玻璃上塗以白粉或糊以白紙以殺其光勢窗之距離愈近愈妙窗幔及牆壁之色宜用淡湖色而近白灰色者其天花板宜用白色此外教室中之黑板亦不可有反射光也

第二節　教室之換氣

人體之動作全賴血液血液之純粹全賴清潔之空氣若教室內缺乏此要素而授課於惡濁空氣中此乃至危險之事蘭騰氏曰處於密閉之室而服長時間之事業是徐徐以圖自殺也又曰頭痛精神恍惚貪眠等病皆不潔空氣爲之此教室換氣之所必要也

換氣之目的在使室內室外之空氣同一性質將室內惡濁之空氣送出於室外而將室外清潔之空氣導入於室內也教室內之空氣惡濁當以炭酸之分量爲標準每百分含、〇四炭酸之分量謂之清空氣若在、〇六以下則其室尚可謂合於衞生且惡濁之空氣吾人之嗅覺可驗而知之凡自戶外入室內而覺有臭氣者是即室內空氣變濁之特徵亦足證明換氣之不完全也換氣法有二種一爲人工換氣法一爲自然換氣法人工換氣法有種種然非尋常小學校所能爲自然換氣法最簡單者其法設通風穴於室之頂板及其窗下等處在上則有換氣道於簷端以通頂板在下則有換氣道於室之外部以通走廊此法最爲合用苟無此設備者在休憩時間中兒童宜全出教室悉開窗戶俾空氣流通氣候溫煖時亦宜常開窗戶爲要

教室之形式與換氣之便否亦大有關係其形近方者換氣易其形扁與過高之屋換氣難吾國舊室之屋其頂作人字式者通風不易補救之法可開漏風玻璃天窗使高聳於屋頂之外其四邊可啟小窗引以繩以便啓閉如此則屋內濁氣上騰時不致爲屋頂所籠罩也

按通常之空氣爲養氣淡氣水蒸氣及炭酸氣之混合物養氣多而炭酸氣少則空氣清潔炭酸氣多而養氣少則空氣惡濁每兒童在教室中須佔二百立方英尺之空氣容積故研究換氣法者必先研究教室內人數之多寡合於其室內空氣容積之大小也

第三節 教室之調溫

教室內之溫度以攝氏十六度至二十度（卽華氏六十度至六十八度）爲最適於兒童若較此爲低則雖時非冬季亦當行煖室之方法若較此爲高則當設法導散之各教室內當擇一溫度平均之地設一寒暖計離地約五尺許以便時時檢查室內之溫度採溫法有二種一曰中央採溫此法係設發溫裝置於室所將溫煖之空氣及蒸汽等傳播於各室然此法我國尚不盛行故不可期之於尋常小學校一曰局部採溫卽於各室內均設發溫之裝置也其通用者爲煖爐爐之位置須距兒童五尺以上上置水壺既可以備盥洗亦所以防空氣之乾燥也暖室中所最當注意者卽空氣中之可貴成分決不可因受溫而失此外之有害成分亦不可因受溫而混入也

按吾國北方風習沿用火盆最爲有害蓋火盆僅足煖手而不足煖室如欲用火盆煖室則室未暖而人先受其害矣以其變敗空氣也故學校不可用火盆

第四節　教室之桌椅

教室內之用具關係於兒童成長發育者首惟桌椅桌椅之高低當以兒童之身長爲標準尋常兒童每用成人之桌椅非所宜也椅低桌高則右臂高舉脊柱漸成彎形椅高桌低則背部彎曲肺部漸趨於狹窄且頤向前垂下而攻書易成近視更致腦暈桌

有抽屜則易於阻礙兒童腹部桌椅之距離過遠則兒童坐如箕形有養成曲背之患故欲求桌椅適合於衛生須使坐者於誦讀寫字時頭稍向前背倚於椅大腿成平線小腿與大腿成直角而兩足安置於地桌之高低視其書與目之距離而定此距離當在十二寸至十六寸之間桌邊須離椅背十寸半至十四寸半椅邊入桌下至多以一英寸爲度椅之坐板宜畧凹桌面之斜度以十五度爲最宜若寫字或圖畫以平者爲合格

按不適宜之桌椅能令兒童生種種之疾病如近視傴僂兩肩不齊脊柱彎曲臟腑易位胸部狹窄心跳增劇以及驟生疲倦之類近有提倡活動桌椅者日本名活動自在椅最適合於衛生吾國教育家盍仿製之當有益於兒童不少也

第五節　教室之清潔

教室之清潔關係於衛生至大其最要者爲地板牆壁桌椅三者如靴鞋之泥土身體之排泄物道路之塵埃鉛筆紙片等之屑皆可以汚穢教室內之地板故教室外當設除泥呢氈以滌去靴鞋之塵土而室內須每日掃除一次每星期或數星期須大掃除一次若兼用爲食堂者須隨食隨掃不可稍懈至若牆壁須裝飾掛圖成績品並備置

小黑板兒童不愛潔淨者多能守公德者少往往以鉛筆等在牆壁任意塗寫其原因一由於乏審美之思想故任意塗抹不覺其汚穢之可厭二由於無適當之設備使之練習寫法倘如此設備則塗抹之弊或可革除矣桌椅爲時時接近兒童之物尤宜清潔拂拭黑板宜用溼布掃除灰塵禁用毛帚室之四角宜備痰盂西人謗吾人唾痰如雞矢之亂遺教師當訓練兒童痰唾入痰盂使成習慣並宜令兒童各備手巾一方以備拭口鼻之用若於咳嗽噴嚏時可乇用手巾掩之

第二章　校舍

第一節　校舍之選擇

校舍之選擇關於衛生者有三一日光之透徹二空氣之淸潔三四鄰之安靜爲日光普照計校之四圍宜有空隙且須與四周之房屋相隔離若不得已而設校舍於狹隘街衢之間則校舍當在街路之後須於校舍前設一運動場若以存空地種植樹木宜擇適當之位置不可阻礙日光與空氣使地土漸成卑濕爲空氣潔淨計凡塵埃滿目之道路飛散煤煙之工場汚水停滯之池沼馬櫪豚圈牛欄等之近旁均不合校舍之用爲四鄰安靜計凡足以淆亂兒童之耳目者如劇場市場製造場停車場等喧囂之

地有害兒童之風紀感情者如酒樓妓院病院寺院等放蕩之地其近傍均不可建設學校

派克思氏之居宅衞生規則有五(一)地土乾燥四邊無沼光線富足潔淨爽快(二)水源宜淨且有出路如此則房屋可常使潔淨(三)須有完善之陰溝可於至短之時間運去糞穢而不可使臭氣外颺亦不可使混入水源(四)須有完善之通風法使室中濁氣盡可驅出(五)基礎墻壁屋頂須堅實不使潮氣侵入此學校之所宜參攷也

第二節　校舍之建築

學校建築之種類不一有西式東式中式有平房有樓房特以小學校兒童之便利而論寒地宜於西式暖地宜於東式宜平房而不宜樓房不然恐兒童體力薄弱不便於升降且有顚墜之險若遇火災等意外危險更難逃避倘限於地勢樓房亦可但須多設升梯初級兒童斷不可使在樓上受課

校舍之前門與後門以易於出入爲主進出之門戶均宜向外開出在美國已成法律所以防火患也小學校中宜備太平門以防不測之危險凡在人煙稠密之處須使兒童於三分鐘內一律避出建築之材料須用磚石構造宜少用木板木板易燃故大室

分小室以不用板爲妥

學校之地基宜較四面附近之地略高未建築以前當先設陰溝陽溝便於排泄校址略高則穢濁之水流水易其地址之上面須先鋪置三和土煤屑等澆以栢油俾地中之空氣及濕氣不致上升庶可免潮濕之患

學校飲料水之來源亦宜注意無自來水處以用井水爲佳但掘井之時擇地宜愼須與耕地厠所豢養動物之處相隔至少三丈以外井上須加以覆蓋不用時閉鎖之

厠所爲學校緊要部分建築之衛生與否關係頗鉅應注意者有三防臭氣之外溢蠅蚊之接觸及掃除運搬之有法小學校中之厠須離校舍四十尺以外至少二十五尺宜常用滅臭藥水灌洗之

第三節　校舍清潔法

學校清潔分日常清潔定期清潔及水後清潔三種

（甲）日常清潔法

一教室於每日無人之時須洞開窗戶洒掃拂拭但兒童入室時務俟十分乾燥

二教室內須備紙簏與痰盂凡紙片及其他棄物必投入於紙簏吐痰必唾入於痰盂

謹告買藥者鑒

自歐洲起戰事。各藥品不能運裝來華。價格頓時飛漲數倍。且有來源缺乏之處。買藥者往往引爲憾事。敝局深慮及此。特與日本各製藥廠特約販買各藥。皆原封裝寄到華。以備買藥者採購。定價較上海藥房低廉。敝局現印成藥目表。爲買藥諸君核覽。如蒙函索。當立卽寄奉。惟藥價市面時有漲落。或與定價上稍有出入。但亦相差無幾。

醫學書局謹啓

謹謝捐款

重慶藍紹儒君提倡醫學不遺餘力茲荷惠助敝會常年經費拾圓祇領之下無任感紉特此鳴謝以志高誼

中西醫學研究會謹啓

臨證指南

人類所患之病。約有七八百種。各病所發之症狀。約有二百餘種。所以每一症狀之內。包括之病名甚多。如頭痛一症狀也。而所以發頭痛之病。則有梅毒結核腦膜炎腦膿瘍。腦充血。中毒。神經痛等數十種。原因在咳嗽一症狀也。而所以發咳嗽之病。則有感冒結核百日咳肺氣腫肋膜炎咽頭喉頭氣管之刺戟等數十種。原因在此。外二百餘種之症狀。其每一症狀所包含之病。均如頭痛咳嗽之繁複也。無錫丁福保君將頭痛咳嗽等症狀二百餘種。編成正續二編。正編分爲十六章。補編分爲十四章。其分類同初編。卽以補初編之未備也。墨子曰。必知疾之所自起。焉能攻之。不知疾之所自起。則弗能攻。閱此書者。如飲上池之水。洞見垣一方人。以此治病。盡見五藏癥結。必能起而攻之矣。是殆識症之元龜。治病之指南也。全書分訂四冊。每部二元

西曆一千九百十七年三月出版

中西醫學報

第七年第八期

本期之目錄

本報全年十二冊本埠洋八角四分中國境內洋九角六分日本臺灣洋一元零八分香港南洋各島洋一元三角二分零售每冊洋一角上海英大馬路泥城橋西首龍飛馬車行西間壁三十九號丁福保醫寓發行

康健指南

人生負陰抱陽食味被色寒暑相盪喜怒交侵既非木石難成金剛不壞之身故虛弱者多而健康者尠或先天不足或後天失養加以心力勞瘁腦系耗竭因而百病叢生死亡相繼職是之故吾人對於調養身體一事誠不可視爲非當務之急矣茲欲求調養品之最爲妥善而無一弊者莫如購食本公司拜挪珍補系粉蓋此粉係用奶脒糭膠麵糖與鈉鍋鎂之醣硫強礬集合製成質料精純氣濃味美凡氣體虛弱者服之無不身強力壯病後新愈者服之無不康健如初心神腦系衰耗失寢者服之無不心寧腦安精神暢旺以及血虧損瘦或消化不良者服之立奏奇效婦人育嬰乳哺費力者服之尤滋補益按其養益之功允推補品中聖藥且此粉之特點其雜合之醣硫強礬如平常食品中之非膣底質不致令人便秘故其功效尤在市上所售各種相類之粉以上惟願邦人君子營養身者一經試服當知斯言之不謬也

上海廣東路四十號愛蘭漢百利有限公司啟

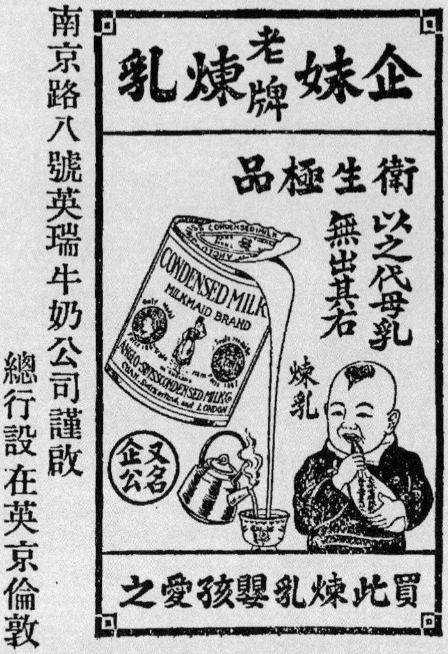
企妹老牌煉乳
衛生極品
以之代母乳
無出其右
煉乳
CONDENSED MILK
MILKMAID BRAND
又名企公
買此煉乳嬰孩愛之
南京路八號英瑞牛奶公司謹啟
總行設在英京倫敦

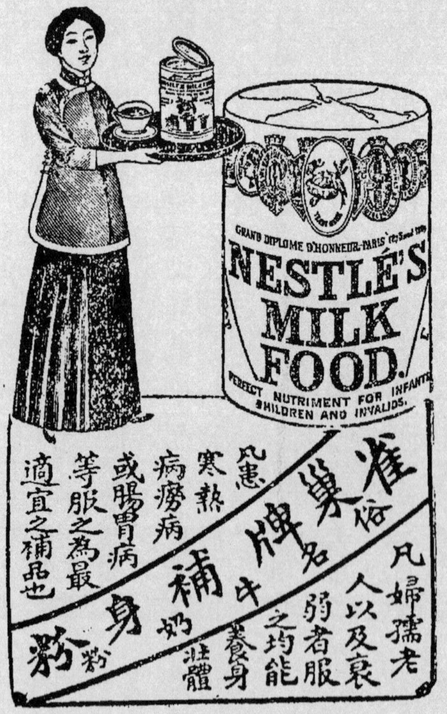
GRAND DIPLOME D'HONNEUR-PARIS
NESTLÉ'S
MILK
FOOD.
PERFECT NUTRIMENT FOR INFANTS CHILDREN AND INVALIDS.
雀巢牌補身粉
俗名牛奶粉
凡婦孺老人以及衰弱者服之均能養身壯體
凡患寒熱病癆病或腸胃病等服之為最適宜之補品也

診斷爲葯治之先導說（錄廣濟醫報）

阮其煜

古人云。不爲良相。卽爲良醫。由是知良相之與良醫。均有救亡濟世之功。其與人世有極大之關係者也。國有病必賴良相以拯救之。人有病必藉良醫以療治之。學識其謀略也。藥物其軍士也。運籌於幃幄之中。決勝在千里之外。若無至精之方略。雖有如火如荼之軍士。亦不能奏效於疆埸。由是言之。醫家之用藥。全在乎診斷也明矣。若僅恃乎藥。雖偶得其驗。究不能作爲精確之治療法也。歷觀吾國之治病家。專以藥爲醫病能事。而不重診斷。卽有時邀幸獲效。自矜爲能。殊不知專重乎藥者。不僅其醫無定效。卽診斷法亦必漸行消至烏有。縱有靈驗古方。猶如膠柱鼓瑟。不能施行盡利。待至日久。古方亦必將消失而無可倚傍。此其弊何可勝言哉。故急以診斷之理。爲世之偏重乎藥者說明之。夫病之賴藥以得療治者。固無待言。而病之不得良藥以療治者。亦多見也。如患臌脹症者。非利卽表。非表卽瀉。此爲醫者之常道。而常人甚至有曾以此藥醫愈一人者。卽以此藥以治彼。殊不知臌脹症其原不一。因腎重症者。苟利其小便。反能增其病勢。因腸中之有寄生蟲。或腹內之肝脾變大者。雖利之。表之。瀉之。亦不能得其功效。反使病者多受摩折而已。因心病者。苟不注意其心力。而仍以瀉利等法爲能事者果有何利於病人耶故無精確之診斷法雖有良藥亦必不能確得其效用卽於病人偶有獲效亦不過是邀幸而已不惟如是而病之不賴藥以療治者亦多有之如膀胱中之患有石淋者。如大小腸之患有膿瘴（卽膿瘡）者。如子宮之患有毒瘤者。如鎗彈之入於眼球中者。如難產之因盆骨病者等。雖有藥品亦無從施救苟不明其病症而又無精確之診斷法固執己見妄投藥品非徒無益而反有害於病體豈非將良醫救亡四字轉變爲庸醫殺人耶又如傷寒熱症也其七日者必須七日而後愈其十四日者必須十四日而後愈其熱乃自退也實非藥力可强退之。此乃中西一理足徵醫學本屬同原。卽所用者。其多半亦不過爲扶助病體袪除血毒之藥品而已。近今泰西醫學日有進步。曾有不能以藥療治者。今已有新療治法出焉。如腸寒熱症中之腸熱症。俗名漏底傷寒者。此傷寒熱症爲吾漢醫所最注意。而註說最多者是也。究不能得一對症之藥品。西醫於昔時亦如是焉。而於近世則有對症之腸熱症攻稑素出焉。不惟腸熱症。卽如腦衣炎熱症（或名時行急驚風）也。疨症也。（俗名爛喉痧）產後熱症也。痺熱症也（或名風氣骨節痛）紅熱症也。（又名玫瑰紅）肺體炎症也。（俗名火蒸傷寒）棚疫症也。（或名老鼠瘟）無不有對症之攻稑素。曾無藥以療治之者。今得療治之效果矣攻稽素有何用且內中亦有數種之疾病早用攻稽素者則有效而遲用者亦仍無效苟不精於診斷法而不能早日以診斷之者雖有對症之攻稽素亦不能取治其病症也由是言之診斷原爲藥治之先導豈可自用憶測雜投古方以試病爲能事哉就使脈固有所靠而診斷疾病終必須有各部之診斷亦必須有全身之診斷也診斷明矣而後可言方藥也凡偏重乎藥治者其診斷法必致漸行消滅吾漢醫之近況卽如是耳若果以診斷爲先者其醫學必致漸臻完善以藥治爲先者其醫理必致漸形湮沒也不惟如是凡以藥治爲先者初行時果無大弊日久以後醫者僅注意於藥而不注意於病後因不注意於病而忘其病既忘其病則雖有靈驗之古方亦不得其利用既不能利用其靈驗之古方其靈驗之古方亦歸消失豈不大可惜哉余不揣固陋而作此以奉勸諸醫士切勿偏重藥治以阻醫藥昌明於吾中華也更奉勸吾漢醫士宜注重各種之診斷法而勿專以用藥爲能事反誹謗吾西醫之無診斷法致失去吾中華天然佳美之藥品以貽外人之訕笑也歟

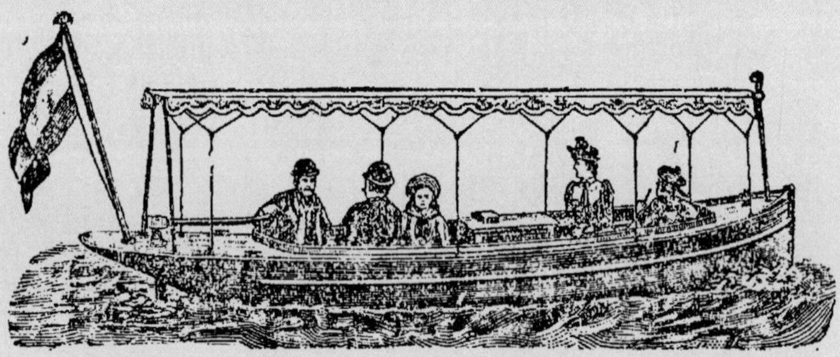

病與疫之來原及其豫防法（錄進步）

達觀

病與疫爲戕害生命之讐敵吾人苟能勝之則生存不能勝之則死亡此定例之莫可避者其在古時人民智識卑淺對於病疫大都涉於幻想以爲病疫之來非由鬼祟卽由天定故其豫防也亦祇從空虛處著想而於病疫之眞相及其利害則反置之不顧吁、可憫也

輓近醫學昌明對於病疫各種之微生菌悉心考察而豫防補救之方法亦逐次披露繼今而後宇宙之患氣漸消人類之生命始貴以前十七八世紀之大瘟疫大死亡不復發現於今日吾人所以獲享此幸福者厥功果誰屬乎曰捨彼醫家果莫屬也儻無醫家耗費其無限光陰無限心力靜窺於顯微鏡之下以待微生菌之變遷而研究其特性則何以知其豫防法而爲治病滅疫之基礎乎故曰醫家爲人類而犧牲在科學界應居首功無疑也

曩在一八一二年。康斯但丁之拿潑爾城。遭疫致死者。爲十四萬四千人。更上溯之。十七世紀之奈伯爾城。遭疫死亡者。不下三十八萬人。於十四世紀中。疫癘流行之地。死亡二千五百萬人。中國當時。亦盛行所謂黑死症者。爲期雖短。然死者已有一千三百

萬人。而此數百年間。因傳染各症而致死亡者。比年有之。為數不可勝計。然當時之人民祇視此為不測之災。雖極端恐怖。從未一究其病疫之來源與結果。則因無醫家為之提倡故也。

雖然古代交通不便。傳染症尚有所制限。不若近世紀之危險尤甚也。今者商務促進。交通便利。汽船也。汽車也。種種縮地省時之術。大著進步。然同時並進者。則有各種之病疫。產生於一地者。不多時卽蔓延各處。人民之生活問題。較之古昔尤屬可危。然則研究病疫之起原及豫籌防禦之法。更急不容緩矣。

病疫與地理之關係

考諸各國歷史。研究其城鄉里邑之變遷。原因雖有數端。而病疫亦其一也。例如東郊大疫。其居民移住於西郊。於是東郊繁盛之區。一變為草萊瓦礫之場矣。乃更閱幾時。西郊之民。覓得豫防病疫之法。知東郊非不可以僦居。於是已廢之區。復變為有用之地。此地理盛衰之一關鍵也。

彼希臘黃金時代。何以衰替。豈非嵐瘴階之厲乎。巴拿馬運河之開鑿。大功告成。豈非由於戰勝黃熱病乎。巴拿馬之海萬那與里沃底強尼路諸城。素稱疫病之巢窟。而今

以銷滅禍根復爲巍然大城矣總之病也疫也皆可豫防者也得其豫防之法則無論卜居何處亦初無傳染之虞矣

疾病不皆有傳染性質故患癱病者雖日與之接觸亦終不受其損害而其有傳染性者如非洲盛行之渴睡病與嵐瘴病素爲非洲之大患其起原在數百年之前至今尚無完全救治之法此世人所以久稱之爲黑暗洲也顧近年以來研究此項病菌之專家接踵而起行見彼渴睡病與嵐瘴病必能爲吾人所驅斥焉

夫自病疫豫防法發明之後其於地理上之效果甚著蓋自有豫防則曩昔疫勢猖獗之地一變而爲安樂之城市商業之已經消歇者至此亦有發展之機會故豫防也者所以祛除地理上病疫之障害使昔日爲憂患之鄉今則滿目新氣象昔日爲裹足之所今則爲熱鬧之大埠者也試思同一地也何以今昔改觀若是乎則以有豫防之法補救其缺陷而已

病疫之沿革

數百年來人民對於傳染各症莫不存消極觀念坐視其數萬萬同胞之物故而束手無策故其殘害人道有過於世上各種酷刑與戰爭然有心人既切憐憫不得不逐加

病與疫之來原及其豫防法

思索思索既久乃一施其根本上之手續蓋見病疫之發生與垢穢有密切之關係凡垢穢叢集之所即病疫滋長之地故欲去病疫必先除垢穢是爲對敵病疫之初步也

既而顯微鏡之學理日益發明而世間渺小之生物遂無所逃於人目同時有配斯倫亞者發明病疫與微生物之關係自是而後此種微生物之種類又一一發見尙有醫士研究溫道間傳染病疫之來由此爲對敵病疫之第二步

然而在赤道間各種病疫之來由尙未有人察見之吾人如不得其理由則無所施其豫防之法蓋熱地上各種危險之微生物纖細異常其種類亦不可勝計人雖日與之接觸初不能覺然其殘害之酷較彼戰場上槍礮之殺人更增數倍伊可懼也

近世人民所急欲知者黃熱鼠疫渴睡等病之來原是也今縱未能全晰已有發明者數端如嵐瘴一種古人皆以爲魔力所致然一千四百年前在錫蘭之某醫士已查得蚊類實爲嵐瘴之媒介凡有蚊之處即係嵐瘴產生之處故欲去嵐瘴必先去蚊由此以觀其他各症亦各有其主因苟能剷除其根本又何患不能禁其浡發乎

畜貓之理由

古時人臆度病疫之來原立說甚多其中亦有近於眞理者如埃及古史其對於鼠疫

頗有近理之揣測蓋埃及人以為操縱鼠疫之權在貓凡貓所至之處卽無鼠疫因不但謂畜貓可以辟鼠并視貓為聖物而崇拜之夫畜貓誠是也而崇拜之斯涉於迷信矣彼不知鼠為疫之媒介疫以鼠而發表惟貓有以克制之此乃天然之物理不求其根原而祇以崇拜為急務昧其實用而隆以虛禮埃及之人其愚不可及矣

蚊之毒害

蚊為黃熱病及嵐瘴熱病之媒介發明之者美亞拉伯馬州之醫學博士拿脫氏也於一八四八年刊行治療黃熱病之說明書實視蚊為該症之罪魁嗣後有褒判散氏者以研究黃熱病自任其結果亦歸罪於蚊以為蚊之傳毒於人猶毒蛇然由其嚙噬而深入人之腠理及一八八三年又有梅生氏攷得蚊為血液寄生物之保護者能吸收亦能散布繼則有萊佛倫氏者能區別嵐瘴微生物與他微生物於是勞斯氏得其助力遂確知蚊類染病之眞相而蚊與人之關係至斯益明

勞斯氏謂傳染嵐瘴病之蚊與尋常之蚊不同傳染嵐瘴之蚊名阿拿飛斯必先噬一已患瘴嵐之人乃吸收其病菌而移植於他人若此蚊未經吸收病菌之際則雖吮人之血亦終不至於傳病也

勞斯氏又謂阿拿飛斯蚊所以能傳染嵐瘴致人死亡以萬計者實因此蚊吮吸嵐瘴微生物之細胞細胞一入其吮吸管即和於其口涎之核內當其吮人血之時乃將此物與其含毒質之口涎傾入人體內而嵐瘴遂由此傳染矣勞氏之言眞能透抉病原發人深省者但其研究所得祇有傳染嵐瘴之一端耳其餘種種疑難之傳染症則尚待他人之考索也

方勞氏勘得嵐瘴之來原爲世人所欽佩同時有美洲軍醫李德氏楷樂爾氏雷徐亞氏三人以査驗黃熱病之微菌躬冒危險雷徐亞氏以此殉身楷樂爾氏雖未死然其得免亦云幸矣其査驗所得者則知黃熱病亦由蚊而起嵐瘴傳染之蚊爲阿拿飛斯而黃熱傳染之蚊則爲斯誕穀墨也

蚊蠅與鼠傳染病疫之情形

由以上二種傳染症發明之後其他各症亦相繼發明如鼠疫者則由鼠與他鼠附體之蝨傳來渴睡病則由蛆及蠅傳來猩紅病則由蚊之一種傳來其傳播人間若是其速者則以直接傳染而外尚有間接物爲之引導例如猩紅病之直接傳染物爲蚊而其間接傳染物則爲蝨也

此外尙有他物亦能助猩紅病之傳染可申論之蓋犯猩紅病者之排洩物及不潔之牛乳俱可爲傳染之媒介按醫學博士華惠德氏所攷則室內之蠅因其移植微生物之易亦遂能迅速傳染人若由蠅而患猩紅病則其大多數爲死亡然蠅與蚊果從何處發生則凡城市間水道不通之處其危滋甚攷歐美各城市凡水道通濬之處人民患猩紅時疫者祇有百萬分之十或二十然在水道不通之處則患猩紅時疫者多至百萬分之二百或三百而他種時疫猶不計在內則不潔之水其害人也槪可知矣

吾人欲知蠅之播毒其情形若何則觀於西美交戰之時甲克遜惟爾軍營所試驗者可知其法於公共厠所以石灰徧灑之凡蠅之由厠所飛往他處者其足上皆染石灰故甚易明後果查得營內發猩紅症者皆由厠所之蠅飛至人之食物上將其挾帶之微生物種於食物而入人身也彼等既得其由乃大捕捉之且取蠅數枚使其行於有猩紅微菌之物上再使其浴於蒸汽水內於是發見蠅足所黏之微生物其數以千萬計云

猩紅病之悲史

世間最可悲之事卽人之患猩紅症者不自知其危險仍與他人相往來殊不知此病

最易傳染即人之已經治療幸而獲愈者其餘勢尚能傳染於他人今須知近代傳染猩紅病之原動力出於猩紅病已愈之人者居百分之二分半有庖人梅麗者因曾患猩紅病人遂以猩紅梅麗名之梅既愈仍供役於其舊主其舊主之家自梅復來即有猩紅症發現患此症者共六人於是梅麗解職而去繼而有醫學博士沙伯氏欲訪梅以探究其根原久之不得後於新裘賽地訪得其人仍作庖人之役乃詳詢其蹤跡知其自離舊主後易主者五矣每至一家則必發現猩紅病總之由梅一人傳染者共有二十七人之多云

猩紅苗之施種

衞生學家豫防病疫之各法種苗亦其一也猩紅苗施種之法乃將猩紅微菌若干置於牛肉羹內待其發育後以最烈之熱度使之死盡旋將已死者種入人之皮膚內凡經三次即可免猩紅之傳染其原因何在則因猩紅微生物皆爲已死者所克制蓋已死之微生物實能殺有生命之微生物爲最近所發明也

猩紅苗之施種其效能殊大凡已種而復患者千萬人中祇見其二三耳則與未種而患猩紅症者其死亡之比例不啻三之與一然則施種猩紅苗者誠爲限止由猩紅而

死亡之司命也。然猩紅症者。不僅盛行於赤道下。以介乎赤道溫道間爲最盛。而白人之往赤道一帶者。尤爲最易傳染。其在土人則反不然。因土人易於受痢疾微菌之攻擊。此種微菌與猩紅微菌不能相容故也。蓋痢疾霍亂爲熱道之疫症。亦流行於溫道。其傳染以蠅爲媒介。其微菌發育之所。專在人之腸臟。略與猩紅症相同云。

戰勝黃熱病

巴拿馬者。前世人指爲病疫之巢窟。凡熱地通行之黃熱病。若嵐瘴。若鼠疫。若天花。無所不備。每年因此罹於慘禍者。不下數萬。以是之故。法國人開鑿運河之功。不得不中途廢止。美國有鑒於此。乃委醫士高加斯氏胡德氏專任其事。自二氏任事後。設立衞生事務所。甫一二年。彼地之黃熱鼠疫嵐瘴天花等症。漸漸消滅。較諸法人經營巴拿馬時。四十七年中。卽於海萬㑚一處受黃熱病而死者。已有三萬五千人。迴不相侔矣。南美之巴西。古時亦爲黃熱病之巢穴。在未發明蚊爲黃熱病媒介之前一年。巴西死亡者。共有三萬五千人。其於巴西商市。實爲莫大之擊打。蓋按巴西地勢。及其政體而論。不難爲赤道間商務最盛之共和國。而商賈視爲畏途者。黃熱病爲之阻也。然至今日里屋已漸見發達而泊船之港帆檣日集則以豫防傳染法非復如昔時耳此外如散多斯如古巴亦皆講究衛生事業昔者人類裹足之地今將一變而爲繁盛華美之區域矣

嵐瘴之抵抗

夫嵐瘴之苦人不若黃熱病之劇故人類與之爭戰亦不若與黃熱病之烈然嵐瘴之爲病歷時甚久而難速痊蓋病性甚緩其來也乘人於不覺因是殺人雖多而人反輕視之實則黃熱與嵐瘴之殺人其比例不啻一之與十黃熱之殺人祇以百計而嵐瘴則以千計也人以嵐瘴之害人不若黃熱之顯著乃令其蔓延不已致成世界一大病疫殘害無數生命殊可悲已故吾人勿以其難察而忽之當用精細之目光灼見其根源而防杜於微漸斯爲最要焉

吾人欲察知嵐瘴之來源及此種蚊之與人關係如何不必往游赤道之地也蓋今者傳染嵐瘴之蚊舉世皆徧祇有多寡之別耳按醫學博士華惠德氏之言曰美洲每年至少須費一千萬金圓專爲治療豫防嵐瘴之用勞斯氏則云嵐瘴者有地理上財政上之關係者也夫嵐瘴之危險既已荼毒生靈且爲文化進行之一大阻礙蓋嵐瘴固

時疫之一而專以地土肥沃水道通流之處爲其遊息之所凡患之者非野蠻人而反係文明人既患之後則使其地由文明而仍返於野蠻故世間無物較嵐瘴爲惡也不觀於非洲乎地脈膏腴人民生息繁庶乃自嵐瘴一至變爲世間黑暗之大洲近數周來歐美文化磅礴四溢然一至彼岸卽行折回其原因何在則由其地之瘟病時疫實能阻隔文化之前進也

非洲無嵐瘴病死亡之年報然按印度之調查則彼地所謂惡歲者尙較非洲爲勝印度近年之報告一年中因染嵐瘴病而死亡者約有五百萬人其間接受嵐瘴病之害者不知凡幾云

夫嵐瘴之爲祟有如前述而今者亦在消滅之途何也蓋近世之研究此症亦有與黃熱病有同樣之熱心意大利自發起抵制嵐瘴後其死亡之數自一萬六千減至四千當一九零六年希臘之瑪律松平原間每年因患嵐瘴而死者約有百分之九十至一九零八年減至百分之二又於蘇彝士士腰著效更奇在一九〇〇年居民之患嵐瘴者共有二千二百八十四處後乃聘任勞斯氏爲顧問籌商銷弭之法一九零一年減至一千九百九十處其次年減至一千五百五十一處越二年則減至九十處又越一

年。祇有三十七處矣。自此以後。該處遂無嵐瘴之症。反爲今日第一除滅嵐瘴蚊之良地矣。是故世間大而國島。小而村鎭。如能得有經驗之醫士。實行除疫之法。不數年間。人類之大敵。必能驅斥淨盡。而蘊毒之藪。變爲樂郊。其造福豈有涯哉。

鈎子蟲病之戰勝

鈎子蟲病。亦係傳染病之一種。其殘害人民。不下於黃熱與嵐瘴。此病於世間所佔地位。約居地球六十六度之廣。計地一千五百萬方里。蔓延於四十七國間。蓋此症流行之區域。橫亙極遠。已成世界鈎子蟲病之帶。試設想此一千五百萬方里內患此症者。每年將有若干人民乎。吾人一念及此。有不得不爲之驚心動魄矣。

一九零四年樸多立穀地之工民。患此症者共有百分之九十。同時哥倫比亞凡在海平線三千尺以上。及與海平線平行之各地點。患此症者亦有百分之九十。英屬基阿納。則有百分之五十。印度有一百八十萬人。中國則每三人中。患此症者竟居其二。可謂最普徧之一症候矣。

且也。鈎子蟲症。於經濟上。亦殊有害。例如樸多立穀之工民。大都以採摘咖啡爲業。其未患病之工役。每日可採五百至六百斗。而患病者。則每日祇能採一百至二百五十

斗據數處之報告則鉤子蟲病所到處工商業之利率減去百分之三十三故此病最能阻礙人生事業之發達而實爲國與社會經濟上之大害也

顧此病之爲害雖甚而其治療之方則甚簡易雖無醫藥上之智識者亦能療治之蓋鉤子蟲異於他微生蟲其狀如髮無須藉顯微鏡以察見吾人如欲豫防祇須注意所著之襪履勤察其間之汚垢隨時去之斯可耳

治療之簡易法

鉤子蟲病爲易治之症祇須用瀉鹽一服繼以醫用茴香一服此後再加一服瀉鹽卽有效驗有時病之輕者祇用瀉鹽與茴香其後服之瀉鹽幷可省卻蓋後服之瀉鹽因以上二服之無效故用之耳凡患鉤子蟲病大都嬾惰失力面無華色如服此藥則立見強固仍復未病時之態度也

此症治療術之發明實由美洲格非氏所特設之衞生研究所爲之倡導各地方及政府見此法之著有明效亦盡力倣行俾千百萬廢事之惰民盡回復其元氣而爲有用之良民夫對於此症之治法可分爲二部一爲直接治療一爲豫防治療直接治療略於上文說明其豫防治療亦甚簡易若設立公共衞生厠所除去地上之汚垢此皆豫

防之要點也

醫學博士愛希福特氏。於樸多立轂地方。亦嘗施救此症。每年必治愈二萬人之多。當博士初至該地時。其每年死亡數。亦不下於巴拿馬諸地。因該處人民對於衛生一事毫不注意不求其傳染之理由更不知鈎子蟲病爲何症迨愛氏至後治病之成績遂嘖嘖於人口惜以限於經濟不能推廣於他境耳

非列濱防止傳染病之奇效

非列濱之對於傳染各症其竭力防止與樸多立轂同當非列濱初屬美國時四年以內死亡之數約佔千分之四十六有奇後經美人竭力籌畫設衛生處廣爲通告並施送醫藥旋卽減至每千分之三十五由是推之美洲人民以防禦傳染病故每年至少能於其當死之數內免去一千一百萬今非例濱政府調查由傳染病而死亡之工役爲數大減僅千分之四零四十八然則非列濱之對於傳染病所獲之效果固不讓於樸多立轂與巴拿馬也

且也非列濱盛行痳瘋病其傳染亦甚速迨歸美治理以後痳瘋病每年自七百減至二百而屛居痳瘋島上之人數亦自五千減至二千且非列濱人每患東方盛行之瘋

癱病按此病之起因多食礦光之米蓋穀之子房有磷質去此質以供食則易致釀成瘋癱病也此外更有天花亦爲菲列濱之大患曩者該地患天花而死者每年約有四萬人後經美人施種牛痘每年減至三百人焉

新世紀之注重衛生

近數年來人民普通智識日漸澎漲對於傳染各病疫莫不抱有奮鬬主義其手續之顯者曰去蚊則嵐瘴黃熱等症可免也曰除蝨則鼠疫可盡也曰逐蛆蠅則睡病可止也蓋驅除傳染病疫其益不第及之於人且能達諸彼家用之牲畜當美國治理菲列濱之先每年之瘟牛疫羊不可勝數迨其後人民具有普通智識各以驅逐病疫爲急務其效果不僅人受其惠彼家用之牲畜亦間接受其保護且防免病疫之後於地理上除去一障礙使彼素爲傳染病疫之險地今亦能轉而爲安樂之鄉焉

故吾人敢斷言者自今以往病疫爲吾人掌握中物欲去之斯竟去矣病疫既去人類之生命可稍延長而舉世之文化亦更有顯著之進步矣

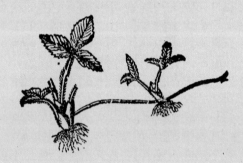

人體五官機關之退化 附千里眼

丁福保

自祖先動物遺傳之動耳筋、及男子之乳房等。已非常退化。幾絕無效用。至於五官機關。亦有退化之現象。是乃智力進步理解力發達之結果。蓋以人類欲保其生活之完全。不若動物之必須依賴五官。故五官之機關。遂漸次退化而萎縮也。其中之退化最顯著者。為嗅官。夫動物之嗅官。非常發達。蓋不如是。不能發見自己所欲之食餌。且易感知強敵之臭氣。為遁走之準備。至於人類。無須依賴嗅覺以圖生活之安全。故其機關非常萎縮。例如犬為嗅覺最銳敏之動物。其鼻黏膜之表面面積甚大。其鼻腔有甲介骨四塊。人類則僅三塊。此即退化之狀態。又各種之哺乳動物。有特殊之嗅覺機關。此機關為識別食物臭氣(已攝取於口腔之食物)之機能。人類則非常退化。無此種之效用。惟胎生之時。畧行發育。且分布神經於其間。近胎生生活之終期。該神經即行消失。至分娩後。絕無特殊之效用也。又如甲介骨。胎生之際。雖有五塊。其後則減為三塊。其中能完全發育者。僅二塊而已。除上述外。人類之嗅神經。其幹條之嗅葉。較諸動物非常細小。是乃比較解剖學上所確定之事實也。

就聽覺而論。亦較他動物為鈍弱。蓋動物應用銳敏之聽覺於生存競爭上。以圖生活。

人體五官機關之退化

之安全至於智力進步之人類則無須依賴聽覺故聽覺非常遲鈍又動物有動耳筋諒爲世人所素知至於人類則全行萎縮絕無效用故不能移動耳翼善行聽取音響也

古來稱爲完全機關之眼球據苗氏及海爾氏等之論述決非完全之機關彼光線屈折之作用呈不完全之現象爲實驗上確定之事項又位於眼之內眥之半月狀皺襞亦爲一種退化機關動物中之犬此半月狀皺襞爲第三眼瞼有特別之軟骨且有排路氏腺營分泌作用鳥類爬蟲類尤爲發育爲掩蔽全眼球之用人類中之野蠻人種半月狀皺襞內尚有小軟骨柴殼氏檢查黑奴十六人有十二人有之五百四十八人之白人僅三人有之

綜觀上之所述人類之五官機關較各種之動物非常退化陷於不完全之狀態其原因爲智力理性之發達無賴五官以圖生活之安全也蓋五官器之爲物爲維持生命而發生吾人之五官器一則爲智識之本源一則爲保持生命計感知外界之事物人類之生存競爭所以壓倒各種之動物者乃智力支配之結果至於感覺機能不過感知現時生存上所必要之事物若係無關生活之事物雖與之接觸亦不能感知之嗅

覺之所以減衰實因吾人之生活上無須銳敏之嗅覺故也由是論之吾人所感知者惟保持自己生活之必要事物決不能感知世界之各種事物現象故吾人所見聞之天地與所見聞之天地決非同一吾人有吾人之天地動物有動物之天地蓋可推測而知矣夫吾人兩耳所能感知之音響空氣一秒間之振動至少須十六回至多約四萬回在此限界以外之空氣振動不能感知然空氣之振動數決不限於十六回至四萬回之間拉來氏證明空氣之振動一秒間達五萬六千回排爾來氏證明一種之感燈Sensitive flammes凡人類所不能聽取之空氣振動感燈能感其振動又據動物學者之研究人所不能聽取之空氣小振動昆蟲類能聽取之

其次論依的兒之振動數夫依的兒之振動隨數之多寡或為光或為溫熱刺戟吾人之感官據藍古來氏之說。依的兒之振動一秒間約三十皮拿里林回。吾人能感其溫暖。其以下之振動便不能感知之。至於晴雨計則不然一秒間雖一皮拿里林回之微振動。晴雨計亦能證明之。又吾人視官所能感知之色以赤色為始。以桔梗色為終。對於此之依的兒振動。一秒時自三百七十皮拿里林至八百三十三皮拿里林回。在此以上之依的兒振動。非吾人之視覺所能感知。至於人工寫眞術。雖千六百皮拿里林之依的兒振動。亦能證之。徵諸此等之事實。有吾人所不能感知之依的兒振動存在。不可勝計。吾人所能感知之振動。僅在少數之限界中。拉瀑氏及甫霍來氏等就魚類及蟻而行實驗。其實驗之結果。謂吾人所不能感知之桔梗色以上之色。魚類及蟻有一種之特別機關能感知之。又莫爾肯氏曰。人所不能見之物。鳥類能見之。人所不能聽之聲。昆蟲類能聽之。天地間之精妙。吾人所不能推知者。而鳥獸蟲魚之動物能推知而靡遺也。

由上述之事項觀之。人類感覺之限界頗小。決不能知宇宙全體之事物現象也。據此而論。彼世間之哲學者。自謂能廣知宇宙之一切現象。實爲一種誇大之妄想。蓋以廣漠無垠之宇宙。豈人類之不完全知覺所能得其端倪乎。夫五官爲人類智識之基礎若無五官決不能知外界之事物。然此種不完全之五官。適足限制吾人之智識。欲窺天地之眞相構成世界的偉觀。烏可得耶。

噫。人類智力之發達。反爲感覺所限制。而禽獸魚蟲所能窺知之宇宙現象。乃出於吾人窺測之外。然則吾人之知覺。不過能窺知宇宙之一部分而已。迺欲以此一部分爲根據而欲建立宇宙鉅觀。抑何忘想家之多耶。

余論述至此。覺通稱之千里眼。爲一種之奇異現象。頗有興味。夫千里眼者。凡遠距離。之物體。或密閉於不透明物體中之物質。尋常人所不能目見者。千里眼得燭照無遺。古來之科學家。均目爲荒誕不經之事項而排斥之。或謂爲偶然之暗合。或謂爲欺詐之舉動。時至今日。實地的研究之績。漸漸發見。認爲一種可能之事實。例如日本之御船千鶴子及長尾幾子等。均爲千里眼之婦人。其奇異之能力。實足聳動一時之觀聽。惟反對之科學者。亦屬不少。如物理學者某氏。謂此等之舉動。乃出諸詐僞的所爲。此種反對之說。雖屬非是。然如某氏等研究方法之粗漏。且乏愼重之態度。爲當時一般之人所公認者。反足爲識者所冷笑也。自千鶴子仰毒而死。與幾子患肺病而逝之後。日本之千里眼婦人。已不可得。惟歐美學者之實驗成績。足以證明千里眼之存在者。曾明示吾人。姆輕氏實見一妙齡女子（具歇私的里性）閉眼之後。能讀印刷物及書簡之文字。利希愛氏偶然能透視自己懷中之一個複雜器械（測定器）巴克曼氏遇一十四歲之被催眠者。在其近傍之一紳士懷中所有之貨幣。得透視之。幷能明言其數。路特爾夫繆爾來兒氏實見一愛姆夫人。在催眠狀態下。得透視。立於其傍之某紳士之懷中時計。幷明言其時數。且能透視某紳士之胃。察知其內容狀態及潰瘍性癥痕又有名之哲學者斯烏愛氏於某地能見相距五十英里(約我國一百五十里)之火事是皆確實之事項由是而論千里眼爲實際上可能之事了無疑義惟欲下完全之說理非常困難拉衣朋氏謂爲一種之靈氣光 Odlight 此靈氣光係一種之特殊光線有靈感性者之眼感受此靈氣光時便能於暗野視物或見包裹之物體但此說爲絕無根據之說不足信也其他如斯品氣斯麻斯論者之神秘的說明了無價值然則千里眼之本性竟始終不能說明之乎曰否據余輩之意見考之吾人之祖先動物有特殊之感覺力此千里眼卽特殊感覺力之恢復者也今畧述之於左

高等動物及人類之身體往往有祖先動物之形質生物學者稱之謂祖先戾 Atavismus 例如人類之胸部往往有數個之乳房此非返諸劣於人類之哺乳動物(其乳房之形質劣於人類)乎又男子之乳房亦有分泌乳汁者此非回復祖先時代男女兩性同行授乳之狀態乎此等祖先形質之再現不特見之於身體上并起於精神之知覺上娜豈氏曰彼夢中之步行巧升樹木跳登於屋頂之上等均係猿猴(爲吾人之祖先)之習慣的働作之再現也由是以觀千里眼之奇異現象獨不可歸諸祖先動物之特殊視力之再現乎自動物之解剖上論之動物有特殊之構成物類似感覺

乳兒之急性氣管枝炎肺炎及肋膜炎之療法

郭雲霄

急性呼吸器加答兒好發於乳兒年愈少其豫後愈不良原因多爲傳染性者流行性感冒殊在乳兒要注意家庭有該患者時必傳染於乳兒。誘因爲感冒、浴後之涼風、急劇之溫度變化、溼氣等。殊滲出性體質。有重大之意義。佝僂病性體質。亦易發呼吸器病。

急性小氣管枝炎或毛細氣管枝炎。　與食餌性中毒症。占乳兒之死亡率大部分。因黏膜之腫脹。與黏液膿性分泌物。害肺臟、肺循環、心臟卒然遭不幸者甚多。肺臟依聽診之所見。忽擴張。因炎症於脊椎側生濁音。顏色呈呼吸困難與奇罕納罪。(卽紫藍色)幼兒直陷於昏睡。呼吸困難高度時。不能攝取乳汁。若又兼下痢。必死。死亡率爲三〇乃至四〇%。

多數毛細氣管枝炎。粘膜之炎症。由肺胞波及於肺胞間質。發生氣管枝肺炎。

氣管枝肺炎。　在乳兒併發流行性感冒、痲疹、百日咳、猩紅熱。本病炎症之區域。雖不廣大。然因毒素害心臟。頗爲危險。若炎症更大其危險無論矣。炎症專占居後下方。前方少。此因乳兒常取背位。後下方之換氣及分泌物之排出。不充分故也。

氣管枝肺炎。多續發於上氣道加答兒。而發熱、咳嗽、不安、全身障礙爲前驅。然亦有不呈何等之前驅症而突發者。發熱高度。呈弛張型。呼吸達六〇乃至八〇。不規則。鼻翼肋間於吸氣時每呈陷凹。呼氣亦困難。患者不安。妨礙睡眠。不攝取食餌。肺臟之所見。呼吸音鋭利。聽取少數小水泡音。炎症廣大時。生濁音。聽取氣管枝音。認顏色蒼白、奇罕納罪、小血管炎症進行時。預後不良。

格魯布性肺炎　在未滿三個月之乳兒。比較的稀。多侵兩下葉或在上葉。發病不明瞭。無戰慄初發屢屢嘔吐、痙攣。發熱、咳嗽、呼吸頻數爲本病宜注意之要點。理學的所見。與大人無異。炎症若在中心。有不明者。此時有於腋窩能認識之。經過與大人同。

肋膜炎　較肺炎稀。多續發於格魯布性肺炎。易變爲膿胸症。有由臍之化膿。而發轉移性肋膜炎者。

肺炎與肋膜炎之鑑別困難時。可行試穿術。

療法　急性氣管枝炎。室溫爲一八乃至二〇度。室內溼潤。發熱時命靜臥。時時變換體位。每日一回行三三度之溫浴。灌注少許之冷水。使營深呼吸。以謀肺臟之通氣。發熱時用冷濕布。二乃至一時間交換。有下熱、深呼吸、祛痰、皮膚誘導之效。無熱時不用。在虛弱之小兒。行乾溫布或油濕布。後者以不奪休溫。殊適於夜間。

冷纏法施行如次。即將由腋窩至臍窩寛之布重疊七乃至八層。其外置法蘭絨。更以護謨布或油紙纏絡。水之溫度約爲二〇度。交換濕布之際。用冷布摩擦。通常只纏絡胸部若在高熱心臟且强壯時。行全身纏絡。必須監視方法之適否。

用冷濕布發小血管奇罕納罪、四肢厥冷等時。直更溫濕布。行三五乃至三八度之溫浴。高熱時去護謨布或油紙。每一時間交換之。溼布之布須用清潔者。數日施行時。午前休息一二時間。可塗擦列曹爾珍泥膏。生濕疹癬。不堪溼布時。更之以油。

解熱劑須避之。祛痰劑可與吐根、安母尼亞茴香水、格魯兒安母紐謨、攝湼瓦等。注意食餌。

既發毛細氣管枝炎時。先行芥子纏絡法。虛弱之乳兒。可以三八乃至四〇度之溫浴代之。灌注冷水。

芥子纏絡法如次。一里得兒之熱湯。加二握之芥子末。攪拌爲粥狀。至放芥子之臭時。浸纏絡用之布（其大由頸達足）絞搾纏絡之。其上更卷以布。而保溫。頸部因避芥子之蒸氣。可以厚布卷之。頭部置冷布。二十乃至三十分後。皮膚發赤如蟹。然後去之。於溫浴中洗去芥子。施溫濕布用法蘭絨纏之見發汗二時間後去濕布用乾燥之布輕輕摩擦。使安臥。

芥子纏絡中。須監視心臟。若有虛脫之徵時。注射樟腦、咖啡涅。

除去肺臟之充血。芥子甚爲有效。必須於二十四時間後反復行之。芥子無反應時行瀉血法。在乳兒靜脈穿刺。甚爲困難。不得已時則用水蛭二三條。

强心劑樟腦、安息香酸曹達咖啡涅之注射及酸素吸入用之最爲適當。

已陷於假死狀態時。行人工呼吸法。危險期已去後。持長濕布治愈後可治療體質。

氣管枝肺炎之療法。與前者持同一方針。必監視心臟。冷濕布（二〇度）二三時間交換。能安眠則中止交換。已認濕疹之徵時。午前休息一二時間。塗布三%硼酸華士林。

有心臟衰弱之徵時。用實芰荅利斯葉浸（〇、〇二水一〇〇、〇每二時間五、〇）或紀嘎林一日三回每回二三滴。

病勢更進行時。於三三度之溫浴行冷水灌注。一日一二回反復。心臟强壯時使沐浴五乃至八分間。浴後安眠。

祛痰劑如前。祛痰困難時精製樟腦、〇、〇一乃至〇、〇三、昇華安息酸〇、〇一白糖〇、五爲一包。每二時間服一包。

强心劑必適宜用之。不用下熱劑。若不得已。則用鹽酸規尼涅〇、一乃至〇、二爲坐藥。或與別拉米敦〇、〇二五。

呼吸困難尚增强時。行芥子纒絡法。咳嗽高度。且帶痙攣性時。用魏羅那兒〇、〇七五或燐酸古垤乙涅〇、〇〇二。

酸素吸入對呼吸困難及奇罕納罪有效。

格魯布性肺炎之療法與前者同。

肋膜炎之療法。行試穿刺。若爲膿性時。直穿刺之。既有敗血症之徵時。須行手術肋骨切除術。乳兒多不堪行之。

早期行穿刺。能得好成績。要入院治療。

藥草丸丹之流毒

豫南李慕文

歐美各國。迷信藥石之世代已往矣。美國醫學專家烏斯勒有言。世間一切藥品。俱純然無益於人身。知此者其良醫乎。此說提要鈎元。不數年將成爲彼都人士之金科玉律矣。迴觀吾國市況則何如。其萬應靈藥之廣告。特揭大字於報章。主治百症之秘方。

徧貼城鄉之牆壁。一般積弱望愈之士夫。輒趨走恐後。購服求效。甚至人各懷藏數包。其始也非無小驗。連服兼旬。而寸功未獲。卒覯反至種毒已深。雖暫不必發露。久之自然彰顯。故泰西研究醫藥之專家。經分析化學。考察五百種藥物。始知百分中之九十九皆有弊害。內惟五六種。實有裨益人體之性質。而此最少數者。仍須視配製之得法。施用之合宜。乃能見長。蓋其性質固如鋒芒之刃。猛烈之火。可爲人用。亦卽可以殺人矣。故其定案有曰。市售藥物。皆無能愈疾之功。（特種之病症專藥。不在此例。）惟休息。日光。食物。空氣。乃能奏愈疾奇效。良有以也。方今東西洋之藥品。流行於吾國者。不知其幾千百種。塞滿市面。吾國人亦方矜尚新奇。震眩於其名稱之靈驗。而不察其最後之結果。乃覔方如鶩。趨入嚥若牛飲。歲以此擲巨資而不惜。既消耗財源。更自戕生機。苟節此項小費。而移之作國民捐。或愛國債。則又籌得一注鉅欵。試爲詳審。人非至愚。孰肯爲此。

火傷（一名湯傷）Die verbrennung combustio.

浙江公立醫藥專門學校醫科生陳拯民

火傷者。係由火燄火藥熱湯蒸氣酸類燈用瓦斯坑氣爆裂等之高熱而起之損傷也。通常第就其輕重區別爲第一第二第三度火傷之三症。然如第一度而傷面占過全體三分之一者。必致死亡。及第三度而傷面不達全體三分之一者。總可治愈。是吾人遇有此類患者。先視全身傷面之大小。而定全身療法。次察局部傷度之重輕。而施局部療法。次序稍亂。差誤立見。爲醫者不可不辨也。

（甲）全身療法　當重性火傷之際。赤血球多破壞。因此分解產物。起中毒之現象。患者每脈細且數。煩渴譫語。呼吸促迫。體溫沉降。甚至搐搦嘔吐。排出血尿。呈虛脫之症候而死。故施全身療法者。宜急飲以葡萄酒咖啡茶酒類溫湯等。或速行Digalen之靜脈內注射。及樟腦依的兒莫兒比涅之皮下注射。再用發汗利尿諸劑。總以補充血液中水分之消失。稀薄其分解產物之毒素。又使患者心機興奮。不陷虛脫爲最要。再生理的食鹽水之皮下或靜脈內之注入。或每十五分以百瓦反覆灌腸。及以絨布帶纏絡四肢。（自末稍部向軀幹）使血液向心臟輸送。所謂自家輸血法者。亦必不可缺也。

(乙)局部療法　凡潰爛之傷面。病菌易於侵入。由此誘起局部之炎症。及全身之危害。故往昔之局部療法。專以緩解疼痛爲主。今則進而爲嚴密之殺菌消毒也。第此療法。因傷度之不同。而各異其用。略述如下。

第一度療法　在第一度之火傷。皮膚充血潮紅。腫脹疼痛。不呈炎症。惟見表皮落屑。略無損傷。故療法專以緩解其灼痛。兼去其紅腫爲主。可用冰囊冰罨法冷水灌注等。或行鉛糖水硼酸水布羅氏液 1.% Pikrinsoure 古拉爾幾氏液（次醋酸鉛液一分酒精四分水四五分）等冷罨法。阿列布油亞麻仁油20.% Thigenolglycerin 等之塗布。拉納林軟膏硼酸軟膏凡士林等之貼布亞鉛華撒里矢爾酸澱粉次硝酸蒼鉛Creolin Eusophen等之撒布。更施繃帶。蓋以柔軟而不刺戟之物質。掩覆皮膚。至不觸於空氣而已可。如救急之時。可用小麥粉或馬鈴薯粉之撒布。

第二度療法　在第二度之火傷。更增皮下水泡。及疼痛劇烈。故療法不僅使緩解疼痛。防禦化膿。且宜使速生創面之新皮。補給水分之消失。依挨利希雷給塞爾氏之法。用酒精或 3.% 過酸化水素液浸溼之殺菌綿紗。細拭污物。其水泡之已破者。用剪刀與鑷子。悉去其上皮之殘片。未破者或將破者。以刀尖切開底部。排泄水泡。表皮不

立方仙迷內中僅含〇、〇五之糖分也故此若換算爲%量則如次。

$\frac{4}{20}:0.01=100x \quad x=0.5\%$

祖烈案右糖分定量法在檢定糖尿病糖分量法中最爲便利見描着糖尿病糖分定量法篇。

派皮氏液如左

結晶硫酸銅	四、一五八
酒石酸加里那篤倫	二〇、四
苛性加里	二〇、四
安母尼亞水(比重〇、八八者)	三〇〇、〇立方仙迷

加如室溫之水全量爲一〇〇〇立方仙迷

即先溶解硫酸銅於少許之水移入一〇〇〇立方仙迷之美斯古爾朋次更以酒石酸加里那篤倫約二三百立方仙迷溶解於水加入上記之硫酸銅溶液中次順次加入苛性加里安母尼亞水注後水爲千立方仙迷十分振盪之。

今欲以此液試驗則從其試驗尿所含糖量之多少稀釋於十倍乃至五十倍移入黑

烏列篤中次更以派皮氏銅液二〇立方仙迷移於一個之古爾朋加同量之水依護謨栓而各與黑烏列篤密接連續熱古爾朋至內容物沸騰則小其火焰僅使沸騰爲度從黑烏列篤滴入稀釋尿至銅液全無色而止是時派皮氏銅液之二〇立方仙迷因〇、〇一五之無水葡萄糖全被還元故今若用稀釋二十倍之尿消費五立方仙迷則本試驗尿所含葡萄糖之量乃四%也其式如左

$$\frac{5}{20}=0.01=100:x \quad x=4.\%$$

派皮氏裝置當煮沸安母尼亞性銅液不獨捕集其所逸散之安母尼亞爲不完全且又不能防銅液之接觸空氣故其成績不確實隈川博士與須藤氏曾共發明一種改良裝置予從須藤氏所纂著之醫化學實習摘錄於後曰

此裝置主要之部分。爲玻璃瓣。玻璃瓣之作法。乃係熔着細大二本之玻璃管。（大者短細者長且其外端彎曲於直角）於大管內插入兩端熔閉之稍薄之玻璃管。在套管之下緣。三處灼熱而使內翻。可防脫出。在管內。得移動於上下左右者。今此玻璃瓣沈於硫酸中。其外端之口。連絡於護謨管。吹入弱空氣。則無大抵抗。通過硫酸中則遁散。若與前相反強吸引時。則頭部密接套管內壁。防禦酸之逆流。及套管

之接着部若非正圓。則閉鎖不全。不能用。

欲用此裝置以定糖之量。當據次之順序。

即如前述之法。應含糖量之多寡而稀釋。又以鉛糖脫色。次以稀釋之尿。盛於黑烏列篤。排除嘴管內之空氣。以螺旋壓定子壓迫於適度。可防液之流出。次用內容約八〇立方仙迷之枝管。附以古爾朋。注入二〇、〇立方仙迷之派皮氏液及二〇立方仙迷之水。連接於黑烏列篤及玻璃瓣。以酒精燈熱之。使盛沸騰。約數秒時。得排除古爾朋內之空氣。即流入於硫酸中之安母尼亞與硫酸化合成硫酸安母紐謨而溶解。水蒸汽於硫酸中單爲濃縮液化者。可發一種金屬狀之響。於是調節之螺旋壓定子。小其火焰。以弱沸騰爲度。少緩〻滴入含糖液於派皮氏液中。其速度一分時約六十滴。至銅液之大部分被還元而餘淡藍色。則減糖液滴加之速度約三分之一（三秒一滴）至銅液全脫色。尿則稍留黃色。於是可去酒精燈。使古爾朋與護謨管之連接相離。

然是等之法。實地家爲不便者。可用單簡之分極裝置（檢糖器Saccharonefer）此法。葡萄糖回轉分極於右方。用沙米篤氏 Schmidf 及亨沙氏 Haensch 所製作之半影裝置Halbschaffenapparat而試驗尿若混濁時可加入中性醋酸鉛粉末一二刀尖對於五〇立方仙迷尿之比濾過後而用之

今欲行此定量法當如次

先置燈火於離該裝置三十仙迷之處而明照之今除觀察管以燈火照其裝置於正中由垂直線而分爲兩半之地固定可明認圓形視野之度若其視野不明瞭時使長短望遠鏡而定其度而度目S因傍所裝置之路丕L得由檢視者長短其L至S現充分明瞭且此際ノ一ニウス之零點恰合度目之零點於是此兩線正作一直線該裝置恰在零點之位置且視野之兩半全保同一之明朗者也然若追進器從左方少回轉於右方時則視野之左半爲暗黑右半成明朗又反之而從右方少迴轉於左方時則右半暗黑左半明朗今於零點之裝置入盛含糖尿之觀察管B則視野之其明朗然移動於望遠鏡得使視野如前之明瞭於是視野之一半部爲暗黑他半成明朗而至回轉追進器K視野之兩半共保同一之明瞭時此際所限之度目卽爲尿中糖分之％量度目之各間隙現〇、五％糖分而其四個之間隙於ノ一ニウス被分爲五個現度目與ノ一ニウス之關係時則ノ一ニウス之零點有超過比度目五條大之線右方者卽示五%以上尙有超過一條小之線（○、五%）者在第十一與第十二之小線間尙未達至第十二線於是當檢ノーニウス之第三線爲度目之一線故知自五、五%更加○、三%其糖分當爲五、八%也此成績爲用觀察管長二百密迷者之數若用百密迷長觀察管得此成績則可以二乘之用五十密迷之長觀察管可以四乘之

今試驗尿若含蛋白時則蛋白迴轉於分極面之左方故可煮沸而除去蛋白之後行之而其蛋白與糖分共含者則尿之所呈分極成績與除去蛋白後成績之差卽爲蛋白之%量故可依此法而同時知蛋白量者也例如含有糖分與蛋白之尿之分極成績爲三、七%除蛋白之尿之成績爲三、九%則其差○、二%爲蛋白量三、九%爲糖分量也然此器其價値甚昂故不能一般用之故實際最容易之求法則如左

計當試驗之尿之比重然後投入釀母一片歷二十四時間乃至三十六時間後再計其比重其比重之差乘以由經驗上測定之數○、二三是卽尿中糖分之%數也

以前文檢出法所述之哈伊氏液得大略算定尿中糖分之含量卽於哈伊氏液一二立方仙迷加尿一二滴煮沸之現反應時則該尿中糖分之含量爲二%或其以上若

加二三滴之尿呈著明之反應時當知爲一乃至二%注加之尿爲三乃至五滴時則含一、乃至〇、五%之糖分者若爲五乃至十五滴則其糖分當爲〇、五乃至〇、、二%

凡糖分之定性及定量法先就葡萄糖行之何則葡萄糖爲本病必有之尿成分且其量最多故也有時果糖亦來於尿中者而加以釀母時雖起醱酵作用然其分光面迴轉左方又偏篤材亦所常見依謨希篤𤺺利壳琴買爾託遂及糊精則稀也且尿成分中尿素之量增多通常有至三倍及四倍者又尿酸馬尿酸苦來亞欽鹽化物燐酸鹽硫酸鹽亦增加其量安母尼亞排泄之量亦增進惟此爲糖尿病中毒之原因

本病之尿變狀謂僅限於糖分排泄則不適當本病之尿中見實亞蘇篤酸實亞蘇篤酸化牛酪酸蟻酸及其餘之揮發性脂肪酸者亦不少含有實亞蘇篤之尿放芳香性之香氣肖似於果實依的兒哥囉仿謨含有實亞蘇篤酸酸化牛酪酸及蟻酸者則呈開氏鹽化鐵液之反應即若加稀釋之鹽化鐵液則呈暗紅色櫻實紅色或寶石赤色撒里矢爾酸雖亦呈類似之反應然現污穢之青紫色開氏鹽化鐵反應乃

起於多食動物性食物者是亦豫知糖尿病中毒之一法也

本病患者之血液對亞尼林色素呈一定之反應者域利氏曾以之爲診斷本病之一法矣即取本病患者之血液二十立方密迷加蒸餾水四十立方密迷而稀釋之後更加六千倍美企倫青溶液一〇立方密迷及六%加里滷液四十六立方密迷振盪之於是煮沸約四時間其淡青色乃消失此反應所由來之理尙不須充分說明之或以爲由血液之亞爾加里減少是亦不無可駁者

患者起饑餓及煩渴是一爲神經障害之所致一爲物質之新陳代謝而來者也患者雖攝取多量之食物然常漸次陷於衰脫惟間或有其管養不但無障害却頗佳良者故分本病爲瘦削性及肥胖性糖尿病瘦削性糖尿病與膵臟之疾患有關係者煩渴往往達於强度患者在夜間至欲飮自已之尿今使本病患者與健康者飮同量之液體則本病患者排泄水分於尿中必比健康者緩徐且尿之排泄多故大都於口腔起乾燥及粘稠之感全失發汗之傾向因致皮膚乾燥粗糙掩以細小之表皮屑片即癆瘵性糠粃疹是也

患者之顏貌關於疾病之輕重及長短而有差故或者其顏貌快活或者甚羸瘦呈疲

勞倦之觀體溫每比通常下降脈不顯呈變狀併發症之數頗多大別之爲炎性及中毒性之二種

皮膚發難耐之煩痒又生慢性溼疹癤瘡且往往併發皮膚壞疽是由僅微之外傷而來或並無原因而發者也

眼目之疾病亦頗繁其最常見者爲白內障又網膜炎亦常有之其狀肖似於蛋白尿性網膜炎

齒牙亦每被其侵害有致齲齒者此齲齒之所以起因糖分分解於口腔內此際發生之乳酸足使齒牙弛緩細菌易侵入故也口腔之唾液多呈酸性往往有喚起口腔炎且耳下腺之分泌物中亦含糖分者

肺臟爲最被易侵之臟器所以本病患者多由肺結核而斃肺壞疽亦不少肺壞疽之咯痰其臭氣極輕微有時全無臭氣者

心臟及血管之疾病原屬稀有然本病之患者有陷於動脈硬化症之傾向時或有起狹心症或心臟性喘息者

餘有種種不備述

實用小學校衛生講義

目次

健全之精神。宿於健全之身體。
健全之身體不但有益於個人且有益於社會。
蓋世界雖大皆由蕞爾之頭腦所支配。
謹告青年諸君。其各研究衞生學。

二者須每日傾瀉

三校舍出入口須備刷鞋器

四厠所之尿溝及注壁等每日以清水冲洗一次厠內之板須用濕布拖拭

五糞坑內須撒布防臭藥此外若炭末乾土石灰等亦須定期而使之吸取

六垃圾場之不潔物須及時棄去

七陰溝須常流通

八庭園體操場游戲場簷下廊下等亦須常保清潔

(乙)定期清潔法

定期清潔法至少每年一次在暑假及其他長假時行之

九先將教室桌椅等移出室外幔簾及他懸掛物等亦須盡行收去然後以水潤濕地板及廊下等處挨次洗拭之但最污部分及器具等須以熱滷汁或石鹼水洗滌

十簷下四壁視手所能到之處盡掃除之簷之周圍須以噴水器洗滌之

十一窗幔及懸掛之物可洗濯者洗濯之其不可洗濯者先掃其灰塵書籍文具等可多曝於日光而拂刷之

十二器具等須俟室內乾後方可運入室內掃除後須開窗戶五日以上以通空氣及日光

十三地板壁面等有損壞處宜修飾之窗櫺通風等處如有灰塵當拂去之

十四兒童休憇室體操塲便所水溝垃圾場等有破損處須加修葺且掃除之

（丙）浸水後清潔法

被水災之學校當於開校前施行左之清潔法

十五已被水災之校舍校具等須使空氣流通且除去其舍內之污物泥土又須按情形而用火烘使之十分乾燥

十六校具地板桌椅等須以清水或熱水洗刷之再曝以日光而使之十分乾燥

十七被水害處之井必須浚渫數次以除污物井側以清水洗之且須俟井水澄清後方可飲用

十八除以上各條外可適用定期清潔法

第三章　學校病

第一節　知覺機能之疾病

神經系病　兒童。在。家。庭。時。其。身。體。精。神。上。均。無。束。縛。一。旦。入。學。校。課。業。繁。重。有。因。耗。腦。力。患。頭。痛。者。矣。此。固。發。生。神。經。系。病。之。大。原。因。也。然。桌。椅。設。備。失。宜。而。爲。害。益。烈。蓋。桌。椅。配。置。不。完。備。將。胸。部。壓。迫。屈。伏。於。前。腦。血。因。此。上。湧。不。止。始。而。頭。痛。疲。倦。繼。而。神。經。衰。弱。夜。不。安。眠。終。且。一。病。而。爲。極。苦。之。精。神。病。危。險。情。形。言。之。心。悸。預。防。之。法。首。尙。減。輕。其。學。科。之。擔。負。次。當。告。其。父。兄。在。家。時。不。可。過。度。自。修。並。令。時。常。運。動。於。戶。外。呼吸。新。鮮。空。氣。爲。要。

按。兒。童。之。神。經。薄。弱。睡。眠。最。宜。充。分。故。小。學。校。之。始。業。時。間。不。宜。過。早。夏。季。宜。自。八。時。始。冬。季。宜。自。九。時。始。而。每。課。之。休。憩。時。間。亦。宜。較。長。至。少。必。有。十。分。至。多。不。過。三。十。分。課。業。宜。輕。減。不。宜。繁。重。若。教。授。中。兒。童。有。陷。於。神。經。疲。勞。之。狀。態。宜。中。止。教。授。之。進。行。與。以。心。身。變。化。而。休。養。之。爲。愈。

近視眼　兒。童。之。眼。爲。五。官。中。之。最。寶。貴。者。兒。童。在。學。校。用。眼。之。時。甚。多。故。時。有。視。力。過。度。失。於。休。息。之。患。例。如。頭。痛。目。眩。眼。膜。紅。腫。或。起。膿。泡。俗。謂。偷。針。眼。者。皆。用。眼。過。度。之。徵。候。尋。常。讀。書。時。倘。覺。兩。行。混。雜。而。併。作。一。行。或。誤。讀。夾。行。乃。視。力。勞。疲。之。現。象。宜閉。目。須。臾。或。向。遠。眺。望。以。舒。其。水。晶。體。之。節。制。力。近。視。與。亂。視。乃。學。校。兒。童。常。有。之。病推其原因厥有數端眼力疲勞作細微蠅頭小楷桌椅構造不合尺度視物與眼太近室內光線不足昏暮強用眼力此外如屈項伏案着狹領衣服使頭部充血均可成爲近視故在普魯士國早已規定預防法如左

(一)分配課業宜將久用眼力與暫用眼力者交互相配不得過二點鐘以上使操與眼近接之業

(二)宜屢出戶外運動且遠眺以休養眼力

(三)讀書寫字時正其姿勢(眼與文字相距必在二十五生的邁當以上)

(四)近視眼兒童須從醫師指揮使占適當座位

(五)無醫師允准不可用眼鏡

(六)光線須從生徒座次之左方或上方射入使桌上極明

(七)學校所用書籍其紙質與文字之大須遵一定規則

第二節　運動機能之疾病

脊椎彎曲病　此病因桌椅配置失宜或因光線不足將身體曲伏於前適用視力習之既久遂成畸形骨相於不知不覺之間然在骨骼未固定之兒童尚可挽救如已長

成者受此症後胸部臟腑必受壓迫呼吸器血行器之疾病必相因而至致陷於不治之痼疾者往往有之茲列預防之法如左

一宜注意於桌椅之配置務必高低適宜

二宜常保正當之姿勢

三既彎曲者可書示其症於桌面以促其留意而矯正之

按教師於授課之際宜注意於兒童之姿勢坐而讀書時腰宜直臂宜垂肘宜高如几面等足宜平置於地板或足櫈上寫字及手工或他種操作時宜使所作之事物距目一肘之遠如目力能及至少須距離中國尺八九寸許但兒童久持同一之姿勢易於疲倦故教授之際教師宜隨時變換形式為要

第三節　營養機能之疾病

消化器病　食不消化則一身之營養不良顏色蒼白意氣沮喪甚或現可憐之狀態推原其故家庭嬉戲已成習慣一旦入學校運動不得自由而桌椅之構造又不適宜常壓胸部使所食之物不得消化因而遂成此症預防之法當飲食時宜令其十分咀嚼而後下嚥蓋細嚼則已省胃力消化之一半也既食以後宜小憩閑話不可頓為激

烈之運動

血行器病　姿勢不正或於溫度過高之教室內受業過久則發頭痛心悸鼻衄等症預防之法惟有用適當之桌椅與常換教室內之新鮮空氣而已

呼吸器病　呼吸器病有鼻加答兒、咽頭加答兒、氣管加答兒、及扁桃腺炎、等數種是病發生之原因亦以空氣不潔及桌椅不適宜故迨日久不愈則將變爲肺炎、肋膜炎終乃陷於不可救之肺結核世之於中年犯肺結核而死者多胚胎於小學校預防之法不可不改良桌椅使兒童之姿勢端正並注意於空氣之流通不使塵埃飛揚冬季之煖室法尤當使溫度適宜不可使時寒時暖

泌尿器病　尿之排泄兒童較成人爲多有因當排泄而不得排泄致尿利頻數者有因不當排泄而故意排泄致膀胱失禁者預防之法若於教授中兒童有欲排尿者教師當許其出席並禁止其假尿

第四章　傳染病

第一節　傳染病之種類

傳染病之種類甚多今僅述二十種與學校兒童有關係者如左

謹告買藥者鑒　自歐洲起戰事。各藥品不能運裝來華。價格頓時飛漲數倍。且有來源缺乏之處。買藥者往往引爲憾事。敝局深慮及此。特與日本各製藥廠特約販買各藥皆原封裝寄到華。以備買藥者採購。定價較上海藥房低廉。敝局現印成藥目表。爲買藥諸君核覽。如蒙函索。當立郎寄奉。惟藥價市面時有漲落。或與定價上稍有出入。但亦相差無幾。

醫學書局謹啓

謹謝捐款　重慶藍紹儒君提倡醫學不遺餘力。茲荷惠助敝會常年經費拾圓。祇領之下無任感紉。特此鳴謝以志　高誼

中西醫學研究會謹啓

臨證指南

人類所患之病約有七八百種。各病所發之症狀約有二百餘種。所以每一症狀之內。包括之病名甚多。如頭痛一症狀也。而所以發頭痛之病則有梅毒結核腦膜炎腦膿瘍。腦充血。中毒。神經痛等數十種。原因在咳嗽一症狀也。而所以發咳嗽之病則有感冒結核百日咳肺氣腫肋膜炎咽頭喉頭氣管之刺戟等數十種。原因在此。外二百餘種之症狀。其每一症狀所包含之病均如頭痛咳嗽之繁複也。無錫丁福保君將頭痛咳嗽等症狀二百餘種。編成正續二編。正編分爲十六章。補編分爲十四章。其分類同初編。卽以補初編之未備也。墨子曰。必知疾之所自起。焉能攻之。不知疾之所自起。則弗能攻。閱此書者。如飲上池之水。洞見垣一方人。以此治病。盡見五臟癥結。必能起而攻之矣。是殆識症之元龜。治病之指南也。全書分訂四冊　每部二元

中華民國六年四月出版

中西醫學報

第七年　第九期

本期之目錄

學說

本報全年十二冊本埠洋八角四分中國境內洋九角六分日本臺灣洋一元零八分香港南洋各島洋一元三角二分零售每冊洋一角上海英大馬路泥城橋西首龍飛馬車行西間壁三十九號丁福保醫寓發行

康健指南

人生負陰抱陽食味被色寒暑相盪喜怒交侵既非木石難成金剛不壞之身故虛弱者多而健康者尠或先天不足或後天失養加以心力勞瘁腦系耗竭因而百病叢生死亡相繼職是之故吾人對於調養身體一事誠不可視爲非當務之急矣茲欲求調養品之最爲妥善而無一獘者莫如購食本公司拜挪珍補系粉蓋此粉係用奶脒穘膠麵糖與鈉鋁鎂之醕硫強礬集合製成質料精純氣濃味美凡氣體虛弱者服之無不身強力壯病後新愈者服之無不康健如初心神腦系衰耗失寢者服之無不心寧腦安精神暢旺以及血虧損瘦或消化不良者服之立奏奇效婦人育嬰乳哺費力者服之尤滋補益按其養益之功允推補品中聖藥且此粉之特點其雜合之醕硫強礬如平常食品中之非膗底質不致令人便秘故其功效尤在市上所售各種相類之粉以上惟願邦人君子善養身者一經試服當知斯言之不謬也

上海廣東路四十號愛蘭漢百利有

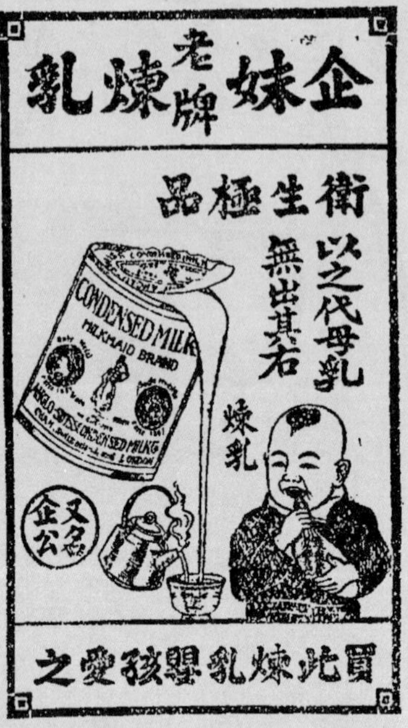

南京路八號英瑞牛奶公司謹啟
總行設在英京倫敦

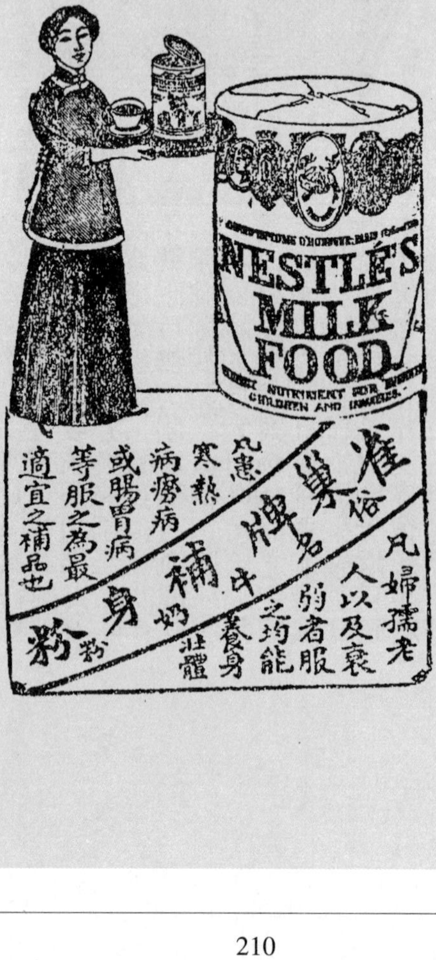

家庭實用　# 育兒之模範

嬰兒體質柔弱。幼時必須撫養得法。始能轉弱爲强。我國育兒之法。素無研究。以致軀體尩瘦。罹病夭殤者每歲不可數計。無錫孫祖烈君。蠱爲傷之。編述育兒之模範一書。有子女者。苟能按法實行。幼兒體質之强健。可操劵而待。全書共分十六章。第一章總論。第二章至十三章。述第一個月至第十二個月之養育法。第十四章述第二年之前半期養育法。第十五章述第二年之後半期養育法。第十六章述第三年之前半期養育法。第十七章述第三年之後半期養育法。第十八章述第四年至第七年之養育法。第十九章述柔弱之兒童。第二十章述小兒用食物之專賣品。第二十一章述診察上之要領。第二十二章述看病上之細目。第二十三章述製造患者食物之心得。第二十四章述各病看護之注意。學識皆精透詳明。窺閱㸑緼。無復賸義。誠家庭實用之寶筏也。　每部八角

生理學中外名詞對照表

無錫孫祖烈編纂。生理學名詞之別名最多。有吾國古時本有之名。有教會舊時所譯之名。有近年博醫會新譯之名。有日本人所定之名。學生理學者。往往爲名詞所苦。不得其會通。孫君將生理學中各名詞之別名。依筆畫之多寡爲次第。編爲一表。又附西文原名。檢查極便。研究生理學者。不可不備置一編。爲參考也。　每部四角

發疹全書

吾國西醫書於發疹一門。向乏專書。雖略見於內科書中。皆擇焉而不精。語焉而不詳。不足供專門之研究。此書爲無錫孫祖烈君所譯編。專述一切發疹之病。如猩紅熱。痲疹。風疹。仇克斯氏第四病。水痘。痘瘡及變痘種痘發疹。窒扶斯。流行性汗疹。匐行疹。如帶狀匐行疹。匐行疹熱。咽頭匐行疹。匐行疹性口峽炎。陰部匐行疹。丹毒等症。每症縷述其原因症候與續發症合併症及診斷豫後療法學說。最新治療。確實醫者倘能閱讀一過。則於診治發疹各病。必能胸有成竹。而能預定其吉凶也。　每部六角

臨證指南

人類所患之病。約有七八百種。各病所發之症狀。約有二百餘種。所以每一症狀之內。包括之病名甚多。如頭痛一症狀也。而所以發頭痛之病。則有梅毒結核腦膜炎。腦膿瘍。腦充血中毒神經痛等數十種原因在。咳嗽一症狀也。而所以發咳嗽之病。則有感冒結核百日咳肺氣腫肋膜炎。咽頭喉頭氣管之刺戟等數十種原因在。此外二百餘種之症狀。其每一症狀所包含之病。均如頭痛咳嗽之繁複也。無錫丁福保君將頭痛咳嗽等症狀二百餘種。編成正續二編。正編分爲十六章。補編分爲十四章。其分類同初編。卽以補初編之未備也。墨子曰必知疾之所自起。焉能攻之。不知疾之所自起。則弗能攻。閱此書者。如飲上池之水。洞見垣一方人。以此治病。盡見五藏癥結。必能起而攻之矣。是殆識症之元龜。治病之指南也。全書分訂四冊。　每部二元

乳兒衛生談

丁福保

乳兒者將來之國民也其身體之強弱實與將來國家之盛衰大有關係然哺乳期之小兒筋肉運動五官之作用尚未全備其生育全賴大人之養護今述其養護之法於左願家有乳兒者一研究之

一　乳兒之母苟健康無恙其乳房及乳汁亦俱善良者宜親哺其兒產後尤以乳兒爲宜

二　以母乳養育小兒其成績實較以牛乳等養育者爲佳

三　小兒產時其身體重量不足八十兩者卽爲發育不良之小兒若不哺以母乳則鮮能助其發育

四　以乳哺小兒者宜每三時交換左右乳房而哺之

五　小兒斷乳宜在生後十二個月左右至十五個月以後若仍哺乳母子均爲有害

六　離乳宜在避暑之時然不可急於廢乳宜先食以他種食物與母乳交換之

七　母乳不足之際當儘其所有之乳與之若見不足則以他種榮養物補之

八　不得母乳時始可擇用最良之牛乳處以適當之法而哺之

九　用於乳兒榮養之全乳不可混以異物

十　夏季欲防乳汁之腐敗則宜防牛乳中所食之細菌蕃殖

十一　欲滅牛乳中所含之細菌以防牛乳腐敗宜置牛乳於器煮五分時後置於冷所

十二　牛乳之消化較人乳爲難用以哺小兒宜混以水欲增其榮養分宜加以砂糖若是則非惟消化易且於身體之發育亦多利益

十三　小兒生後四個月間其養料中不可混以澱粉若混澱粉則小兒多現不穩之態

十四　欲知用於小兒之牛乳分量宜備二十立方仙迷之瓶其瓶與吸口等用後須洗淨之

十五　尋常哺小兒之牛乳分量與其成分宜依左法

分娩後第一月牛乳與水相混其量各半一回哺八十瓦乃至百瓦（約四勺乃至五勺）一日七回

第二月乃至第三月牛乳二分混水一分一回哺百廿瓦乃至百六十瓦（約六勺

乃至八勺）一日六回。
第四月乃至第五月牛乳四分之三。混水四分之一。一回哺百八十瓦乃至二百四十瓦。（約九勺乃至一合二勺）一日五回。混水之牛乳中須混以砂糖所混之水量加多則砂糖之量亦無妨加多。
第六月之終。對於健康之小兒宜以全乳哺之。

十六　小兒生後第二月夜中當睡六時乃至八時。乳則經三時乃至四時哺一次。使小兒自成習慣。

十七　以乳瓶哺小兒時須檢其溫度之適否其法先閉其眼以瓶置於眼上而試之。

十八　以牛乳入乳瓶哺小兒時養育者欲試其加減宜用茶匙決不可以乳瓶之吸口入養育者之口。

十九　瓶中所餘之乳汁宜棄之不可再用。

二十　酸物苦物藥物不可以哺小兒。

二十一　乳兒之身體宜圖清潔襁褓於大小便時必須更換若不清潔則皮膚發赤而起炎症有害乳兒之發育。

二十二　襁褓以棉花所作者爲佳。羽毛織物不宜。

二十三　防小兒脊臀等部發濕疹。宜於其部塗以華攝林。

二十四　乳兒分娩後六個月間。宜每日入浴。湯之溫度以攝氏三十五度爲準。入浴時間以十分時乃至十五分時爲度。入浴時以肥皂洗全身。出浴時以乾手巾拭之。且摩擦之。使不致感冒。

二十五　乳兒之口腔。用力拭之。則有傷其粘膜之虞。故拭之宜輕。

二十六　以哺乳器之吸口納入小兒之口。以止其啼哭。實爲病毒入消化器之媒介。腸胃病每因之而起。置乳兒於搖籃而動搖之。則傷弱其神經。或且催動其嘔吐。

二十七　欲知小兒發育及榮養之狀態。宜以一定之日。檢查其體重。

二十八　小兒有病。必請醫生診察。不請醫生。不用醫生之方法。而自投乳兒之下劑。則多死亡。不可不慎。

豫防產褥熱說

丁福保

婦人在妊娠中及分娩時其身體之狀態與平時不同引起種種之疾病頗易其妊娠及分娩之經過有無異常區別甚難苟不注意常生意外之疾病其疾病之最猛者則分娩並產褥中之產褥熱是也

產褥熱之原因爲創傷傳染創傷傳染之原因爲細菌分娩之際產婦必有創傷（如胎盤剝離之痕跡等）或產婦別有疾苦細菌乘間侵入則生殖器或全身遂生此有熱之病症其症輕重不同重者必失生命無醫治之法輕者貽害於後永爲其所苦余歷診產婦之疾病產褥熱實爲最多竊怪吾國人旣知豫防各種流行性傳染病獨不知豫防產褥熱何其愚也吾國產婦分娩時大都用襤褸之舊布及蒙塵之粗紙細菌叢集不顧也旣起產褥熱或以爲產後之逆上而不加治療或知爲產褥熱而因循遲誤直至病篤乃乞醫治晚矣

夫產婦歷罔極之劬勞始克抱子之樂乃以產時注意不足而攖不可救治之疾甚至拋其愛兒訣其家族撒手長逝寗非可痛細菌無處無之若欲防其侵入則分娩時產婦之陰部產婆醫師等之手指與所用之器械等必十分消毒分娩時及其前後所用

之綿與布片必用其已殺菌者衣類寢具等亦以殺菌者爲良不然必用洗淨者此外如患產褥熱者或化膿之創傷及潰瘍皆得引起創傷傳染故觸於此等患者或患部之手指布片器械等非消毒後分娩時及其前後不可用之產婦以產前所罹之病而起產褥熱者其病多本於配偶者之花柳病

以上所述在今日輕視分娩者言之謂須耗財與費時不知可以保全生命與康健之事雖耗財與費時亦不可不從不然產褥中起疾病失生命害健康其耗財費時與不幸又何如吾願吾國人加之意也

脚氣病中西治療之大要

馬孟元

原因　本病之眞原未知。（或謂由於中毒、或謂傳染病、或謂一種之貧血、諸大家之說不一）其素因爲身心過勞、暴飲暴食姙娠、產褥等。或與腸窒扶斯、赤痢、脊髓疾患等併發。多在熱帶地方夏季。尤甚。自十五歲至三十歲之男子。多患之。而兵營工場。寄宿舍。等羣居之處。更多有此病。

有以脚氣爲一種之貧血病者。但詳細考之。實不足信。以該病恒侵襲於强壯者之。身體。是貧血之發現。非其原因。實其結果也。故謂爲傳染病爲最適當。

症候（一）水腫性症。手足之知覺異常運動麻痺。初期足部。起水腫。後侵及全身皮下。及漿膜腔。尿量減少。發現蛋白及圓柱。兼及心臟性症。

（二）萎縮性症。初期。下腿覺倦怠。且知覺異常。腓腸筋緊張。或疼痛。繼則脚部、手指、腹部、口圍等處。知覺鈍麻。甚至消失。腓腸筋、大腿伸筋、拇指及小指等壓痛（以上諸症、往往由下而上、由最輕度而達至最高度、且身軀有異常瘦削者）膝蓋腱反射。始亢進。而後減少。甚至消失。食氣不振。輕微浮腫。步行困難。漸至脚筋上肢筋腹筋等俱起痲痺或痿縮所患筋肉呈部分的或完全的電氣變性反應有時肋間筋橫膈膜筋喉頭筋（因聲帶痲痺可致失音）眼筋等亦起痲痺尿量減少大便閉結

(三)心臟性症　心悸亢進心窩苦悶呼吸迫促惡心嘔吐脈搏頻數而柔弱心濁音擴大尖音不純或變雜音第二肺動脈音旺盛面色呈青紫狀

元案水腫性脚氣俗名濕脚氣萎縮性脚氣俗名乾脚氣至心臟性症其劇烈者可至暴亡即所謂脚氣攻心是也以上三種每遞次而起或交相移行

合併症　於夏季往往與肺癆肋膜炎間歇熱赤痢腸窒扶斯妊娠產後等相併而發

轉歸　心臟性症之諸症增惡或水腫增加往往因呼吸筋及心臟痲痺而致死若諸症減退尿量增加浮腫消失則移行爲痿縮性症本症治愈之後恒至翌年夏季再發日本人患此症死者得百分之二三至馬來隅人竟達至半數以上

療法（一）營養療法　既發本病宜變換食物安靜身心食富於滋養分及易消化之食料以牛乳爲最佳其他魚類獸類肉羹汁麥飯麪麴等皆可用也至上等之茶大有興奮心臟及利尿之作用可賞用之但有不眠之副作用以午前服之爲宜並注

意衣服食物及飲料水等。及感冒胃腸之障害。其他更有轉地療法。如本居濕地之人。可遷至土地高燥之地方而居之。於本病大有效力。本病初起之人雖覺足力衰弱。仍宜行適度之運動。惟過度之勞役。亦不可不禁也。

(二)藥物療法

(甲)　水腫。　服硝酸加里、醋酸加里、酒石英、發汗劑(撒里矢爾酸曹達、必魯加爾必涅)等。

附方　醋酸加里一五、〇　苦丁二、〇　餾水二〇〇、〇

右一日三回二日分服。

元按本方用醋酸加里以其味辛鹽而下降能通利大小二便。益以苦味丁幾之苦降宣通。故對於本病初起之溫熱甚盛者宜之。

又方　實芰答利斯浸(一、〇)二〇〇、〇　醋酸加里六、〇

單舍一五、〇　混和每二時服一食匙

元按本方用實芰答里斯以興奮心臟及醋酸加里之通利水道。凡水腫性症而兼及心臟性者用之爲宜。

又方　實芰浸(〇、三)一〇〇、〇　硝酸加里三、〇　單舍八、〇
　右一日三回分服。元按本方效用與前方同。
又方　撒里矢爾酸曹達〇、五至二、〇　白糖適宜
　右爲一包。作一次服。重者日二三服。
元按本方用於本病初起時。有發汗解熱之效。
又方　鹽酸必魯加爾必涅〇、〇二　白糖〇、五
　右爲一包。每日一回。每回一包。
元按本方雖有發汗利尿之效。但有令人嘔吐之副作用。用者慎之。
(乙)　便閉。　服硫酸鎂、(卽硫酸苦土省曰硫苦)人工加爾爾斯泉鹽、(省曰人工鹽)　水製大黃丁幾、(卽酒浸大黃一日服五、〇至二〇、〇)硫酸鈉(卽芒硝)等。
附方　硫酸苦土二〇、〇　苦丁三、〇至一〇、〇　餾水二〇〇、〇
　右一日三回二日分服。
又方　人工鹽二〇、〇　水一〇〇、〇　每二時服一食匙。

元按瀉下劑頗適用於各種之濕脚氣以硫酸苦土及人工鹽爲最著特效可用於此病之初期惟若過用之令人有衰弱之感

（丙）萎縮性症　內服結麗阿曹篤、規那煎、昆儒蘭格煎、亞砒酸、鐵劑、外治用按摩法、感傳電氣療法、平流電氣之消極療法。

附方　林檎酸鐵丁二五、〇　鹽規（即鹽酸金雞納）二、五　法水　（即亞砒酸加僧謨液）五、〇

右一日三次每食後服二十滴。漸增至五十滴。

元按此方治病久不愈。移行爲萎縮性症者。服之良有功效。以林檎酸鐵之治貧血萎黃鹽酸規尼涅之健胃強壯亞砒酸加僧謨之促進新陳代謝皆於全身之筋肉上具生新除舊之功也

又方　結麗阿曹篤一、〇　苦丁二、五　舍利酒　適宜　餾水一〇〇、〇

右調和一日二三回。每回一茶匙。和水半盞而用之。

元按本方有行氣導滯消食苦降之效

又方　昆儒蘭格皮煎（七、五）一〇〇、〇　橙皮舍一〇、〇

右一日分三次服。

元按二味皆芳香行氣健胃之品。

又方

還元鐵三、〇　鹽規三、〇　甘草末及膏各適宜

右混和爲六十丸每食後服一丸

元按本方與前林檎酸鐵方效用略相等。

又按以上各方性味既較和平。而具有舒暢血脈宣通筋肉之效用實爲本病善後之良劑但尋常服用尚宜減輕而用之或兼服牛乳肉羹汁等之滋養料可也。

（丁）心臟衰弱。　服規布羅、實芰答利斯司篤洛仿斯丁幾、咖啡精等。

附方

實芰浸（〇、五）一〇〇、〇　醋剝（即醋酸加里）五、〇

司篤洛仿司丁幾　二十滴　單舍一〇、〇

右一日三回分服

元按實芰答利司。及司篤洛仿司。爲脚氣病侵入心臟時治療上之重要藥品。奏功最著且對於水腫性患者極有利尿之作用求之中醫方藥中罕有其匹。

但連服四五日以後宜更換他藥用之以救急之品非可常用也

又方　實芰葉浸（〇、五至一、〇）一〇〇、〇斯篤洛彷司丁一、〇單舍一〇、〇

混和一日分三回至六回服之

元按本方與前方治療相同

又方　羯布羅〇、一至〇、五　安息香酸〇、一至〇、五

白糖一、〇　共爲一包每二時服一包

元按羯布羅一物本爲樟腦中醫罕用入藥以其氣味俱雄辛烈燥熱誠畏之而不敢用也然西醫治心臟衰弱及各種虛脫症則恒用之但其藥用量自〇、二至〇、五不過合中量二釐至一分許其用量固甚輕也蓋西醫用藥精而少中醫用藥粗而多此中西不同之大較也

又方　咖啡涅〇、二　乳糖〇、三　爲一包一日三回每回一包

元按咖啡涅能興奮精神兼有利尿之效

（戊）心悸亢進　內服萓蒿膏（一日數回每回〇、〇〇五）亞篤羅必涅外治心臟部置氷囊或瀉血法（如水蛭吸角等）

附方　亞篤羅必涅〇、〇一　甘草末二、五　甘草膏適宜

右混和爲二十丸以石松子爲衣每服一丸

(已)　嘔吐　內服莫爾比涅(一日〇、〇一五)古加乙涅(一日〇、〇一)等。元按二物亦著心臟興奮之效恒見多數之急性重脚氣有心臟痲痺之恐者用之大收功效。

類症　本病與他症相似者爲心臟及腎臟疾患(心臟及腎臟疾患其知覺及運動無障害)脊髓癆(此病有刺痛瞳孔障害直腸及膀胱障害等)進行性筋肉萎縮(此病之知覺無障害腓腸筋壓痛心臟變狀等俱缺如)等症。

附中醫方論　元案脚氣一症古人鮮有此疾考之內難諸經多未論及卽近世諸家著書立說能洞中肯要者亦少專書惟讀徐洄溪先生蘭臺軌範徵引千金方論及葉天士醫效祕傳於本病大有發明茲爲摘錄數條足見中外醫理未嘗不一以貫通也。

千金方論曰此病先從脚起因卽脛腫時人號爲脚氣深師云脚弱者卽其義也(詮釋病名及病之初起情形深爲恰當)又曰地之寒暑風濕皆作蒸氣足常履之所以

風毒中人必先中腳久而不瘥遍及四肢、腹背、頭項經云次傳間傳是也（發明致病原因頗中肯要）又曰有腳氣未覺而頭項臂髆已有所苦諸處未知而心腹五內已有所困或嘔食、腹痛、下痢、二便不通、衝悸、不欲見光、精神昏憒、迷忘錯亂、壯熱、頭痛、身體酷冷、疼痛、轉筋、頑痺、緩縱、百節攣急、小腹不仁等症、皆腳氣狀貌也（舉本病之心臟性症萎縮性症切實敷陳既詳且盡）又曰熱者治以冷藥冷者療以熱藥以意消息之（本病之治療上西醫亦不膠執寒熱之一途如各種興奮劑（獨布羅咖啡精等）皆性之熱者各種發汗劑、（撒里矢爾酸鈉）瀉下劑（大黃硫苦硫酸曹達等）皆性之寒者顛倒施治反掌生殺是在臨症者審察病之久暫症之陰陽而權衡適當之可耳）又曰心下急氣喘不停自汗脈促嘔吐不止者死（此心臟症之急劇者往往不崇朝而至暴亡）又曰凡腳氣皆由氣實而死終無一人致虛而殂故不得大補亦不可大瀉（不得大補亦不可大瀉二語自是治病金針凡患本病者總宜宣通血脈舒暢筋肉為最得當偏補偏瀉皆非所宜）又曰腳氣有腫者有不腫者其小腹頑痺不仁者腳多不腫小腹頑後不過三五日即令人嘔吐名腳氣入心如此者難治

醫效祕傳論腳氣曰腳氣類傷寒者以其有發熱頭痛身痛等症但初起足脛腫痛或

足膝屈强不能移動爲異耳。其病始於受濕。復感風寒暑熱而成。故陳無擇曰。脚氣不專主一氣。亦不專在一經。若自汗走注爲風勝。無汗攣急爲寒勝。腫滿重著爲濕勝。煩渴熱蒸爲暑勝。若四氣兼中。但推其多者爲勝。又曰足脛焮赤而腫者濕熱也。黃白而腫者寒濕也。大法用二朮以燥濕。芩柏以清熱。歸芎以調血。木香檳榔以行氣。烏附行經絡。以除濕散寒。羌獨利關節以散風。勝濕防己牛膝使之下引以去濕。消腫更看所挾風寒熱濕之有無微甚及在表在裏。總當於脚氣門中求之。切不可補劑及湯藥淋洗。并冷藥攤罨。使毒氣上入心腹。胸痺氣喘死矣。

元案葉氏此篇統論本病治法。隨所勝以施治。並不膠執一途。中醫之神妙圓通。於此可見。蓋病之變化不測。執死方治活病。爲古今所大戒。即西醫之對於本病。因心臟衰弱而用興奮劑。水腫性症而用利尿劑。便閉而用鹽寒下。奪萎縮性症而用行氣導滯變質等藥。皆臨症施治。並非不事變通也。

附方　治本病中國方藥。絕鮮成方。可資法守。茲酌錄數方。以資臨症之參考。

第一竹瀝湯 千金方　治兩脚痺弱。或轉筋。皮肉不仁。腹脹起如腫。按之不陷。心中惡。不欲食。或患冷方。

竹瀝五升甘草　秦艽　葛根　黃芩　麻黃　防已　細辛　桂心　乾薑各一兩　防風　升麻各一兩半茯苓二兩附子二枚　杏仁五十個

右十五味以水七升合竹瀝共煮取三升分三服取汗

元案此方重用去風發汗之藥確是治脚氣病初起之主方但性味猛烈今人煎劑改爲十分之一猶嫌太重惟製爲散劑而每次煎服四五錢則得矣又按方中用麻黃葛根細辛升麻附子乾薑桂心等皆辛散燥熱非寒濕極甚者殆未敢輕於嘗試用者審之。

茱萸木瓜湯千金方　治脚氣衝心。悶亂不識人。手足脈微欲絕。

吳茱萸半兩木瓜一兩檳榔二兩生薑五片水煎服

元案脚氣衝心之症乃心臟症之急劇者西人用實芰答里斯以救燃眉之急大著奇效因其有强壯心臟之機能而盛其血行今本方用吳茱萸之辛熱燥烈佐以生薑之散寒檳榔木瓜之行氣導滯理有同揆實爲中西暗合之點。

木瓜散活人書　治脚氣。

大腹皮一個紫蘇一分乾木瓜一分甘草一分木香一分羌活一分　右爲散。每次可煎服四五錢。

元案。此方實爲治普通脚氣之主方。以其有活血行氣發汗散寒之功。而又純粹和平。絕無偏熱偏寒偏補偏瀉之弊。求之西醫方藥中。實不可多得。

頓死論

無錫丁福保仲祜述

頓死Plötzlicher Tod者外觀健康之人突然死亡、或於短時間中發急症而死之謂也然此之所論專由身體內部疾患而起其由外傷、中毒、凍冷等外部之原因而頓死者概從闕如蓋由外因而來之頓死臨牀上甚易證明之而由於內部疾病者其原因大率難明也而於生前未施詳密之診察頓然死亡者但據外部之檢査其死因之判決尤難於此欲悉其死因非解剖屍體其道無由然吾國之習慣大抵不能實行解剖多惟懸爲疑案而已又醫士作牽率附會之死亡診斷書以敷衍了事者亦吾人屢屢見聞者也然醫者於頓死之人其生前曾爲診療數次或患者親族等之陳述十分明確則判定其死因亦或不難惟自實際上言之明悉頓死者之原因於醫者猶非至要其最要者卽於現時診療之患者能豫斷其有頓死之虞而早籌預防之法是也然則醫者於致此頓死之原因要素固不可不預爲詳密研究矣余今專論由於身體內部疾患之頓死而省略由於外因之易爲證明者職此故也今欲論頓死當先述一般死亡之原因夫死之原因誠多然一言以蔽之必為心臟肺臟及腦髓之一受直接或間接之障礙而機能廢絕遂至於死也故昔之學者謂以上之三臟器為死門 Atris mortis 云然論三臟器中之為死門者孰為最多則其惟心臟乎諾託氏 Nothnagel 謂人之死常由於心臟 Der mensch stirbt fast imrer vom Herzenaus 李氏 Ribbert 亦謂死亡之原因第一為心臟痲痺第二為腦之痲痺云然沃氏 Orth 則嘗由酸素缺乏上而說明死因從其由來之原因而分為四類其一為血液中赤血球之減少（赤血球有保持酸素之效用）其二為循環障礙而赤血分布之不同或分布異常其三為呼吸障礙體內消耗之酸素肺臟內不能補給其缺乏其四即神經中樞（支配心臟及肺臟作用之處）機能之障礙也沃氏雖分死因為四類然以血液及末梢循環障礙與神經中樞痲痺為間接之死因以心臟及肺臟之障礙為直接之死因云例如急性貧血之際保持酸素之赤血球雖已減少然尚不至死而所以死者實由血管內血液之容量減少血壓大為下降以致心臟之運動停止故也又神經系統之痲痺惟以間接障礙心臟及肺臟之機能而遂致死亡耳故此等之原因不得不認為間接上之死因也要之沃氏所主張者凡人之死亡必為直接或間接使

心臟及肺臟之機能廢絕而酸素缺乏所致耳

如上所述則頓死亦必由心臟或肺臟之機能廢絕而起固不待論也

自臨牀上及病理解剖上之事實觀察之則頓死最多者爲循環器之疾病次之則爲障礙延髓之神經中樞疾患及惹起中毒之腎臟病糖尿病等然發起頓死之疾患實以心臟及血管病爲多切宜牢記也

心臟病多爲頓死之原因夙爲諸家所共認然徵諸近時陸希的氏 Lochte 所記述頓死之百〇一例中三十一人爲心臟病七十人爲動脈瘤及血管病云而心臟疾患中頓死最多者則爲冠動脈（營養心筋者）之狹窄閉塞而其中亦有以此動脈之血塞及栓塞發急劇之心臟痲痺者愛斯脫拉伊氏 Oestreich 曾解剖外觀健康突然死亡之一男子據其所見右心冠動脈由大動脈分歧之部其入口爲大動脈瓣表面之有莖性血栓塊所閉塞又左心冠動脈之始部內有與血栓相類之黃白色栓子（長約一生的邁當）栓塞之而血栓之發生實基因於僅微之大動脈硬變者遂於是而證明矣愛斯脫拉伊氏又謂如斯同時左右兩側之冠動脈爲血塞及栓塞所閉塞固爲稀有之事然惟一側之冠動脈閉塞亦有能發起頓死者云然據余等所觀察左右

心冠動脈枝之間有吻合枝以互相連合實爲斯排爾的霍爾是氏Spalteholz等近時所闡明故假令一側之冠動脈閉塞而他側之冠動枝可代爲補給其血行心筋之營養決不至大受障礙故可無急劇惹起心臟麻痺之虞蓋一側冠動脈之主幹閉塞雖足發生心臟之貧血性梗塞然其梗塞之部比於閉塞之一側冠動脈分布區域其小實甚此爲病理解剖上顯著之事實固明示兩側冠動脈枝之間確有吻合枝可代補給血行也如此之事實既經克挨里氏Chiari精密之研究又徵諸希爾虛氏Hirsch試驗研究之成績雖結紮一側之冠動脈以杜絕其血行使發生梗塞而起心臟之運動障礙者甚稀據此以觀若解剖頓死者之屍體証明其一側之冠動脈確有血塞或栓塞則其以前心臟之實質或冠動脈實有疾患更加以新發血塞栓塞其結果遂至起急劇之心臟麻痺而決非爲一側之冠動脈閉塞所致徵諸上述之事實固可深信不疑者也

不惟冠動脈幹之閉塞也即其狹窄亦於心臟有極大影響使發起麻痺其理固已甚明但心臟疾患中爲頓死原因之最多者實爲冠動脈之硬變而狹窄此阿培爾折氏Aberg愛倫洛脫氏等由於病理解剖上而證明之者也就中以冠動脈幹或其大枝

之硬變狹窄而致頓死者爲尤多又以大動脈硬變而引起冠動脈派出部之狹窄以致心臟痲痺者亦時有之然普通之動脈硬變亦多發起冠動脈起始部之狹窄者則爲黴毒性或胼胝性大動脈炎以此等變化多有使冠動脈起始部全然閉塞者笛氏 jores 既已實驗之矣又愛倫洛脫氏 Ehrenrooth 亦屢屢發見有十分狹窄者故此冠動脈起始部之閉塞或狹窄若左右兩側同時並作則必發急劇之心臟痲痺而陷於頓死可無疑也冠動脈之硬變致其幹枝十分狹窄者謂之狹心症發作 stenokardische Anfälle 其重症之發作卽爲心臟痲痺之先聲而狹心症與冠動脈之病理的變化及頓死之關係愛倫洛脫氏曾詳論之然據笛氏所述則謂冠動脈之變化所以爲死亡之原因者蓋於狹心症發作之際不惟動脈起硬變狹窄也其小動脈枝亦發起痙攣故心筋之營養蓋被障礙此殆其致死之由云然則病理解剖上冠動脈硬化性狹窄未達高度之際固亦有發起頓死之理也

如上所述冠動脈硬變及狹心症發作實爲頓死之要因惟此等疾患尚無特殊之療法故惟能使其症候輕減未能完全豫防其死也其療法卽投以擴張血管之藥劑（

宜投以作用於冠動脈之尼脫尼托及台亞薔羅明製劑）及其他之沃度劑又其身體及精神務宜安靜爲

此外因於心臟麻痺之頓死則爲屢屢起於傳染病經過中及其恢復期內者就中於實布的里爲然其他則於肺炎猩紅熱等其急性症狀經過之後突然死亡者亦甚多就中死於勞動身體之後者尤屢屢見之至此急性傳染病經過中及恢復期內突發心臟麻痺之原因門氏 Krehl 倫氏 Romberg 等皆目爲急性心筋炎又李氏亦於實布的里之心臟曾見其爲蠟樣變性然近時門開培爾撥氏 Mönckeberg 則謂實布的里之頓死實以阿希 Aschoff 及田原氏所研究之希斯氏束 Hissches Bündel（即房室束 Atrioventrikul arbündel 爲心臟之運動刺戟傳達系統）起脂肪變性爲其主要之原因惟據雨宮氏研究之成績則實布的里之心臟於房室束脂肪變性之外又常併發心臟壁筋纖維之變性故謂房室束變性亦爲急性心臟麻痺之原因固無不合然以實布的里心臟麻痺之原因全歸於房室束變性則不可也又徵諸近時哈伊爾海開爾氏 Heilhecker 精細查檢之成績亦與雨宮氏之說適相符合云

以上就於心臟之運動刺戟傳達系統及病理的障礙聊述其梗概以供讀者參考之

助。蓋苟無近時研究之知識。決不能明瞭心臟障礙惹起頓死之本性也。

西歷千八百九十三年。希斯氏發見人類心臟房室間之筋肉。實互相連合。至千九百○四年。普洛伊甯爵 Bräuning 及列賫愛爾氏 Retzer 確證此事實之非誣。而阿希及田原氏又精檢哺乳動物及人類之心臟。研究房室間之筋連合。據其所研究。希斯氏束。先於右房後壁。由近接房中隔之部位而發源。斜向房中隔而降於前下方。以達於其下端。至此分左右二脚。向於左右兩室壁而進。各與筋纖維相連絡。將心房所起之運動刺戟。傳達於心室。此希斯氏之房室束。若被侵害而斷絕。則心臟之運動刺戟無由傳導。故心臟之運動失調。遂至陷於痲痺焉。阿達姆斯、斯脫克氏症候簇 Adams-Stokescher Symptomenkomplex 者。即由此希斯氏束之障礙而起。其症候即心動之緩徐失調。呼吸異常。失神。意識障礙。癲癇樣發作等也。

生於希斯氏束之病的變化。凡有種種。列舉之。即為脂肪變性、脂肪滲潤、因於炎症性疾患之纖維性變化。及新生物等。希斯氏束之脂肪變性。阿希及田原氏記載之。又布脫列兒氏 Butler 曾見希斯氏束全體呈高度之脂化。大為萎縮。其大僅有通常之五分之一。虛莫爾氏 Schmorl 亦見希斯氏束及其直下部形成瘢痕。哈伊湼開繆爾列。

兒、及夫烘黑斯林氏 Heinecke Müller, Von Hösslin 曾報告希斯氏束之淋巴球滲潤、筋束之瘢痕化、出血、石灰沈著等。怕派爾氏 Fahr 亦記載有患希斯氏束之瘢痕化及生護謨腫者。黑克斯哈枚爾及殼爾氏 Hexheimer, Kohl 又發見其起黴毒性之變化。其他如皮蓍普 Bischop、門叩倍掰太波拉氏 Mönckeberg Tabora 等亦各記載其實驗之希斯氏束之變化。而希斯氏爲此種種變化而起障礙之時。心房與心室之連絡斷絕。故心動不整。遂至陷於痲痺。然如前所述急性傳染病之心臟痲痺亦非單因此而起。其同時發生之心室筋脂肪變性及心筋炎亦爲其基因。此不可不知者也。

急性傳染病中如實布的里、腸窒扶斯及猩紅熱等。其發生急性心筋炎。倫倍爾掰氏既唱道之。其結果致心動衰弱、突然痲痺。乃臨床上所屢屢實驗者也。夫急性心筋炎臨床上本多不能證明之。然於急性傳染病患者脈搏之頻數不正、非器質性雜音、心動衰弱等之發起。實因於心筋炎之發生。故對於如斯之病者。當使其絕對安靜。以防其因心動過勞而陷於痲痺焉。

於慢性心臟炎。心臟之筋間結締織增殖。而筋纖維消耗破壞之際。固當起心動之衰弱然心臟之瘢痕形成亦不必大起障礙此病理解剖上及試驗的研究上所屢屢證明者也但心臟筋間結締織增殖之小病竈如爲多發性而發生則結果殊爲危險箇氏曾論之矣其他如結締織增殖部因心臟內之血壓膨隆而成心臟瘤突然破裂以致頓死亦往往而有夫以如斯原因而起之心破裂本不能於生前豫卜而知然如酒客、鉛中毒、及黴毒患者每罹於慢性心臟炎使心臟之筋間結締織增殖而生瘢痕組織故此等病者或有其既往症者若於心破裂之下而頓死其死因固可想像其爲慢性心臟炎但於實際上以慢性心臟炎而致心破裂其事實甚爲稀有也。

於脂肪心之疾患心外膜下之脂肪織增生心臟壁內亦起脂肪滲潤心筋纖維爲此增殖滲潤之過多脂肪織所壓迫而陷於萎縮變性其結果遂致心動衰弱而突然痲痺此從來之舊說也洎於今日則不能以此說爲確實依希爾虛氏之報告全身筋肉强度發育之脂肪過多之人臨牀上毫不呈心臟障礙之症狀又於毫無心衰弱症候之人亦頗有患脂肪心者然通覽多數脂肪過多症之人心臟筋肉之發育概極薄弱故稍稍勞動身體心臟之負擔卽覺過重而起官能障礙然依愛倫洛脫氏精細之研究但患脂肪心而不兼他之心臟病或動脈硬變者其發急劇之心痲痺實甚稀有也

心臟瓣膜病古時多謂其爲頓死之原因此非唯俗人信之卽醫者亦多謂然然自實際論之此蓋大謬之說也蓋患心瓣膜病者全無所苦且病者多行所無事而毫不罣念之如此之事實醫家固數數經驗之矣米特爾登氏 Middleton 曾診察心瓣膜病患者百五十人然其中二十四人實係偶然發見其有此病者心瓣膜雖已有障礙而經數年乃至數十年之久身體之諸機能毫不覺有何等之異常後仍以他病而死者固吾人數見不鮮者也而最有興味者則爲阿林氏 Allyn 之報告蓋阿林氏所診療之心瓣膜病患者其中三分之二壽皆至五十歲以上其至六十歲以上者二十八人七十歲以上者十六人八十歲者七人九十歲以上者二人由是觀之則謂心瓣膜病患者可加入生命保險之列固非無理也蓋身體營養强壯之人雖罹心瓣膜病而其心筋營代償性作用惹起勞動肥大能調節整理其血液循環故心瓣膜縱有障礙而於代償作用持續之期限以內決無發起心臟麻痺之理依丹倔爾氏 Tangl 等所施行之動物試驗以人工傷損其大動脈瓣而惹起閉鎖不全之時未幾而心臟之收縮運動大爲强盛遂逐漸肥大決不呈代償機能障礙之徵殺諸動物解剖而觀之其心臟毫無變性及結締增殖之變化然於心瓣膜病患者每有心臟運動衰弱突起麻痺

者。此蓋由於瓣膜病以外他之病的變化。卽如門氏倫倍爾掰氏等所論因慢性心筋炎之發生。而致心動衰弱麻痺是也。蓋最初惟心瓣膜起肥厚硬化性之變化。而其後漸次波及於心臟內之冠動脈枝。發起動脈內膜炎。其結果、致心筋纖維消耗。間質結締織增殖。故心臟之收縮力減退。而代償機能遂被障礙焉。

心囊疾病中。爲頓死原因之最多者。卽心囊血腫 Hämoperikard 是也。此疾病乃因大動脈瘤或心臟瘤。向於心囊腔破裂出血。而起然其突然死亡者。非可謂爲大出血之結果。實以血塊壓迫心臟。而使其運動停止之故。此法醫學上試驗成績所明示者也。至於心囊血腫發生後。果否立死。或少時之後而死。近時黎氏布拉切克普爲氏 Richter, Placzek, Pfeiffer 等方從事討究。然大率皆爲速死者。殆無庸疑議者也。其他如於心囊炎症後。起結締織茂生。以致心囊愈著。亦能突起心麻痺。爲頓死之原因。此愛倫洛脫氏等一二學者所唱道者也。雖然有心囊愈著之患者。其心臟運動毫無異常者亦往往而有。故以此直謂爲死因。實有未能。但依笛氏之說。心囊愈著症。每有與慢性心筋炎併發者。故亦不得不認爲可發起心麻痺之病症也。

又血管壁之破裂。亦屢有爲頓死之原因者。夫小血管壁之破裂出血。危及生命者。固極罕見然如貴重之臟器例如極重要之諸中樞存在之延髓其部分小有出血即卒然陷於死亡而血管壁之破裂惟已起病的變化而抵抗力減少之血管壁有之而其破裂之原因全係血壓之亢進然健全之大血管及中等大血管血壓縱非常昇騰亦決不破裂此富霍爾克曼所確證者也蓋依富氏 Volkmann 之試驗成績犬之頸動脈其血壓增加雖十四倍於常時亦毫無破裂之患又欲使其頸靜脈破裂非超過健康時血壓之千倍則決乎不能然血管壁若已起病的變化（例如動脈硬變動脈瘤等）則雖少許之血壓亢進亦易致破裂而出血而血壓亢進多起於身體運動咳嗽努責及精神感動等之際故於有此等情事時已起病的變化之血管壁即突然破裂若發起於重要臟器如延髓者即致速死而就中屢屢爲頓死之原因者則爲腦動脈之硬變症及其繼發之粟粒動脈瘤破裂性出血是也有腦動脈硬變之人平時易起頭痛眩暈及精神衰減等症狀故醫士於有腦動脈硬變症之疑者務宜使其身體寧靜又如酒精飲料及興奮精神等皆能使血壓亢進亦當使其注意避免切勿輕犯也驚愕憤怒等之精神感動直影響於心臟運動亢進全身之血壓故於動脈壁有病的變化之人往往以精神感動其血管破裂而頓死又血管壁即無病的變化而情緒之

鄭湘溪家傳

武進屠寄敬山

吾縣號多名醫孟河費氏、馬氏。印墅吳氏。皆世其業。費專內科馬外科。吳則內外兼精。有吳仲山者。四十年前以其術鳴。而鄭君湘溪。實爲仲山高足弟子。君名光澤。字霈霖。湘溪其號也。年十三。遭亂喪母。十七又喪父。與其弟光泉奉祖母以居。家本淸貧。亂後。益中落。無以爲生。會姊夫劉成龍爲印墅吳氏理藥肆。從往學業。肆主卽吳仲山也。見君穎悟勤敏。曰此非藥肆中人。可傳吾術。君亦自以學儒不成。欲利世濟人。莫醫若。遂執贄焉。仲山出家藏古今醫書。使讀之。窮日夜不休。積數年。盡通其術。仲山之門。求醫者故多。年老。一身不足以應。則使君代診治。其奏效同仲山。論者皆謂仲山得傳人也。仲山歿。君乃還城縣壺。不數月。醫名大噪。潘墅、石莊諸鎭。君舊游地。信者尤多。邀君月放診數次。以便鄉人。鎭距城近者十餘里。遠者倍之。君徒步往返。遇雨則躡草履。跣足繭不以爲苦。人益重之。其後踵門求診者。室不能容。至有假鄰近門前駐足以待者。日晡始得午餐。餐後卽出診。夜闌方歸。歸後。又有請者。則又出。風雨寒暑不避也。所視疾率他醫所束手。君潛心治之。輒起。設計無復之。則繞室旁皇。夜不成寐。曰吾求其生不得爾。其於疾者。不以富貴貧賤。平等視之。未嘗計酬金豐嗇。遇至貧者。微特不取酬金。

且并珍藥贈之。而不取其直云。君旣少孤。事祖母務得歡心。以所學授弟光泉。爲之娶婦同居久。乃推己所賃屋與之。俾自行醫。劉成龍籍紹興。歿無所歸骨。買地葬之。而迎養寡姊及姊女。其孝友蓋天性也。置塾於家。延師課子。親戚子弟之無力讀書者。招致附學。且飲食之。常十許人。前後二十年。多成才者。從弟光照舉於鄉。後爲循吏。其尤者也。平生舉從父之葬二。族父從弟之葬各一。償三世宿負。修累代祖塋。自奉儉而好周人急。三黨窮乏者。月有所遺。皆如期。或屆期稍遲。其家延頸以望。見婆羅巷人至、則大喜。婆羅巷者。君宅所在也。君貌清癯。中年左目失明。飲酒溫克。以深夜視人疾。中寒得肺病。光緒十有九年卒。年四十有六。卒之前一夕。出一手書小冊子。授其妻朱氏曰。吾年來所入雖不尠。然以急人之急。故不免自舉債。數且踰千金。債額悉記冊中。有無券者。我死。必貨產質物償之。毋負人。若人所負我者。不願兒輩知也。朱亦賢婦人。其後竟遵君遺命。

屠寄曰。予交湘溪久。知其爲人。予前妻王夫人。年三十許。嘗得肺疾。幾成瘵。湘溪治之而愈。然與其謂之良醫。毋甯謂之孝友人。其族叔曰景祺者。以文字賈禍。將見法。湘溪奔走營救不得。衞服刑場、涕泣手縫其元而殮葬之。歲時酹祭。無闕也。是難能也。宅心厚而享年不永。其子勁、劭、勉。皆修學有行誼。食報蓋在乎此。

鄭君湘溪傳

武進呂思勉誠之

有清末造。常州有隱德君子。曰鄭君湘溪。隱於醫。以其術活人無慮千萬。遠近稱爲鄭半仙。君仁心愛人。而强毅自力。少遭咸豐庚申之難。祖及母皆死於兵。隨父奉祖母轉徙江北。出斷釘廢鐵易錢。率日不得一飽。而能事親備甘旨。父卒。葬之以禮。稍長。習業於名醫吳仲山。夏苦蚊蚋。納足甕中。冬寒。夜篝燈擁被讀。絜敗取販壓之數。歲盡得其傳。返郡城爲人施治。輒效。名大著。有力者爭延致之。然君爲貧病者診治則尤力。時或不取資。顧給以藥。又爲糜粥食之。故貧病者爭就君。疾疫流行時。就診者室恆不能容。則假鄰近門首。竚立以待。巷以內肩相摩也。君黎明起。爲之治療。率日晡乃得食。食已。則出診。夜分乃歸。又有請者。則又往。雖寒暑霜露。無難色。所治病多他醫所束手。君輒挽回之。或病革。至繞室旁皇。不能寐。曰。吾求其生而不得也。初返郡城時。鄉人邀君月放診數次。以惠貧民。輒徒步往。雨則躡草履。足繭痛。不以爲苦。後城中亦設藥局。定期施診給藥。君贊成之力尤多。性孝友。以父母早世。不逮終養。言則流涕。事祖母尤曲盡順孝。被服飲食玩好之物。可以娛祖母者。必力致之。家有舊居在城東北隅娑羅巷。

鄭君湘溪傳　　四

亂後頹廢。鄉里之無歸者。咸棲止焉。君歸別僦宅以居。而祖母老。常思返舊廬。君卽舉債復之。棲息其中者皆給以資使徙。所費至數千金。有弟二人。仲亦死於兵。其季君教養之至成立。遂以所賃廡與居。叔父早世。事叔母如母。撫其子如弟。爲延名師課之。讀戚族之無力就傅者。亦招使同學。一堂絃誦。常十數人。如是者二十年。一姊適山陰劉氏。姊夫卒。無所歸。君曰。於我殯。已復買地葬之。養其姊終身。嫁其孤女。凡戚族之貧不能自振者。君必爲之計久長。授粲與處。必周必至。其窮老者。則定期分贍以錢米。或時就君食。食坐常滿。自君之祖及其昆弟。多逋負。君壯。悉償之。積債券盈寸。又好施與。州里養老恤孤之役。靡不與。有以緩急告者。必得所求。故君以醫鳴於時二十年。及卒。顧負人千餘金。歿之前一日強起疏其數於冊。以授其妻曰。吾不欲以財自累。且以累子孫。此負人者多無券。我死。雖貨產質物。必償之。他人負我者。不願兒曹知也。夫人朱氏如其言。君以光緒十九年六月二十六日卒。年四十六。聞者知與不知。皆悲傷歎息。有哭失聲者。予先世與君至交。居又至近。晦明風雨。必相過從。家人有疾。亦輒詣君。君貌清癯。以和善談說。見病者尤呴呴以慈。有疾痛者。望見君。輒自減也。自君之卒。至於今二十有三年。而常州之人思之如一日。見其後。猶竊竊然相與稱願。存問殷拳。且曰。以君之行而貧。且不壽。爲善者其懼矣。而其君子或論之曰。周官孝弟睦婣任卹之行。晚近以一身兼之者。惟君而已。聞者以爲知言。君諱光澤。字霈霖。湘溪其號也。曾祖諱蘭。祖諱琳。考諱錦。君出後伯父鈞。聘劉氏。殉咸豐庚申之難。旌表入祀貞烈祠。娶顧氏生子寶樹。繼娶朱氏。生子寶楨、勁、勖、勉。寶樹寶楨皆前卒。勁本名忠輔。縣學生。女二人。長適同縣張自協。

猩紅熱新論

鄒立銘
陳天樞　編譯

猩紅熱　Scharlach Scarlatina

第一章　名義

猩紅熱一症。始見於十七世紀錢立爾脫氏之紀述。即吾國古時所載之癮疹、赤疹、丹疹、風疹風瘖也。博醫會譯作紅熱症或瘄症。舊譯作疹子熱症、花紅熱症、疫毒痧、疹子、痧子、丹痧、紅痧、細小痧等名。蓋爲冬春二季一種極可恐流行之急性傳染病也。

第二章　原因

本病病原菌現尚未明。要爲一種頗有生活力與耐久性之細菌。及由一種之觸接傳染性病毒而起之急性發疹也。傳染之途。或爲直接。或爲間接。直接者凡汚染病毒之血液、唾液、淚液、汗液、鼻汁、咯痰、尿、屎及皮膚落垢。或與鼠子接觸。接種之時則感染。間接者。由媒介物。或由空氣而傳染。在外傷與產褥之時。傳染尤易。

傳染之門戶　大概多由咽喉黏膜而入。蓋人在冬春之際。常患咽喉病。無論其咽喉健否。其病菌一停滯於口中。則漸次散入血中。形成毒物。而爲人身之大害。若幸而通過咽頭。而至胃中。則被胃液全然消化。而不能發育。故不如腸窒扶斯、虎列剌等病之由腸胃中而傳染也。

傳染之時期　有感染一日卽發者。亦有遲至一星期而始發者。通常則三四日也。本病有具先天的免疫性者。然亦有具一時的免疫性者。早晚不免本病之傳染。旣罹本病一次。則得後天的免疫性。

本病多見於小兒。喜犯小兒之咽喉。然其感受性不如痲疹及痘瘡之普及。罹本病一次者。雖免復發。然自二歲至七歲之小兒。多頻次侵及。十二歲後。其感受性次第減少。

第三章　症候

本病症候可分二種。一曰定型性猩紅熱。一曰不定型性猩紅熱。定型性猩紅熱者。余症候皆中等發達平均。不定型性猩紅熱者。有重症。有輕症。今分別述之於左。

(甲)定型性猩紅熱

其經過概分四期。自病原菌之經侵入門而達體內。以至於發育增加而爲發病之時。其間不現症候者。曰潛伏期。繼發高熱。呈各種之症候者。曰前兆期。此後生固有皮疹者。曰發疹期。卒後褪色而落屑者。曰落屑期。再詳述之。

(一)潛伏期　約三日乃至七日。但亦有不滿二十四時間者。在此期內。患者毫無症候。

（二）前兆期　僅數晝間。其起也多以一回之惡寒戰慄。繼之以三十九度至四十度五分（攝氏）之高熱。惡心嘔吐。全身倦怠。心悸亢進。脈搏頻數。（達一百二十以上）兼以咽喉部之疼痛。爲本病所必有。或呈腦膜炎之症狀。閱一二日卽發疹。

（三）發疹期　自發病第二日或第三日後。卽發大如帽針頭。或亞麻仁之鮮紅色密叢之疹。先發於頸部及鎖骨部。次及於胸背之上部。約數時間。卽蔓延於顏面與全身軀幹。二十四時後。遍及四肢。彌蔓而爲紅色斑。遠觀之如飲酒然。疹中時含漿液膿汁。惟頤部及唇部全不發疹。且呈固有之貧血蒼白。故每見蒼白色之頤脣部。與鮮紅色之頰部相輝映。而呈美觀。是爲本病診斷上緊要之症候也。

在此期內。所遇各種症候。分別述之。

熱候　定型性猩紅熱體溫多一旦昇騰。第一日之晚間三十九度五分或至四十度。高昇期短。僅三四日。然後呈渙散的下降。

咽頭之炎症　卽猩紅熱性口峽炎也。此口峽炎之強度與性質。關於傳染性之輕重。輕者。爲單純加答兒性或濾胞性。重症。則咽頭之炎症進行。而爲實扶的里性壞

咽頭舌上亦有發疹子者。或當發病之第一日。沿軟口蓋上懸壅垂根。已見有細小之發疹。點點散布。次日變爲廣汎性之紅色。廣布於全軟口蓋及扁桃腺上。

舌象　各日不仝。

第一日舌背被有灰白色。或帶黄白色之苔。形如乳油。或似粉塗。

第二日白苔之上。現有紅點。名曰楊莓苔。

第三日舌上白苔。如長條之脫落。已脫之部。如紅楊莓。未脫之部。仍灰白色。

第四日或第五日白苔全脫。變爲純粹之紅楊莓。故舌呈深紅色。兼以菌狀乳嘴之腫脹。狀如覆盆子或貓舌。故名之曰覆盆子舌或貓舌。如是者經數日。口腔乾燥甚者。毫無唾液。

脾臟　腫大頗輕。能於季肋下觸得之者少。

（四）落屑期　發疹後三四日。疹始褪色。以膜狀或層片狀或糠粃狀落屑。甚或表皮剝離爲特徵。常於發疹最早之部分爲始。在手掌及足蹠所落者最大。往往有剝離全手足之狀者。

(乙)不定型性猩紅熱。

其症候有左之變化。

(一)重症猩紅熱　重症猩紅熱者。或於頸部及其附近器官。起劇烈之炎症。體發高熱。心臟衰弱。忽譫語喃喃。忽神識昏迷。忽頻煩痙攣。此與定型性猩紅熱相異之點。而其嘔吐高熱起始則皆相仝。患者如能於最初之三日間。保持生命。則咽頭炎症多爲實扶的里性質。若爲極重之症。則第一日卽已死亡。

(二)出血性猩紅熱　亦爲重症之一種。呈重篤之神經症候。外皮膚粘膜(鼻腎腸)多患出血。

(三)奔竄性猩紅熱(Scarlatina fugar)在此症者。其皮膚潮紅。僅以數時間消失。其赤斑鑑別雖難。爾後由重篤之併發症。如屢屢發生猩紅熱性腎臟炎。可得證明也。

(四)無安魏那性猩紅熱　猩紅熱性安魏那缺如。僅於扁桃腺及咽頭粘膜。呈輕度之炎症。

(五)無症性猩紅熱(Scarlatin acine esianthemate)皮膚之發疹。全不現出。多爲無熱性。或無口峽炎。是屬於不全症之眞性猩紅熱。患者罹此等輕症疾患。對於猩紅熱毒雖能免疫。然能傳染於他人而使起重症猩紅熱。

(六)局部性猩紅熱(Scarlatian Partialis)發疹不始現於頸部。又不汎發於全身。僅發於一局部者也。

(七)粟粒性猩紅熱(Scarlatina miliaiia)又名丘疹性猩紅熱。(Scarlatina tina papulsa)水疱性猩紅熱。或天疱性猩紅熱。(Scarlatina Vesicnlairsa od, Pemphigoidea)變赤之皮膚有帽針頭大之白水泡。叢集被覆。呈固有之外觀。此等發疹多見於眞性猩紅熱。

第四章　病理解剖的變化

檢查本病病初即死之屍體。常見有暗黑流動性之血液。腦膜充血。胃腸粘膜加答兒。肝腎起溷濁性腫脹及顆粒狀變化。其死亡較遲者。則於皮膚上遺有落屑之徵。其在內臟亦可就種種之合併症而發見仝一之變化。總之死後發疹消失。僅餘帶疹子出血性性質之部位。此發疹之殘餘與咽頭之變化相聯結。於病初死亡之小兒。足爲猩紅熱死後診斷之標準。

皮膚之變化。則起於皮膚毛細血管之充實。與皮下細胞組織深部上皮膚之漿液性

痘瘡　痘瘡初起時嘔吐腰痛發熱其熱有一涼再發直至漿足後始退病起三四日見點先發見於頭面手腕旋卽波及全身初呈小紅點越三日上漿成小泡泡之中心有小渦一泡分數小囊再越三日透明之漿漸成化膿狀再經三日漸作乾狀俗稱坐盤再越二三星期乾痂剝落而成永久之瘢痕未種牛痘之小兒罹此者最多已種牛痘者不易感染偶或攖之亦較輕減美國學校有不種牛痘不能入學之規則吾國小學校中亦當如此防免校中有患此者必須離校其餘兒童及敎師宜一律種牛痘

假痘　爲痘瘡之最輕症已經接種牛痘者往往罹之其經過期頗和緩熱微而疱少不釀膿者有之故留瘢痕者甚少

實扶垤里俗名白喉　係橫紋細菌所發生徵候爲發熱喉痛與腺炎喉間有腐爛之衣如假皮然現白色有時此病發於氣管鼻管及其他黏膜內小兒最易罹此十歲以下者尤甚此病傳染甚劇卽學校中亦宜嚴防傳染也

猩紅熱　此症傳染甚烈兒童尤甚其特徵爲熱度高脈搏速猩紅之斑點腫痛之咽喉初見點時其點有時作紅雲式按之稍退而復紅此病合併腎臟炎與心臟炎者危險病者必須分居室中必須消毒

發疹窒扶斯　爲傳染病之一種甚爲危險初起時寒熱頭痛眩暈咳嗽關節痛鼻加答兒等症軀幹及四肢徧發薔薇疹兒童有患之者須禁止入校其所用器皿須消毒

鼠疫一名黑死病　此爲最猛烈最可怕之傳染病鼠疫之原因乃一種細菌寄生於鼠體中因鼠蚤而傳播於人身有核瘟血瘟肺瘟三種肺瘟之死最速傳染亦至烈瘟上有核瘟發時熱度甚高頭部痛甚核腫而痛精神立刻委頓四肢轉冷時流冷汗心臟麻痺而斃死者約百分之七十至八十愈者僅百分一二預防法以豢貓捕鼠清潔乾燥與日光爲最要學校中若有此病須嚴行隔離消毒

百日咳一名頓咳　以發一種異樣咳嗽爲特徵其聲勾勾每咳必連嗆多聲結尾則有此勾勾聲也有菌傳播兒童染之甚易故亦宜隔離

痲疹　係一種熱性傳染病初發熱時眼赤流淚噴嚏咳嗽皮膚搔癢熱至第四日全身現紅色斑點至第八第九日表皮剝落如糠屑其特徵爲白色之斑點附於內脣及頰間之黏膜上於日光內可見之小兒易攖成人亦有染之者傳染甚烈一次愈後有免疫性不致復發呼吸器及消化器間亦侵及惟熱度過高或紅斑忽隱以及有其他合併症殊爲危險兒童患此者須禁其入校

流行性感冒　亦傳染病之一種有微纖之細菌傳播甚速其徵候頭痛發熱咳嗽噴嚏肌肉酸痛萎靡無力播及於肺者甚多誘發肺炎等症播及於腦者甚鮮然亦有起神經病者本症之傳染大半由於病者之涎痰吾國用公共碗箸手巾茶杯實爲流行性感冒之媒介一有病者宜將此種用具浸入沸水此症兒童較輕惟身體弱者危險殊甚故亦宜隔離

流行性耳下腺炎俗名痄腮　亦傳染症頰部腫脹乃其特徵其傳染之媒介由於口涎故飲食物之用具均宜消毒不可公用也兒童有之必須隔離

風疹　徵候爲寒熱肌肉及骨節酸痛四肢發紅斑兒童罹之一若平時多不就蓐至熱解而疹亦消退經二三日卽愈雖無甚危險但傳染至速

水痘　係輕症有微熱廿四點鐘內卽現水泡二三日內漸成乾痂有一排愈而一排復出者此爲水痘之特性也此症亦具傳染力校中有犯之者宜隔離

肺癆病一名肺結核　其原因爲一種結核菌生殖於病者之肺中吾人惡習爲痰涕亂吐可使結核菌或他種細菌傳播散布小兒攖之尤易致病肺癆之徵候爲咳嗽潮熱咯痰咯血盜汗羸弱痰中含膿體如乳腐之屑氣急音啞面現蒼白色此種徵候病

者不必盡有往往肺癆病之起每似感冒歷久不愈遂成此病故不可忽畧而須早醫

患癆病之學生宜休業結核病不僅肺癆一種各種結核病之人均宜離校

癩病　有結核癩與麻痺癩二種結核癩之特徵爲身上或頭面四肢生出小核小者如豆大者如胡桃歷久潰爛眼紅音啞毛髮剝落帶病多年而斃麻痺癩之特徵先有麻木不仁或痛癢無常之候而後皮膚有現蒼白或深黑色初則知覺過敏繼成麻痺皮膚變敗骨質耗蝕手指或足趾病久脫落不知痛苦亦無血液結局如結核癩學校中茍有此種兒童必須永久離校以免傳染他兒童也

痢疾一名赤痢　痢疾分二種一由於阿米巴發生於熱帶地方者一由於細菌發生於溫帶地方者近日我國流行益廣已視爲地方之固有病其特徵爲發熱腹痛下痢瀉出黏液與血液裏急後重輕者數日後漸減重者發合併症或虛脫而死此病傳染甚烈便桶中宜常置消毒藥水病者宜隔離校中宜嚴行清潔法

霍亂一名虎列拉　霍亂吐瀉之原因爲一種彎形細菌由蠅蚊之身沾惹於飲食料或由不潔之水傳來天氣炎熱人體不健之時尤易感染此種細菌一入胃腸孳生不已而其毒質足以致大吐劇瀉直至血液之水盡吸至腸胃而嘔瀉之當血質濃厚之

時腳生痙攣小便閉止聲嗄口乾四肢厥冷手指之皮作縐癟狀重者在二十四點鐘內虛脫而死校中如有患霍亂者宜使之隔離并須掃除其糞穢及嘔出之物以防傳染若處於霍亂流行之地學校須嚴行清潔豫防法

傷寒一名腸窒扶斯　其主因亦爲一種細菌常以飲食物及水爲媒介其初夜不安眠食慾減退大解不得其常度或閉結或下瀉熱度漸增而不退第一週不甚劇烈第二週末與第三週初爲病之最盛期熱亦最高時爲譫語兒童罹此較成人略輕排泄物如尿糞等宜嚴行消毒勿任蒼蠅攢聚蒼蠅實爲本病之媒介也大小便之簡易消毒法即將沸水一面盆傾入便桶中則窒扶斯菌均能立斃患此病雖愈後其尿中有仍含細菌直至數月之久故病者宜隔離而厠所中必須時常消毒也

疥癬又名疥瘡　係皮膚病之一種有小蟲爲主因能傳染生於手指或其內側瘡粒搔破後能蔓延於他部手摸之處如檯櫈箸碗均可傳染故校中如有疥瘡亦須離校而治

白禿風　生於小兒頭部有髮之處現灰白色之圓形斑其斑浮起漸化漸大髮現乾狀髮質變脆而易斷係黴菌所致易於傳染病者宜暫令其離校

禿瘡　一名鬎鬁　髮際生黃痂成杯形亦黴菌所致眞皮與髮根均遭變敗病者奇癢頭上有酸黴之氣倘不早治易成永禿因亦傳染宜令出校

頭虱　虱爲寄生於頭髮者也不潔小兒往往患此務令盡除而後再行入校

傳染性眼炎一名沙眼　此病初起時眼中發癢漸紅而痛不能久視粘液甚多顆粒矗起久則傷角膜而成廢疾公用手巾能爲媒介宜戒絕之學校中有此病之兒童宜令其分居

梅毒　兒童患梅毒者以遺傳者爲多學校中苟有此種兒童宜屏之於校外設教師有染斯疾者亦宜以公德爲重不可自恕而置身於校中爲疾病之媒介

第二節　傳染病豫防法及消毒法

(一)豫防法

第一條　學校中所應豫防之傳染病其種類如左

第一類　甲　痘瘡及假痘　實扶的里　猩紅熱　發疹窒扶斯　鼠疫

乙　百日咳　痲疹　流行性感冒　流行性耳下腺炎　風疹　水痘

肺結核　癩病

第二類　赤痢　虎列拉　腸窒扶斯

第三類　傳染性皮膚病（疥瘡類）　傳染性眼炎（赤眼）

第二條　職員生徒罹第一條第一類甲或第二類傳染病者不得入校

前項職員生徒傳染病已愈後欲入校者須先浴全身更換衣服且由醫師證明其無傳染之虞

第三條　職員生徒罹第一條第一類乙或第三類傳染病者非由醫師依其病況施適當處置且證明其無傳染之虞不得入校

第四條　職員生徒之家族或同居人有罹第一條第一類甲或第二類傳染病者或於學校內傳染病發生時接觸患者或屍體或汚染病毒之物件或疑有汚染之物件非由醫師施適當處置且證明其無傳染之虞不得入校

第五條　教員舍監等若在學校內發見有第一條傳染病者或疑似者亟須報告校長校長須令醫師診斷爲相當之處置

第六條　學校內或學校所在地或其近旁或生徒來學區域內有第一條傳染病發生依其病況如認爲必要須閉鎖全校或其一部

第七條　學校所在地或其近旁有第一條第一類甲或第二類傳染病發生須照明治三十年文部省訓令第一號盡力施行清潔法但有第一條第二類傳染病發生校舍內飲料須用煮沸之水

第八條　生徒來學區域內有第一條第一類甲或第二類傳染病發生依其病況如認爲必要得令其全部來學之兒童停止入校遇有此等情事須由該校長於二十四點鐘以內稟告諸管理者

第九條　學校或其舍室因有傳染病一經閉鎖若將再行使用須先照明治三十年文部省訓令第一號定期清潔法各項施行

(二)消毒法

第十條　學校有第一條第一類或第二類傳染病發生對其屍體或排泄物或污染病毒之物件或疑有污染之物件依左列區別認以爲必要須適宜用本條消毒方法

(一)　第一條第一類及第二類傳染病之屍體第一類傳染病人所用之唾壺第二類傳染病人所上圊房及其他障壁床席家具器用等須用石炭酸水消

吾人醫事行政管見（錄民鐸雜誌）

生痴

醫之一途。人生之生命係焉。種之强弱存焉。國之文野關焉。輓近之謀國者。莫不亟亟乎從事於醫事之改良及其進行發展。固內務行政之重要件。抑亦萬國所共同尊崇之重要政件也。關於斯道之行政。應當研究。已不待言。以吾國近日情況。百事廢弛。遑言其他。吾固乏政治法律知識。然吾爲醫界中人。卽以吾之眼光。參考他國之行政。姑抒管見。用以紹之國人。而供當局有心斯道者之芻蕘焉。

醫之行政。厥有六端。（1）醫政（2）醫育（3）醫學（4）醫術（5）衞生行政（6）藥劑師。以下謹一一歷言之。

（一）醫政（第一）醫師問題。　醫師究取自由開業乎。抑取免許開業乎。是不可不研究者。考諸各國在文化未進步時代。醫師無專業。故耶穌宗教家也。而就醫者絡繹不絕。孔子有疾。季康子遽行饋藥。其無一定明文規定可知。唯於皇室之人。自尊重其身命。挑選天下良醫。置之於側。而有御醫院之設。稍近於免許之規定。今則各國俱認定醫不可自由開業。鑑於庸醫殺人之犯罪於無形。實足影響於人種之孱弱。如厲行免許開業。未經政府管轄長官認可。而開業施行治療者。苛以重罰。我國諸事俱落人後。迄今於醫師之人格。尚無一定明文之規定。豈不痛哉。

吾意仍取免許之規定。而免許之方法。則與各國規定。稍有不同。若日本則只免許醫師開業。其醫師亦儼然自具萬能。各科俱行治療。德國亦然。是不無遺漏之處。故爲規定之文如左。

醫師經政府之免許。方能開業。但該醫師精於何科。經政府之鑑定合格者。得加給該科醫之免許狀。

又由上之條文而釋醫師之定義如下。　醫師者何。以醫爲業以治療人之疾病爲目的經政府內務行政長官之免許者曰醫師　汎言之醫者治療疾病之謂也。人與動物俱在其內。故關於治療動物者。名之曰獸醫。

或曰。免許醫師一件。有利無弊歟。若有人於此。倏然卒中。覓醫師來。則又費時。其人或有不幸之結果。當斯時也。旁觀者寧坐視其死而不爲之一處置乎。處置之則又違反醫師規定。吾子又何所取焉。曰子所見者。當醫學不發達之時代。醫師極少。此患誠不免。若文明國家。則醫師隨在皆是。又何有此慮乎。

或又曰。子之論免許醫師之資格。誠是矣。若該醫師等俱高自位置。或橫暴自恣。而不以仁爲心。使一般疾病者。不更加困苦乎。曰是無足慮。政府當於此法中另有特別之規定。能免此患。不覯乎醫師無故不應招之處罰規定以及治療藥價之規定乎。

（第二）免許醫師之資格。當以何者爲標準乎。　日本則以醫科大學畢業及專門校畢業。始有得免許狀之資格。從前該國內務省亦行醫術開業試驗。至今年已決定廢止。德國則仍如是。不同者只多一次論文試驗。蓋無論大學專門校及民間之自家研究。俱無歧視。其他各國亦大約相同。茲略舉日本之醫師法云。

醫師之資格。須中學畢業後。或中學同程度之畢業者。修得醫科大學畢業證書。或醫學專門學校畢業者。文部省直轄。或經文部大臣認可之醫學專校得領醫師免許狀。又經醫術開業試驗及第者。得領醫師免許狀。

考日本此次廢除開業試驗。不免有學閥專橫之慨。且與人以一定之限制。故吾意主張、學校出身或民間研究。俱一體受醫術開業試驗。茲擬定其文如左。

中華民國之男子或女子。年在二十以上。曾修醫學至五年以上者。得受醫術開業試驗。合格者給與醫師免許狀。謹按此條二十年及五年之規定。他人見之。不免生出疑案。俟逐條講明後。於學制之擬定項下。自能了然也。

我國幅員廣大。開業試驗之區域。當另以明文區分之。其每年試驗之回數。亦當以明文規定之。吾意試驗區域當分爲二十區。試驗之回數。每年至少須在二回以上。擬定其文如左。

醫術開業試驗之區域。以部令規定之。試驗委員依區域之規定。每區一人。臨時任命之。每年定舉行三次。試驗之時間。於試驗前二週間公布之。

(第三)醫師之附屬品產婆看護婦仍取自由採用抑取免許規定耶。是又不可不研究。　案產婆、看護婦、專爲醫師之附屬物。而補助醫師之點甚多。產婆看護婦世界各國殆俱完全認爲女子之專職。日本近來俱取免許規定。然吾意以爲有可疵處。看護婦、產婆、俱取免許規定、則不能不有保護產婆看護婦之明文。該國只有無免許產婆而爲人助產者處罰之條令。從未有無免許之看護婦爲人看護者處罰之明文。是不無疑義。此人情之常也。法律原人情而定。不能矯人情而別生法律。若勵行看護婦免許主義。則是母不能看護其子。而婦不能看護其夫。不可不悉委之於看護婦之義務。是更大反人情之常。以吾意產婆須如醫師之勵行免許。而看護婦則聽其自由可也。看護學則以一學科目之爲宜。故擬定其文如左。
中華民國之女子年滿二十或以上。曾修產婆學半年者。得受產婆開業試驗。合格者。給與產婆免許狀。其試驗之時間。臨時於二週前公布定之。試驗委員臨時任命之。
（第四）鍼灸按摩者仍須以免許規定之　其用意亦俱同前。蓋鍼灸按摩。俱同於產婆。對於人之生命。有直接之關係。故不得不嚴行檢定。而免一般人疾病之危險也。
（第五）傳染病之處置　傳染病有二、
（甲）急性傳染病　卽虎列刺、赤痢、腸窒扶斯、痘瘡、發疹窒扶斯、猩紅熱、實布的利亞（含格魯布）及黑死病是也。
（乙）慢性傳染病　卽肺結核、癩病、梅毒、及火眼 Trachom 是也。
關於急性傳染病之預防及消毒方法。各國俱有一定之規定。如日本則傳染病醫師診斷後。急申告於主管長官及警查。行政公署、卽速行消毒。或謀所以隔離。或更爲癩病患者之處置。亦有特別之規定。美國之法令。醫師遇有傳染病時、隱匿不報者。科以重金。幷禁止其業務。各國之規定。雖詳明嚴密。然對於慢性傳染病有不如意之點。以故屢爲議會之問題。或爲財政上所牽制而不能實行。誠爲遺憾者之世界各國每年死亡統計。斃於慢性傳染病者。實占多數。如肺結核一症之死亡數。占全世界人類之全死亡數之七分之一。尙每年漸次增加。其他病亦稱是。若梅毒則人皆呼之爲亡國病。火眼亦滅國家之兵力。其宜急於處置也。固不待言。

吾意吾國應分醫行政之數大區域。設置傳染病預防研究所。茲擬定其文如左。

中華民國全土劃分醫行政區域爲二十區或三十區。每區設立傳染病預防研究所一。慢性傳染病預防研究所一。每縣設傳染病患者隔離收容院一。慢性傳染病依其種類各設收容院一。經費由地方行政署負擔。

勵行醫師隱匿傳染病罰。

傳染病之預防、消毒、及處置、另以法令規定之。

慢性傳染病患者、醫師隱匿不報者罪之。或處以罰金。

謹案是條宜參看衞生行政項下。自可了然。

或者曰。子主張多設傳染病院。使患傳染病患者。不能每縣俱多。豈不空耗。曰設備周密。原爲撲滅傳染病起見。若能使傳染病患者全滅。則我國人種之强超於世界。况傳染病院。非空待患者。始行充實。不觀乎日本傳染病研究所。近來收入有贏餘耶。

（第六）陸。海。軍。部。之。醫。政。　考各國陸海軍醫之任命。俱以免許醫師爲單位。若欲爲軍醫之醫師。須由該陸海軍醫校見習或補習一年乃至二年。始任命之爲軍醫。吾意宜取此制。茲擬定其文如左。

中華民國陸海軍部設立陸海軍醫學校若干所。專養成陸海軍醫人材。修業年限一年或二年。入學資格。以有免許狀之醫師爲限。

此等軍醫應獨立。歸陸海軍部管轄。固不待言。他如平時有衛戍病院。戰時有兵站醫院設置。自另有專條規定。茲不贅述。

（第七）司。法。部。之。醫。政。　近來各國有精神病之檢定。傷死之檢定。專爲社會治療學及社會病理學之基礎。所謂裁判之法醫。然各國皆漫無設立。不過臨時囑託他醫。而醫師亦以應暫時之要求。不重視其職權。未免失諸疏漏。吾意以爲常有專司。若犯罪事實。精神上之狀態。全不講求。而或不免以故枉入人罪。是又豈愛護社會治療社會之原理乎。茲擬定其文如左。

司法部設左之二局

（甲）裁判法醫局　分審判廳若干。卽設分局若干。任醫若干人司精神檢查及傷死檢定。

（乙）犯罪學研究局　分審判廳若干。卽設分局若干。任醫若干人專司犯罪者之體格檢查。及囚人之形貌。犯罪時之精神狀態與囚人之特性。

謹按（乙）項不附加說明。恐啟人疑惑。近世界之醫學者。咸謂人之感情激烈時。神經亢進。精神從之生錯覺幻覺。意志卽不爲元主所用。始生出種種犯罪行爲。凡百犯罪者。莫不於犯罪當時呈精神異狀。解決犯罪者。胥由此途。又生物學上之遺傳素質的關係。犯罪者多具有特種之解剖形態。故由是進一層。又足以檢定犯罪人之眞僞。且足以補偵探之不逮。有益莫大於斯。必如是方足以副治療社會及愛護社會之原理也。

（第八）國立病院之設置。　已如上述醫行政區域。劃分若干區。卽設置國立病院若干所。每縣設一縣立病院。茲擬定其文如左。

國立病院若干所。直隸於內務總長。每縣設縣立病院。直隸於該地方長官。其敷設之法令。另以專條公布之。

（第九）國立血清製造所。拉久謨研究所。及細菌研究所。謹按斯件。尤不可緩。血清之必要。且為醫師不可缺之物。拉久謨細菌。亦更不待言。茲擬定其文如左。

國立血清製造所。設置若干所。直隸於內務總長。專司血清及痘苗製造之事。

國立拉久謨研究所若干所。直隸於內務總長。專司研究拉久謨之產出含有物及其治療應用方法。

國立細菌研究所若干所。直隸於內務總長。專司研究細菌之事。

其組織設立之方法。另以法令定之。

或又曰。子言設細菌研究所。不與傳染病研究所相混同乎，傳染病亦須研究細菌。況既有血清製造所。何必多設一細菌研究所乎。曰是不然也。病屬細菌之種類。多數尚未發見。如狂犬病為人大害。癩痛桿菌之不能培養。諸如此類。書不勝書。國家設立。原為研究起見。豈不圖健康幸福之發達耶。彼法蘭西政府尚投巨資研究拉久謨。德國亦然。蓋研究機關。愈多愈善也。

(第十)赤十字會之條約加入　萬國赤十字會。即爲萬國共同醫政之實徵。特別整頓。已國赤十字病院之設立。不特於人民疾病上有治療上補助之機關。實爲軍醫上生一大補助力。且爲國家文明之表示。宜急整頓。固不待言。茲擬定其文如左。

中華民國設赤十字支部若干所。赤十字救護員及看護婦養成所若干所。吾意每縣應設置一所。

赤十字會之醫師。以免許醫師、而曾修軍醫學術者充之。

(第十二)外國人能在中華民國領土內開業治療疾病與否。是又不可不研究。

各國情形。國內醫師爲外國人者。實屬寥寥。吾意以爲外國人除無作兵役國務員行政長官義務之外。似應與國民享同等義務。久爲世界各國所公認。茲原此意。擬定其文如左。

凡外國人欲在中華民國領土內開業醫者。須具有修醫學五年以上之程度。(一本國或外國)但在外國之修業者。須由該國外務省或公使館及領事館之證明。其在何校修業。繕具履歷呈請外交部咨轉內務部。由內務總長核准其合格時。方准受醫術開業試驗。合格者給與免許狀。

受驗之資格

(1)在中華民國醫學校曾修業五年以上者。

(2)在外國醫學校曾修業五年以上者。

(3)年在二十以上者。

(4)在中華民國領土內有一定住所居三年以上者。　但第一條者不在此限。

外國人不能作軍醫。

謹按此條固各國皆然。唯赤十字會則在例外耳。其組織特別。對於軍事無妨害。亦為各國所承認者也。

原瘦(錄青年)

亟　哉

人之肥瘠。與其食物之分量及種類。初無關係。蓋同是一類食物。所食之分量亦同。而此則癡肥。彼則瘠弱。相去至遠也。究之人之所以尫羸枯瘠瘦骨如柴者。其原因果何在。邪約畧言之則有三端。

其一。由於初起之肺結核病。雖不顯然咳嗽。而精力日衰。或由於消化不良、貧血、氣管枝炎、肋膜炎肺失血等症苟祛其病則自臻康健矣。

其二。由於體內各核如腸集核、鼠蹊核、淋巴核等動作過劇之故。蓋體內各核之動作。以童時爲最劇。迨夫中年則漸輕減故童時終不及中年之壯健也。卽女子天性怯弱。亦不過因其甲狀腺之動作過劇而已此等病根今日尚無確著特效之治療法。惟有注意於日常之慣習。及飲食職業等事而已。故除少數醫家外。殊鮮知者也。

其三。於操作或游散之際。用力過猛以致身心交瘁是爲使人瘠弱最普通之原因。例如常失睡眠。亦爲其一。蓋若輩將體內所有精力。用之無度。不復有藏儲之餘地。無惑乎其日就羸弱也。蓋凡欲抵抗身體之漸就瘠弱者。則充分之睡眠。實爲絕對的不可少者。

總之。凡欲軀體肥滿者。則肌肉之動作宜少。宜多食糖果等易於消化之物。使體內所同化之物質。可漸積聚。而肥膩之食物。亦爲欲求體肥者之要素云。

中西醫學研究會會員題名錄

黄杜預女醫士少聰慧受業於某西人數年盡得其傳治病得心應手能奏藥到病除之效又熱心教育嘗充柔德女學校及坤雄女學校校長鼓吹文明提倡女學造就女界人才不少本會亦常蒙其賜時助捐欵推廣書報誠近世女界之偉人也現廣廣東省城西關永華坊億則中西醫局

余文獻號子卿年四十歲江西南豐縣人前充吳城紅十字會幇醫員學術優長熱心公益自爲幇醫員後益精究中西醫理求治者無不着手成春名醫之譽幾有口皆碑現充吳城同性善堂西醫生施診給藥貧病者受惠無窮

鄧鍾衡號冠南年三十七歲江西南城縣人工書善文章現充吳城商務分會文牘公餘又喜研究衞生提倡醫學

孟廣仁一名崇仁字元麟年二十九歲直隸遵化縣人提倡醫學不遺餘力上海少年進德會成立君首先報名入會並於鄉中竭力提倡以謀推廣誠醫界之有心人也

高彰九年二十歲江西南康府都昌縣人常慨吾國商業不振國勢日弱遂負笈遠遊僑寓鄂垣執事沙洋大有祥以能名

硤石進德分會成立　硤石宋無我君熱心公益提倡道德不遺餘力現爲聯絡上海總會謀膨脹勢力起見特糾合同志刊印會章設立少年進德分會成立以來入會者殊形踴躍聞待籌有的欵並擬發行雜誌云通訊處在硤石干河閱報社

杭州少年進德分會成立　杭州熙春弄內汪浩哉君自本會成立以來卽首先興起竭力提倡現已籌有的欵特組織少年進德分會聞自刊印章程以來入會者絡繹不絕云事務所設於杭州熙春弄內

丁氏醫學叢書目錄

照定價七折外加寄書郵費各省買書者款從郵局亦可匯寄（書籍出門概不退換）

總發行所上海英大馬路泥城橋西首龍飛馬車行西間壁第三十九號醫學書局　分發行所上海商務印書館

◉醫學門徑書

醫學指南　二角
醫學指南續編　三角
醫學指南三編　四角
新內經　一元四角
醫學新名詞解釋　近刊
醫學綱要　一元二角
新醫學六種　五角
實驗衛生學講本　一元二角
普通醫學新智識　四角
家庭新醫學講本　四角
公民醫學必讀　二角
醫學問答　五角
中外病名對照表　五角

◉醫學總類

醫學補習科講義正續編　三元
德國醫學叢書　三元
歷代名醫列傳　五角
人體寄生蟲病編　七角
南洋醫科考試問題答案　二角
腦髓與生殖之大研究　四角

子之有無法　三角
身之肥瘦法　六角
近世催眠術　五角
醫話叢存　五角
西洋按摩術講義　五角
西洋醫學史　五角
醫師開業術　八角
新脈學一夕談
發熱之原理　四角
簡明醫學教科書　六角

◉生理衛生學

生理學中外名詞對照表　五角
公民衛生必讀　二角
衛生學問答　五角
丁譯生理衛生教科書　五角
生理衛生學講義　五角
人體生理圖五幅　一元
無藥療病法　四角
胃腸養生法　八角
食物新本草　六角
實驗却病法　三角
學校健康之保護　五角

◉基礎醫學

胎生學　七角
組織學總論　一元三角
生理學講義　六元
新撰解剖學講義　八元
人體解剖實習法　九角

◉中醫書類

四庫全書提要醫家類　三角
歷代醫學書目　二角
家庭新本草　四角
古方通今　二角
刪定傷寒論　二角
傷寒論通論　二角
內經通論難經通論　三角
正續醫說二十卷　一元四角

◉中西醫書匯通

醫界之鐵椎　八角
化學實驗新本草　一元四角
中外醫通　二元
中西醫方會通　二元
漢法醫典　一元

◉內科學

內科學一夕談　六角
內科學綱要　二元五角
內科全書　二元
內科分類審症法　七角
漢譯臨牀醫典　二元二角
近世內科全書　四元
僂麻質斯彙編　近刊
發疹全書　六角
神經衰弱之大研究　三角
脚氣病之原因及治法　六角
中風之原因及治法　五角
喉痧新論　二角
實扶垤里亞血清療法　五角
新傷寒論　五角
赤痢實驗談　四角
赤痢新論　四角
瘧疾新論霍亂新論　二角
花柳病療法　七角

◉傳染病類

癆蟲戰爭記　四角
新撰虛癆講義　七角
肺癆病學一夕談　三角
肺病救護法　六角

肺癆病預防法　五角
新譯肺病問答　三角
傳染病之警告　四角
預防傳染病之大研究……五角
急性傳染病講義　一元二角
◉外科學
外科學一夕談　三角
創傷療法　一元四角
簡明外科學　一元
瘰癧之原因及治法　七角
外科總論　五元
◉皮膚病學
美容法　四角
皮膚病學　二元二角
◉病理學及診斷學
臨牀病理學　二元四角
病理學一夕談　三角
新撰病理學講義　四元
診斷學一夕談　四角
應用診斷學　四角
初等診斷學教科書　七角
診斷實地練習法　一元
診斷學大成　四元
臨證指南　二元
◉細菌學
免疫學一夕談　五角
病原細菌學　三元
◉法醫學

近世法醫學　一元八角
◉婦人科產科及兒科類
生殖談　五角
近世婦人科全書　四元
育兒之模範　八角
新纂兒科學　一元二角
育兒談　四角
妊娠生理篇　七角
分娩產褥生理篇合編……八角
不妊娠症及治法　四角
妊婦診察法　三角
產科學初步　七角
竹氏產婆學　六角
◉看護學
家庭侍疾法　八角
看護學　七角
◉藥物學及處方學
藥物學大成　四元
藥物學一夕談　六角
藥物學綱要　一元五角
增訂藥物學綱要　二元五角
普通藥物學教科書……一元六角
中外藥名對照表　四角
西藥實驗談　一元六角
漢藥實驗談　一元七角
新萬國藥方　三元
實用兒科經驗良方　四角

醫科大學病院經驗方……一元二角
◉中西醫學報
第一年十二冊　九角六分
第二年十二冊　九角六分
第三年十二冊　九角六分
第四年十二冊　九角六分
第五年十二冊　九角六分
第六年十二冊　九角六分
第七年十二冊　九角六分
第八年　陸續刊出
零售　每冊一角
◉進德叢書
偉人修養錄　三角
西洋古格言　五角
少年進德錄　六角
少年之模範　三角
女誡註釋　二角
溫氏母訓　二角
讀書錄　四角
新道德叢譚　近刊
◉雜志彙編
少年進德彙編　四冊四角
零售　每冊一角
◉尺牘類
國朝名人書札　一元五角
張嘯山先生尺牘　二角
顧亭林先生尺牘　二角
朱鼎甫先生尺牘　二角

吳穀人先生尺牘　三角
陳其年先生　尤西堂先生尺牘　二角
惲子居先生　張廉卿先生尺牘　二角
洪稚存先生　楊蓉裳先生尺牘　二角
管異之先生　梅伯言先生尺牘　二角
芙蓉山館師友　王眉叔先生尺牘　二角
劉芙初先生　李申耆先生尺牘　二角
◉詩文集類
漢魏六朝名家集　十元
歷代詩話正編　六元
歷代詩話續編　八元
清詩話　八元
唐詩紀事　八元
八代詩精華錄註箋　一元
全漢三國晉南北朝詩　十元
王荊公唐詩百家　三元

中華民國六年五月出版

中西醫學報

第七年第十期

本期之目錄

本報全年十二冊本埠洋八角四分中國境內洋九角六分日本臺灣洋一元零八分香港南洋各島洋一元三角二分零售每冊洋一角上海英大馬路泥城橋西首龍飛馬車行西間壁三十九號丁福保醫寓發行

日商 仁壽堂大藥房廣告

◉醫療用各種藥品◉醫療用各種器械◉工業用各種藥品◉棉花繃帶材料◉閨閣用各種化裝品◉代售各售靈藥

敬啓者本大藥房專向日本著名各大廠販運上等原封藥品並寄種仁丹　日月水　中將湯　胃活　靈效丸等著名靈藥茲値交易伊始特廉價發售以廣招徠賜顧者請認明牌號庶不致誤此佈

上海虹口吳淞路〇字第一五〇號　仁壽堂大藥房謹啟

電話第四〇五七番

廣告

育兒寶鑑 奉送

本公司現印就最有益家用良書取名育兒寶鑑是書英文原本早已分送各國均奉爲至寶本公司不惜工本將此書譯成華文俾中國育兒諸家同享其益況中國育兒一道甚不講求屢以罐頭牛乳新鮮牛乳以及乳糕并不適用食品哺於嬰兒以補助乳之不足不論嬰兒月份多寡腸胃可能容納致受病而夭殤者不知凡幾間有微恙兒母閱歷未深亂投藥石致病沈重或有天花紅痧喉風等症又不預防離隔致傳染者亦不知幾許是書最講求嬰兒一切食品並治理各種疾病之善法無不便捷詳明瞭如指掌種種不勝登載如有欲得其詳細者請來函并寄郵票一分至上海廣東路大陸報館對面四十號本公司即將此書寄奉惟須注明住址爲要凡親友不見此廣告者請爲通知俾可得以問津本公司所製各種代乳粉無論中國嬰兒由初生至長成均用之體質吻合且能強健發育永保無憂如貴處藥房現無代乳粉出售請來函與敝行直接可也

總發行英京　分行上海

愛蘭漢百利西藥公司謹啓

康健指南

人生負陰抱陽食味被色寒暑相盪喜怒交侵既非木石難成金剛不壞之身故虛弱者多而健康者尠或先天不足或後天失養加以心力勞瘁腦系耗竭因而百病叢生死亡相繼職是之故吾人對於調養身體一事誠不可視爲非當務之急矣茲欲求調養品之最爲妥善而無一弊者莫如購食本公司拜揶珍補系粉蓋此粉係用奶脒[illegible]膠麵糖與鈉錫鎂之醣硫强礬集合製成質料精純氣濃味美凡氣體虛弱者服之無不身强力壯病後新愈者服之無不康健如初心神腦系衰耗失寢者服之無不心寧腦安精神暢旺以及血虧損瘦或消化不良者服之立奏奇效婦人育嬰乳哺費力者服之尤滋補益按其養益之功尤推補品中聖藥且此粉之特點其雜合之醣硫强礬如平常食品中之非醃底質不致令人便秘故其功效尤在市上所售各種相類之粉以上惟願邦人君子留養身者一經試服當知斯言之不謬也

上海廣東路四十號愛蘭漢百利有限公司啟

中國最有聲望者

述及如何能得身體康壯延年益壽

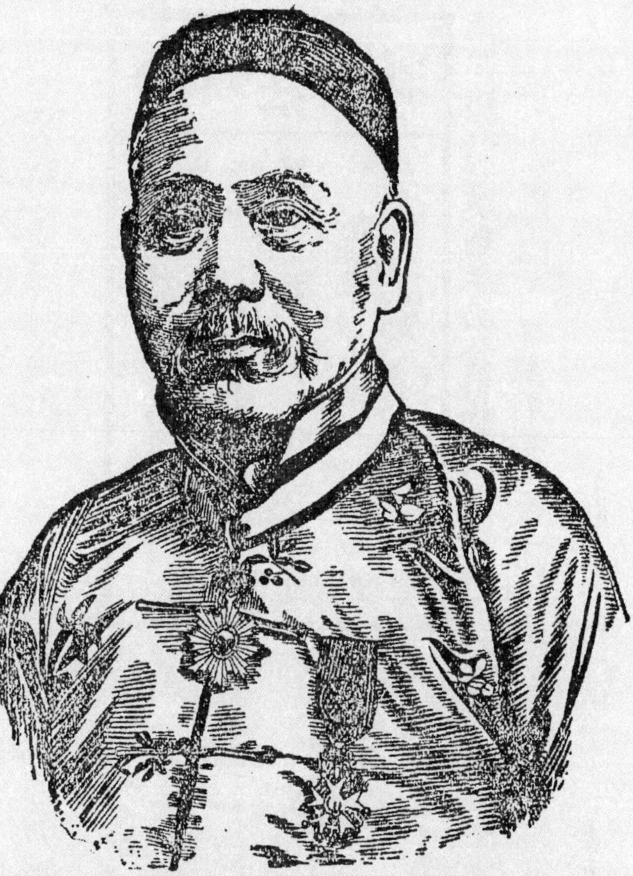

今日中國人之中欲得如左公秉隆之顯赫者數不多覯也其外交熟練現下告退隱居於香港九龍彌敦道九十二號門牌左公於一千八百七十八年爲英國倫敦中國欽差衙門繙譯員歸國後服官垂三十年均係重要位置卽如總辦廣東洋務局繼任駐英欽差衙門頭等參贊後爲前清欽命駐劄新加坡總領事官各國均有頭等寶星相贈卽如日本與法蘭西是也其學問淵博爲英國舉人出身左公秉隆雖年已高久居熱帶新加坡等處其身體康壯逾恆足徵韋廉士大醫生紅色補丸之功效卽於一千九百另九年在新加坡總領事任上遺書表揚恭錄於下云

韋廉士大醫生紅色補丸之聲名聞之已久故余親自試服果覺脾胃强健氣體充盈種種奇功筆難盡述因思此丸創製多年衛生家莫不奉爲至寶早已風行海內凡我內地諸省倘知寶貴廣爲銷售俾我四萬萬同胞共登壽域豈不猗歟爰爲之書以徵實驗

且在左公秉隆服用是丸得獲强健迄今八載有餘及至今日仍稱道勿置弁云如若應需補藥之際仍需補用

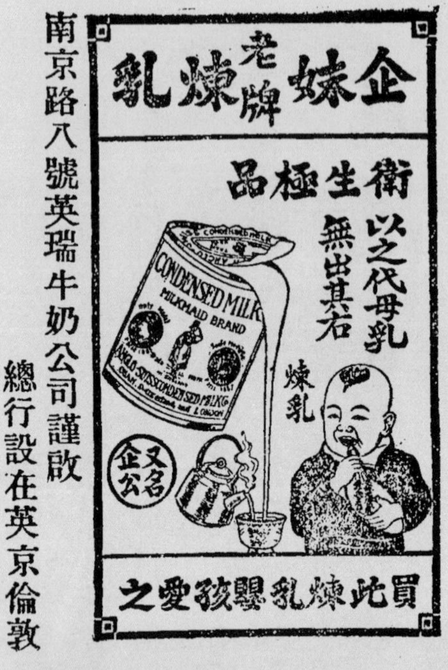
企妹老牌煉乳
衛生極品
以之代母乳
無出其右
CONDENSED MILK
MILKMAID BRAND
煉乳
又名企公
買此煉乳嬰孩愛之
南京路八號英瑞牛奶公司謹啟
總行設在英京倫敦

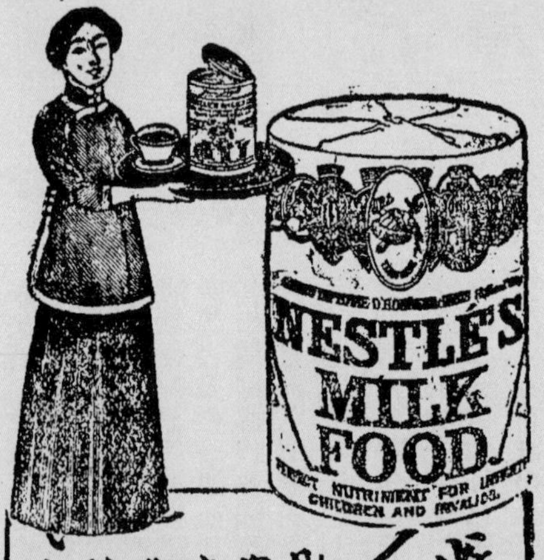
NESTLÉ'S
MILK
FOOD
PERFECT NUTRIMENT FOR INFANTS
CHILDREN AND INVALIDS
雀巢牌補身粉
俗名牛奶粉
凡婦孺老人以及衰弱者服之均能養身壯體
凡患寒熱病癆病或腸胃病等服之為最適宜之補品也

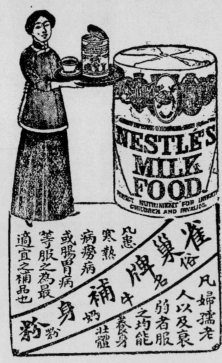

飲酒爲人體之害（錄青年進步）

王調生

酒之種類至近世而益繁其爲用或以宴賓或以療疾以此爲限原非作爲常食也然至今日各國人民多以酒爲嗜好品常日飲此不計其他於是酒之弊害日出不窮奴叱妻子詈辱友朋道德上之害也忿爭好鬬毀物傷人法律上之害也而尤要者則以體質之敗壞爲萬不能免者此誠社會上之大不幸事社會家兢兢作禁酒之勸告者良非得已也

據各國名醫之調查報告營養化驗所之分析知酒入人身善於收集飲者之腦筋脊髓直接中其作用故衛生上酒之爲害當以神經之受害爲最酒有壓迫及痲醉神經之力分量雖少亦有不良之效果如飲啤酒半瓶卽能使神經痲醉飲至二盃及四盃則記憶數目之力必大減弱通常意思之聯貫至此乃有所不能啤酒爲酒中最淡者含有酒精成分極少其作用猶有如是更驗酒與記憶力之影響知飲酒不必酣醉記憶力卽減十分之二空腹飲威士忌酒四茶匙記憶力卽大受其害有西人誦希臘詩歌有時且誦且飲酒六月而後復習舊課則曩日飲酒時所誦之詩遺忘甚多蓋以腦筋受酒之暗損而詩歌之印入者卽不能充分清澈也又排字工人飲少量之酒工作

力卽銳減而誤點則增多亦其腦筋受酒之刺戟節制之力遂爾弛懈也

飲酒之後血液中之赤血球能力卽見薄弱大抵飲四百五十方粍之香賓酒紅血球之低鹽溶解力卽減少十分之二惟白血球殺除微生物之力不易受酒之影響故舍腸熱病外人生抵禦傳染病之機能僅沈湎於酒癖極深者乃見減退耳

飲酒之後食慾與體力似見增進然此不過一時之興奮非有限本上持久之効用逾時而後其所消失者或較增進者爲尤多既得不償失復何樂而爲此顧飲酒之害既甚彰著人雖至愚何忍以危險之物作自戕之具原夫人之所以樂於飲酒也謂可以助消化進食慾活血輪健腦思冬可生暖夏可禦暑疲倦時可以生力煩困時可以解憂一般青年聞之每爲所惑由是墮於酒癖不知其收效適與期望相反茲據各國名醫考察所得揭其弊害如下

酒中之酒精能減少胃液之分泌故酒於消化器官殊有損害飲酒後食慾增進者是乃戟刺之作用非消化機能之眞强也消化機能弱而食物增多胃之擔負乃益重不能勝任此飲酒者所以常罹胃弱及消化不良之症也常人飲少量之酒或可增加血壓增速血行惟一激之後卽繼之以痲痺脈管與運動神經失其知覺心臟動作亦卽

減弱而體質中之循環作用乃益見其呆滯焉且人人當酒後言語增多舉止輕率此時妄念幻覺交戰於中擾其清明之神志是以雄辯家當演說之前無敢飲酒者蓋知酒入人體組織之中常吸取血液中之養氣自燃化爲炭養氣及水其增人之熱度云者即取內部之熱使之燃灼於皮膚間也其又能減人之熱度者即養氣被奪內熱消散之謂而其實皆有害於衛生況劇熱之後必繼之以劇寒人體焉得不傷而謂其能禦寒減熱誰其信之

若夫謂酒能生力而不知其一度振奮之後必繼之以更甚之怠倦又如云藉以解憂則由其能痲醉神經令人失其知覺此其作用與嗎啡鹹之止痛相似痛不因嗎啡而止僅以嗎啡而變爲痲痺耳總之就消化循環知識寒暖疲倦憂愁諸事皆有害而無利人之以飲酒爲有裨者皆不明於生理衛生之學者也飲酒更有害於人生之壽命美國各人壽保險公司區分保客爲三級一完全戒酒者二偶飲少量之酒者三時飲少量之酒者計其死亡之率第一級比諸第二級低減百分之十五第二級比第三級又低減百分之二十五飲酒之促人壽命顯然可見至於嗜酒而不知節制者公司皆不願承保蓋嗜酒者雖不自惜其生命而公司則不能不惜其資本噫可以警已

上言飲酒之害足以壞道德背法律破營業傷生命此項不良之嗜好極所應戒歐西人士飲酒之癖過於華人今以戰事之棒喝已急起而戒除彼因覆轍回車我當借鏡知懼敬告青年幸勿耽於麴蘖而自隳其圭璧之躬也

肝臟衛生說（錄青年進步）

錢泰基

肝臟爲身體中最大之腺位於腹腔之右橫隔膜之下其平均重量爲五十英兩血液之供給異常偉大蓋胃腸脾之血無不行經肝臟而達心臟也肝臟於人身之功用甚多其主要者有四（一）分泌膽汁（二）貯藏自消化中所得之糖質以待肌肉之需用（三）自血液中之廢料產生一種質料名曰尿素使腎臟易於排泄（四）提取血內之毒質於膽中排泄之如肝臟失其分泌膽汁之功用必生積滯及便結之症若肝臟失貯糖質之功用必致患糖水症若肝臟不能製造尿素必釀成痛瘋如肝臟不能提取血內之毒質則自腸中未消化各物發生之毒質及飲食不慎吞入之毒質均足爲身體之患故肝臟居於胃腸與循環器之中間如一邏卒嚴防毒質之入血液是其維一之任務也

作過度。缺乏運動。以致頭痛目眩嘔吐。嘔吐既屢。小腸之積物。翻出。小腸。積物。本染有。膽汁。以此之故。乃謂病起於肝臟。不知其由於腦。中血。液。循。環。之。攪。亂。也。類此者尚有多端。認病不眞。以致藥石誤投。爲害多矣。

今舉主要之肝病數端。使讀者知所以防衛之道。

嬾肝症 Sluggish Liver 此病凡執坐作之業者多犯之。蓋膽汁之分泌。較諸他腺分泌之壓力爲弱。而膽汁之達腸臟。必流經複雜之網形細管。其摩擦阻滯之力則甚强。人當呼吸之吸入時。令横隔膜下壓。緊擠肝臟。使居於在下之臟腑。與在上横隔膜之中間。膽汁由此傾出。故各種運動。使呼吸增進。卽能增進膽汁之運行。而以馳馬爲最有力。嬾肝症者。卽肝嬾而不作工之謂也。其病象爲大便之多寡失度。一日可極少而暗黑。一日可極多而蒼白。面色黃瘦。眼珠呈膽黃症之狀。食後滯重。精神委頓。其治法須爲適宜之運動。服輕瀉劑。戒飲酒。勿食滋養料過豐之食物。服鹽酸及龍膽製成之補劑。

肝黃症 Cirrhosis 此症之起。由於供給肝臟之血。屢含毒質。其最普通之毒質。出於酒精。好酒之徒。多犯之。肝臟爲有毒之血所刺戟。成爲血瘀。致其纖維組織長大。重要精細之部分爲所侵蝕變成一種纖維體原始肝臟之質素存留無幾因此發生二種結果其一肝臟行使功用之失當其二纖維質長發時逐漸緊縮阻礙肝臟血脈之流行以致胃脾腸均受血瘀之患患此症者晨間覺有病覺纏繞胃口不佳以血瘀之結果成爲痔瘡終成水腫因肝臟麻木之結果以致身體瘦損衰弱其主治之法則用水銀丸及瀉鹽以治其血瘀如遇水腫則於不得已時當由醫生施用手術開去腹藏之水若病人瘦損過甚當進已經化解之食物

膽石 Call Stones　膽石發生於膽囊或膽汁管膽石有二種一爲紅色一爲白色紅色者自膽汁中發生白色者生於膽囊及膽汁管之壁間形狀大小不等小者如細沙石大者如雞卵膽石在膽囊之中絕無病象驗尸者往往見之若膽石強下膽汁管則覺劇烈之痛楚膽黃症隨之而起矣

含水胞腫 Hydatids　含水胞腫乃生於人身內之膿囊爲一種寄生蟲名德尼亞意企拿壳克司 Taeniaechinococcus　所釀成者此蟲生活於犬之腸臟其卵隨犬糞排洩而出傳染於水芹菜或他種食物由是入人體中而孵化其幼蟲得遊行自在於血液之中由血液傳至肝臟有時或至他部釀成膿囊膿囊之周圍發腫患者始覺痛苦於

挨斯蘭島及澳大利亞洲。人犬往往同寢處。患此病者尤衆。

膽黃症 Jaundice　膽黃症乃皮膚現膽汁之色。其病因在。主要之膽汁管。或其支管。有阻隔。使膽汁不能自肝臟外流。膽汁既包圍不能洩。遂吸收入運行之血液。自血液內藉洩溺唾涎汗汁排洩之。更有淤積於皮膚內及身體之他部分者。此症起後。膽黃之色。先露於眼白。然眼目內部之侵及。則在極後。膽黃症之奇特者甚衆。然亦少見。今但就其普通者言之。兒童產後未幾。往往有膽黃症。不數日即愈。毋須醫治也。年幼之人。生膽黃症者。由於消化不良。以致膽汁管發腫。通至小腸之口堵塞。中年人之患膽黃病者。大抵由於膽石之爲患。而以肥胖之婦女爲尤甚。其在年老之人。往往因於胰或肝之癌腫。以犯水腫病及衰耗者。爲尤著。患膽黃症之人。皮膚常覺癢。精神委頓。然無大害。少年之患此症者。當戒豐腆之食物。服輕瀉劑。避寒冷。休息腦力。自能痊愈。病之綿延。可自二週至六週。膽黃病之由於膽石者。治療之法大抵相同。惟膽石絞腸痧當急延醫生治之。

便結 Constipalion　便結之原因不一。而肝臟失其分泌膽汁之功用。其一也。欲防止便結。當先知便結之所由來。如專食柔軟富於滋養料之食物。進食太多太速及次數太頻缺乏運動激刺過度腦筋罷疲飲茶過甚（茶中含有收斂性之炭匿酸 Tannin 使食物不易消化）偏重於澱粉食物如米麥之類均足以致便結故尋常便結症先當注意飲食大都便結之人由於不飲水如能於晨興之後及晚睡之前各飲開水一巨觥即見效力新鮮果實與新鮮菜蔬均能利便之物而以進之於晨餐前或與晨餐同食爲最佳患便結之人每日能自行按摩腹部一刻許運動腹部肌肉亦爲輔助大便之法須按日行之不可間斷此外打球乘馬划船舞蹈及柔軟體操器械體操之與腹部肌肉有關者均極佳步行次之

患便結者當用此等自然醫治之法愼勿釀成服藥之習慣醫治及防禦便結之最要者爲按日準時大便初或不得當每日勉强試之一日不成待至翌日一定之時更試之利便之藥及大腸灌水法必至不得已時始用且宜得醫生之指導蓋常人不知藥物之性往往投之旣屢藥物亦失功能轉爲便結之習慣堅其壘壁非增其量不能奏效矣

有馬立師博士 Dr Robert T, Morris 者以黴菌言生理謂人身爲黴菌繁殖之地消化進行時黴菌攫取食物中一部分之養料釀成各種毒質然康健之人體中具有天然之能力足以排除此種毒質肝臟即排除之機械也多數毒質運至其內肝臟以科學的方法實施其作用肝臟之外又有他種機關同具排除之功用者人能循天然之則行之毒質無能為害如人食適當之食物不致過度消化器中之黴菌因以減少受體力之配制凡用腦力之人當為適當之運動使體內之毒質得以養化而免其害勿使體力腦力過於困倦俾黴菌乘隙而施其敗壞之能力晚寢晚起失清晨爽健之氣衰身體制黴菌之力感情過度亦足為身體之害無論其為忌嫉為憂傷為煩擾為忿怒身體莫不受其惡影響常見過用感情之人即欠缺運動之徒蓋感情敗壞精力之影響使人懶於為各種動作迨至人身本能不足以制黴菌黴菌之勢盛產生之毒質多肝臟失排除之功效病即原於此矣故謹飲食勤運動早寢早起懲忿窒慾為普通養生之道亦即肝臟衛生根本之方言肝臟衛生者可不注意乎

美國衛生學會刊布一小册中言關於肝臟衛生運動之術頗有可注意者。茲撮其要義為讀者告。

在瘦瘠血枯。兼姿勢不正之人。可用一長方木板。擱起其一端。令作傾斜勢。患者於歸寢前臥其上將身體舉起作弓形。傾全身重量於踵及肩。上下起落自十次至二十次。

過倦則減其次數如是可恢復腸臟正式之部位強健腹部之肌肉
其在常人則戶外運動如划船擊球馳馬登山苟行之有節制大可獲益如不能爲此種運動則機械運動亦佳然運動過度無益有損運動員及勞作過甚之人罹便結之症者往往見之

行腹部深呼吸於腹上置二磅至四磅之重物隨呼吸爲起落如是行之殊爲有益

樹搖法運動者作正立之勢將臂直伸過首於是向左右搖動踵舉向上兩臂動搖如樹枝

舉腿法運動者作正立之勢兩手下垂將右股舉起與身體作直角形而脛則與股作直角形隨卽將脛向前直踢作平線於是以腿向後拖至復正立之姿勢更以左腿爲同一之動作

吾人早起沐浴後或爲單簡之體操後已予小腸中積穢輸入大腸之機會於是可背臥於榻兩足舉起腹部之肌肉放寬以右手輕壓腹下之右方覓取大腸之首端以之向腸骨凸出處左右搓動幷將大腸之首端徐徐緊壓於手指與腸骨之間更以左手輕壓腹下之左方覓取大腸之尾端施同一之動作此爲刺激腸臟正式動作之簡單

而最有效力之法。尋常醫生。均能指導病人爲之。此種運動當自右方起。即大腸與小腸連接之點也。

服市間流行之藥丸瀉劑。最易成爲慣習。究之於人。無益有害。蓋藥物之爲物。有如鴉片。偶用得當。成效立見。習慣用之。無有不受其弊者。祛病延年。有利無弊之道。惟有於飲食。動作。生活上。使事事有以適應。及發展吾人身體之本能。而返之於天然。今人固不能如荒古以前。茹毛飲血。穴居野處。然現世奢華之風。與夫好逸惡勞。深居簡出之習。實爲衞生之大障。疾病之厲階。不可不亟求矯正者也。

飲乳與睡眠之時間

爲人母者。養育嬰孩事之辛苦。實非尋常可擬。若一不愼。遂致嬰孩身體違和。惹起種種疾苦。甚且生命亦爲所奪。在有經驗之母。或者不致失敗。若使初產輕年之母。當之不具判斷常識。必且未知所從。即如嬰孩飲乳。亦宜規定時間。否則嬰孩且受其害。故特誌之。以供參考。假定每三小時。嬰孩飲乳一次。間有時刻未到之先。嬰孩即因饑哭泣者。斯時在有經驗之母。必能嚴守規定時間。任其自哭。但以愛子之心。本乎天性。常有不忍嬰孩哭泣。規定時間未到。即飲以乳之母。此即招害之由來也。蓋因母體狀態不能始終如一。故有飲五分鐘。能分泌百瓦之乳者。有飲十分鐘。始僅得五十瓦耳。皆不規定時間之所致也。在身體健旺之嬰孩。飲十分鐘。即能達其必要以上之量。遲至十五分鐘。必致乳房空虛體弱。嬰孩吸力單薄。又不可與健旺之兒同比。故飲乳之時間。不可不規定也。睡眠時間在身體康健之嬰孩。初生之際。以十八九小時至二十小時爲度。漸次減少至十小時止。爲通常之規定。如在夏天睡眠時間。可畧減短。春秋兩季。則稍爲延長云。

急性化膿性疾患之救急療法

孫祖烈

有機體有一種之治愈力及防禦力對於自外界侵入之病因有自己防禦之減退絕滅之之作用即某種之病源體如侵入有機體內則體內組織起反應而就防禦素或殺菌素將病源體悉數屠盡之傾向急性化膿性炎症亦大多如此質言之急性化膿性炎症者不外乎行於侵入身體內之化膿菌與身體組織之間勝敗不明之戰鬪也如化膿菌之勢力微弱且爲數甚少則因不能對抗於身體組織之殺菌的防禦素僅惹起輕度之炎症而已雖不至於起化膿而被擊退反是防禦素之力過於微弱且遇多數有力之細菌侵襲時則不形成化膿屢起廣汎之組織壞死至細菌之力與有機體之反應的防禦力殆相參半則該部必來化膿一旦化膿且其勢猛烈勝敗不能決定幸而組織力占優勝之勢則使炎症鎮靜或得限止其蔓延不幸而細菌之勢猖獗則炎症蠶食四鄰而致其蔓延且細菌及細菌毒介循環系而汎濫於全身遂使生命陷於危險之淵

故患急性炎症之際必發見局所性並全身性反應或謂係腫脹或謂係浸潤或名之爲充血發赤或名之爲體溫昇騰要之不外乎對於侵襲之細菌之有機體之防禦工

事。但此等症狀之一進一退。彷彿表示兩者之戰鬥力相等者。吾儕醫生擔當救濟之責任者。此時宜增强自然之防禦力。極力護助組織軍。彼之濫用解熱劑。而我自減弱有機體之反應機轉。爲吾人所常目擊者。但謂彼反左袒細菌。而陷擠有機體於不利之狀態者。甚爲謬誤。對於急性化膿性炎症之救急處置。吾人不可不涵養此種之知識。而講適正不誤之方法。

急性化膿性炎症之療法

不與反應於細菌之侵入之炎性機轉對抗。甯以勿使傷害被侵襲之組織。以援護其劇烈之戰鬥爲最良。如欲達此目的。則以掩護繃帶患部。而使之安靜。且防遏遮止外來之諸種障害爲第一。有時則須切開炎症部。而使排去或減少細菌及其毒毒爲必要。此種之處置。如行之早期且適當。則有機體得奏凱歌。且戰鬥時所耗費之組織之頹敗缺損。因之亦可減少。

炎症之初期　於患部施固著繃帶。而使該部絕對的安靜。萬勿可用手指觸之。惟須注意不使由於無益之壓迫。驅逐蔓延病菌於隣圍組織內。由於吸角或鬱血帶。雖起輕微之鬱血。然往往有使吸收之之效。惟在輕症之炎症。則由於頻回交換之濕罨法。不來化膿。而得使營完全之退行者居多。冰冷法用途雖廣。然在表在性炎症。則反起

血管收縮其甚者則來血行靜止因之使炎性轉機緩徐但在深在性炎症則隨緩徐其病機而期待其離劃大有效果

炎症性疼痛　施行適正之繃帶兼高舉患部爲必要之事再助之以軟膏或濕罨法與愉快之冷感與弛緩於炎症性緊張之皮膚有時施行氷罨法奏鎮痛之效麻醉藥之投與或注射務必避之

高熱　如爲表示炎症之蔓延與炎性產物之瀦溜及全身障礙之程度者則體溫昇騰而不下降或弛張過甚而兼來全身違和如無局所症狀減退之徵則不論其炎症之存否用刀於炎灶行十分之截開其時一則弛緩組織之緊張一則由於毒素細菌膿等之排去立即鎮靜疼痛同時體溫下降在由於波動之感膿之有無不明瞭之時則當立即切開不可躊躇對於高熱而濫用解熱劑則不特使化膿病機之經過遲徐執拗反能減弱身體組織之細菌對抗力且使身體益行衰憊列克賽爾氏有言曰凡外科醫生宜廢去解熱劑而不用

如欲切開則於患部行救急消毒法(殊於沃度丁幾塗布消毒法)隨疾病之輕重施行全身或局所麻醉用救急的消毒之藥品因避去貴重之解剖的形體之損傷逐漸

將刀進入充分深廣切開之於切開創則徐徐栓塞沃度彷謨綿紗於灣狀之深創部則挿置側壁有多數小窗之橡皮管而使之排膿置厚濕性或乾性殺菌綿紗於其上再覆蓋脫脂綿一層然後施行繃帶高舉或懸垂手術部而使患者安臥

一 皮下蜂窩織炎 Phlegmone

在限局性蜂窩織炎則因細菌及其毒素之力不能拮抗組織及組織液之有力防禦故不十分增惡蔓延於一定度之後自然靜止因之臨牀的症候亦不重篤但在急性瀰漫性蜂窩織炎則其病勢猛烈蔓延甚廣四周侵及四肢或全軀深處侵及筋膜腱筋層等更達於骨速使此等之諸組織死滅同時更於左記之危險至使患者死亡

一 侵及生活須要之臟器　患皮下蜂窩織炎時則因皮下靜脈罹血栓性靜脈誘致病毒於深部卽在顏面及頭皮之蜂窩織炎有誘起腦膜炎之危險在頸部之蜂窩織炎則有催起聲門水腫及縱隔膜炎等之危險

二 自血栓性靜脈炎使化膿性凝血塊離開將其遠達於諸臟器而喚起肺栓塞肺膿瘍及其他致死的轉移性病症

三 全身傳染　戰勝有機體之防禦力之細菌及其毒素汎濫於有機內而來全

身傳染

對於此等危險之病症而得挫滅其猛勢遮遏其蔓延豫防其全身傳染等者僅有充分之切開而已至將其切開則鑑於其全身症狀有時用局所麻醉已足蓋在全身症狀已明瞭之時或患者十分衰憊之時則全身麻醉亦不免爲一種之危險故也廣切開皮膚終則能按病機進行之經過而追跡之再造作對孔而便於其排膿挿置排膿管而施繃帶此際全身療法中最要者爲服强心藥不關於如以上之十分切開高熱依然而不下降全身症狀益行重篤之際則不得已施行患肢之切斷或關節離斷患者之生命或有一線之希望

二　癤瘡及癰疽 Furunkel u karbunkel

發生於無害部位之小癤瘡大抵多爲限局性者在一二週以內壞疽性塞子脫落漸次貽留小瘢痕而治愈爲常但由於其膿之膠著於其附近或遠隔部散發多數之新癤瘡或介淋巴及血行路而於高熱之下致其病毒於全身因之來轉移性骨髓炎關節化膿內臟器之轉移性疾患等者有之在初生兒或糖尿病患者則因本病而死者頗多於患癰疽時則其危險更甚其廣延深達之結果爲發熱腫脹疼痛等高度發育

之迅速組織之崩潰全身症狀之重篤實有可驚駭者且於患部之靜脈起血栓性靜脈炎蔓延及於其附近或誘發化膿性全身傳染惟顏面之癤瘡及癰疽古昔名爲面疔爲東西人士所共恐怖之症由於顏面之靜脈內皆靜脈上眼窠靜脈海綿竇等直致其病毒於腦膜

癤瘡及癰疽患者無論其發於何部分當絕對的安靜患部而豫防病毒之蔓延全身症狀輕微之小癤瘡則由於安靜與鬱血療法及濕罨法等概能治愈至其症狀稍激烈而全身症狀有危險之處時則須直行切開術

鑑於全身狀態而施痲醉推廣浸潤部直達於筋膜面用燒灼器或刀爲十字形或星芒狀切開之用銳鉤離開其皮瓣之後保持刀或燒灼器之尖端使爲水平樣而自深部之健康組織將其剝離以使全病灶露出繼栓塞沃度仿謨綿紗於創腔不加壓迫輕輕施繃帶如此而炎症仍不終熄體溫亦不下降則爲切開不充分之故如患部之壓搾膿之搔除切開後之搔爬及洗滌壓抵繃帶等之機械的刺戟能媒介全身傳染者不可不注意而避之

三 急性化膿性筋炎 Myositis acuta purulinta

一致於筋肉之經過先急發硬固而有疼痛之浸潤徐徐軟化而至化膿幸而皮膚自行潰瘍而排膿則疼痛腫脹發熱等悉行緩解貽留瘢痕而治愈在擴延性者則傳間質組織而益行瀰蔓來全筋之化膿或壞死或侵蝕附近組織而無底止之所因之起全身傳染之危險頗大

在熱度甚高而疼痛腫脹激甚殊於證明化膿之際則速施行一致於筋纖維方向之廣大之縱切開充分排膿之後高舉患肢而使之安臥爲必要

四　急性化膿淋巴腺炎（腺膿瘍）Lymphadenitis acuts purulinta (Drüsen abseess)

化膿菌沿淋巴路而進達於淋巴腺則腺內直成爲一片戰場細菌與淋巴腺內之殺菌力互相苦戰健鬬而使炎症旺盛於由於連鎖狀球菌之際則淋巴腺腫脹疼痛劇甚雖輕度之觸接及些細之運動亦不能堪熱度甚高全身違和頗大始初雖得明白分劃各個之淋巴腺終則埋沒於周圍之炎性水腫中化爲一塊硬固而不呈波動之腫瘍易起廣汎性之皮下及筋間蜂窩織炎又屢屢化膿而形成膿瘍細菌之毒力猛烈之時即淋巴腺亦不堪抑制之最初細菌之侵入於大淋巴幹中亦能防遏故遂蒙

血行之侵襲來全身傳染之危險者有之

五　急性骨髓炎 Osteomyelitis acuta

本病主侵襲發育期之少年或於全身傳染之下經數日而死亡或由於關節化膿或腦膜炎等脅迫其生命爲一種危險之症如不講求早期的適當之療法則危險非常而不能治愈故本症之診斷上卒然發急激之高熱而全身症狀著明並於本症之好發部位之大腿或下腿骨部來炎症性疼痛如追及該軟部之高度浮腫或炎性浸潤則達於骨面甚明但患者幼弱或不能以他之軟部炎症說明之時則視爲急性骨髓炎而施救急手術以防止全身傳染之危險且須制限可及的骨之壞死

皮膚用沃度丁幾消毒之後施行全身痲醉繼施行愛斯買爾西氏之驅血帶用刀平行神經腱血管等而爲不加損傷之樣將筋左右排開而達於骨因膿(骨膜下膿瘍)自骨面離舉之且與署呈黃色之骨膜上同加縱切開而排膿注意徐徐拭去骨膜下膿瘍之際如含脂肪滴之膿自一骨孔湧出則押骨鑿於該部加木槌而開髓腔沿骨之長軸開放骨幹體海綿質而使排膿清淨創腔之後卽塡塞沃度仿謨綿紗

全身傳染十分危險之時則不得已決行患肢之切斷或關節離斷以保全生命

論皮膚病

萬鍾 伯英

皮膚病者。吾人身體上之皮膚。有時呈異狀。受障害而生諸種疾病之統稱也。

原因 (一)如紅斑皮脂漏等則起因於體內之病。(二)如頑癬打撲等則起因於體之外部。而外部之原因中。如發疹、有因溫度之變化而起。如蓐瘡、有因擦傷壓迫(機械性)而起。如濕爛、(化學上)有因接觸鹽水藥物等而起。有因光線之直射(由X光線而起之膿瘍性炎症及曝於日中而起之黑色)而起。至如疥癬頭瘡等。則有因寄生蟲及細菌而起。以上種種。皆須各隨其原因而施治療。

種類 皮膚病之種類頗多。夏日斑為褐色之斑。發生於顏面及手甲等處。此斑於夏日雖明顯。至冬日則脫色。概屬於遺傳性。「療法」以浸漬於昇汞水中之濕布片。四季均覆蓋其局部。但此事須由醫生處置。紅斑為皮膚表面之充血斑。發生於腹部內股等處。有灼熱之感。常發熱。其原因為熱病、尿汗之刺戟、各種之中毒、火傷、腸蟲、齒牙發生等。「療法」用撒布劑而已足。若發熱則令其服規尼涅。濕疹其初有瘙痒灼熱之感。皮面腫起後、變為小水疱。疹終遂破壞、或結軟痂、生鱗屑。多發生於頭皮、顏面、股間、臂部、乳房、陰部等處。而其原因為各種之刺戟。與不潔、貧血、萎黃病等。「療法」局部療法。

則撒布亞鉛華澱粉。兼有治原因病結痂時。而用油劑者。蕁麻疹爲淡紅色或白色而有紅暈之扁平隆起如大豆大其發生也速治癒亦速係一種急性皮膚病當發此疹時。瘙痒灼熱時有隨之而發熱者因各種之中毒、熱病、消化器病、生殖器病（女子）等而起。「療法」原因的療法。行曹達浴及內服亞篤羅必涅均能有效。苔癬發生於軀幹全體。及顏面四肢之內側等處。爲粟粒狀發疹。其色係黃赤及褐色。有時又爲深赤色。發疹爲環狀。有成排列者。起如糠檏之皮膚剝脫。其因腺病性惡液質而發者。則多於小兒。治癒較易。其因不明之原因而發者。則多於壯年。以上豫後概不佳良。「療法」以魚肝油內服外用。砒石劑亦效。但非仰賴醫生不可。皮下溢血俗稱爲血豆又名黑痣因打撲或墜落等時。皮膚受擊傷而起。初呈紫色暗青色。後變爲黃色或黃綠色。終遂消失。「療法」安靜患部。行冰罨法、或鉛水罨法。施壓迫繃帶若在四肢則可高舉末端。以制止其皮下之出血。胼胝、雞眼。原因於外界之刺戟。而局部之表皮細胞變質硬化。其面積廣者爲胼胝。其限於一點者。則爲雞眼。故胼胝雞眼。名雖異而實則同「療法」以硼酸水洗之。或用軟膏硬膏。以軟其外皮。又用薄刃將其硬皮削去。雞眼則用小刀切除之。或以發煙硝酸蝕腐之亦可。凍瘡亦名雪瘡。因受強度之寒冷而生。初爲潮紅腫起、而感瘙痒。後水泡潰瘍而覺疼痛。終遂成壞疽。「療法」在初期當以冷水冰片等摩擦。如既陷於崩壞。則當行防腐法。凡貧血質之人。一至冬季。必患凍瘡。故平時宜行强壯療法。最良者爲冷水摩擦。鱗癬表皮硬化爲魚鱗狀。其態甚醜。多發生於四肢之前面等處。無痛痒。由遺傳成不明之原因而發。於生命上雖無危險。然欲望其全赴治癒則甚難。「療法」沃度劑之內服、油劑之塗擦等。此不過爲姑息的療法而已。痒疹發生於四肢及腹背等處。灼熱瘙痒（夜間）殊甚。其疹頗小。多自幼年時代發生。係慢性。治癒甚難。而其原因未詳。或謂由於遺傳所致。「療法」須依醫生之指示。行藥湯浴。痤瘡爲針頭大至豌豆大之赤色發疹物。其尖端有面皰與膿疱。發生於顏面及胸背部等處。其發生也。男子從春機發動期、至二十五歲之間。女子從春機發動期、至二十歲之間。其原因爲脂肪分泌過多。及各種惡液質病等。「療法」以加里石鹼、倔里攝林石鹼洗之。並去其原因病。但男子過二十五歲。女子過二十歲時。則自能治愈。癜風主發生於胸部。爲扁圓黃色斑。漸次變爲暗褐色。從植物性寄生物而發。「療法」塗抹石鹼劑有效。濕爛因汗之浸潤摩擦等而生。於股間及頭部之潰瘍。多發於小兒。「療法」行硼酸水之洗滌、軟膏之貼用、亞鉛華澱粉之塗擦等。雁瘡原因於寄生蟲。瘙痒殊甚。宜用五十倍之硼酸水洗滌之。或以二十五倍之白降汞華攝林。一日三次貼附於局部。

乾癬以綠石鹼及加里石鹼洗之。或塗布百倍之苛性加里皹裂。係脂肪分少。冬季膚乾燥而失粘力。致生龜裂。「療法」從夏季始。以冷水摩擦皮膚。行強壯法。又常宜清潔皮膚以冷酒、酒精洗滌。時時摩擦。以盛血液之流通。若塗布硼酸華攝林。即能治愈。

裴爾紫氏皮膚液、亦有大效。

興奮直接障礙腦髓之血行或使心臟之運動停止而陷於死者亦往往有之今將因精神感動而頓死之數種實例舉示於左以供讀者之參攷

路易芬普爾本氏 Lou-is von Bourbon 發掘其父之骸骨恐怖過甚而卒然身死又人體解剖學之元祖威撒留斯氏 Vesalius 嘗解剖一婦見其心臟尙微微跳動不勝驚愕遂至隕命羅馬尼爾伐 Kaiser Nerva 帝受羅馬元老院某議員之嘲弄憤怒而卒死約翰罕大與其同僚爲學問上之爭論盛怒之餘血管破裂而死又俄國有名醫家北達諾斯叩氏 Bogdanouski 爲一病者施外科手術將竣事之際怒一助手不如己意忽倒地而逝又某心理學書中曾載一事言英國某地一家惟姊妹二人情好甚篤晨夕相共既而妹罹肺病醫療不效而死乃閱二週間其姊亦暴卒醫士檢查其死體毫無致死之病因此蓋與妹相離悲哀不勝而勉強抑止遂致頓死也又心理書中尙有常引用之一實例卽某人欲試驗一罪犯之精神作用而特告之曰「汝罪當死今余由汝體取血一斗汝必死矣」於是掩罪人之目聲言其足尖取血口數一升二升及數至一斗而其人已奄然無生氣矣然其實全未出血惟口數若干升而已

世人以驚愕憤怒苦慮等之精神作用卒然死亡之實例實不可勝舉故爲醫士者不

可不爲特別之注意也
內臟疾病之經過中以出血而突然死亡者往往而有就中醫家最當注意者卽慢性腎臟間質炎（萎縮腎）及肝臟硬化症經過中之頓死是也萎縮腎之大多數皆併發動脈硬化症其腦動脈亦起硬變性病變故以心左室肥大（萎縮腎之續發症狀）而起之血壓亢進突然破裂腦動脈致腦出血而頓死者亦時有之又於肝硬化症其門脈系續起鬱血因而開口其處之胃及食道等之靜脈管亦起鬱滯性之擴張而形成靜脈瘤其瘤壁突然破裂大吐血而頓死者亦恒有之事也此外於胃腸生潰瘍性變化之諸疾患其血管壁被侵蝕破壞而發高度之出血陷於急性貧血而頓死者亦頗不鮮然以此等原因而起之內出血臨牀上之診斷決非難事卽胃腸內大出血時其皮膚突然蒼白起吐血或下血遂致危及生命此固豫想所可及者而於胃腸之潰瘍性疾患其將出血以前實有特異之症狀故其爲何等疾患及出血之原因皆不難推定也
生於大動脈之動脈瘤致頓死者頗多其原因有三一因於動脈瘤之壁破裂而出血二因於心臟之突然痲痺三因於瘤內所生血栓之一部破壞游離而栓塞貴要之臟

器也胸部大動脈瘤以倫德根光線檢查之甚易證明故於疑生胸部大動脈瘤之患者必須行倫德根光線之檢査何則普通之理學的診斷法必不能確實證明之也生於心臟及血管內之血栓塊其一部破壞而栓塞他臟器以致頓死乃吾人所屢屢實驗者然臨牀上當注意之事實卽於全身營養不良之患者其血行甚緩腹部及大腿之靜脈管內發生血栓以爲栓塞之原因是也如腸窒扶斯患者等永呻吟於病榻而全身衰弱者於上記之靜脈管內發生血栓突然栓塞於肺臟或腦髓其結果必致頓死阿霍富曼氏 Aug Hoffmann 曾解剖一患流行性腦脊髓膜炎而痊愈後突然死亡者證明右腸骨靜脈內形成血栓而此血栓塊之一部破壞游離以栓塞右肺動脈之主枝遂至於頓死此固可確定者也凡生於靜脈管內之血栓其一部游離之時隨於血流而先入右心室由是而達於肺動脈栓塞其大枝遂至於頓死若小枝被其栓塞則卽生出血性之梗塞以此而直接致頓死者殆未之有又血栓微小通過肺毛細管而出於大循環栓塞腦動脈枝之際其直接陷於頓死可不待言又肺臟內高度之脂肪栓塞通常可致頓死此爲大管狀骨勞動後之危險併發症固醫家所共知者也

上述之因於出血及栓塞等而頓死者爲一般醫家所共稔故不須詳述然此中有不

可不稍稍詳論者卽因脺臟出血之頓死是也其病理雖猶無確實之說明然此種病變今日一般之醫家尙未熟知故論述如左

千八百七十四年秦氏Zenker解剖三頓死者之屍體始發見脺臟出血及半月樣神經之鬱血遂說明其頓死之原因實由於半月樣神經節所發之神經刺戟或直接因於心臟之反射性麻痺其後沃氏及苦海滿氏Orth' Kaufmann解剖因脺臟出血而頓死者亦頗有記述而其出血之原因實有種種依衰衣芝氏Seitz所調查有血管壁之病的變化循環障礙及外傷性血管破裂等原因卽因於脺動脈硬變動脈瘤敗血症之血液分解鬱血因於脺液中「篤列普聖」作用之血管壁侵蝕因於脺炎之血管壁障礙及脺之脂肪變性或脂肪增多之血管變性等是也其他如脺之脂肪性壞疽亦有爲出血之原因者脺出血之原因其種種不一如此然皆爲由大血管侵蝕破裂而起之出血故其起急性貧血以致速死可無疑也但於他之一面膵臟內之出血不能遽定爲致死原因者亦頗有之故於此際仍當以秦氏之說釋明之彼蓋謂由膵臟內溢出之血液壓迫其附近交感神經之半月樣神經節而反射性制止心臟運動遂以致死也衰衣芝氏沃氏苦海滿氏等亦皆謂半月樣神經節之壓迫刺戟對於胃

腸橫隔膜呼吸心臟血管及腦髓能爲反射性之作用以發起其機能障礙焉然洎於近時更有適切之解釋卽因於膵液中毒而頓死是也反言之卽謂膵出血致死之說尙不甚確實以腹腔內吸收膵液之化學的成分中毒而死也但發起中毒之物質非篤列普聖而爲他之成分徵於苦列克氏 Guleke 之動物試驗可知斯言之不誣又依培魯氏 Bergmann 之試驗成績腹腔內若有多量之膵液少頃卽致死亡云

自秦氏論膵出血與頓死之關係以後諸學者遂更注目於他種膵臟疾患亦致頓死之事實而報告其實驗之事例可洛伯 Klob 福來亨愷爾 Fränkel 二氏報告急性膵炎致頓死之事此種膵病乃數數使膵實質發生壞疽又併發脂肪性壞疽者其致死之由當以炎症直接波及腹膜而發起急性腹膜炎之故或膵實質內之膿瘍向於腹腔破壞而續發腹膜炎亦未可知然於他之一面謂爲膵液溢於腹腔內中毒而死亦無不合也培魯氏於急性膵炎之死因則歸諸膵液中毒云

以呼吸器病而致頓死者亦頗不鮮此以空氣進入之徑路驟然狹窄閉塞而陷於窒息也

玆先由喉頭氣管之狹窄論之其以甲狀腺腫而往往致死者蓋一以直接受腫大甲

狀腺之壓迫而氣道大爲狹窄一以甲狀腺腫大其內分泌異常致全身之新陳代謝障礙也列白爾氏 Röper 曾搜集此種頓死之實例五十四例其中之十五例爲因於急性經過之排在獨氏病而頓死者其因於氣道狹窄因於重劇之循環障礙因於精神病因於驟然增劇之全身衰弱而頓死者各一人又於亞急性之排在獨氏病而頓死者凡有四例云夫因於甲狀腺腫而死之直接原因固爲氣道之狹窄（以受腫大之腺壓迫之故）然腫大腺延及於氣道之壓迫惟發慢性之呼吸困難次則徐徐使發炭酸中毒而死其驟然陷於窒息而死者蓋以甲狀腺腫之壓迫突然亢進而既已狹窄之氣道至是而全行閉塞也然此突然亢進之壓迫非由甲狀腺腫而發乃以偶然有外部之原因加之故耳據羅垂氏 Rose 之說氣道受壓迫而陷於窒息死者惟於小兒見之何則小兒之氣道易於屈撓一受壓迫卽全然閉塞也然氣道壁受甲狀腺腫之壓迫卽行萎縮軟化故成人之氣道壁亦或以偶爾之機會而至於屈撓突然氣道閉塞遂陷於窒息而死其理固可推想而得也又屈綸氏謂氣道狹窄呼吸困難之時非常努力之呼吸補助筋以其下部之甲狀腺腫對於氣道壁而壓迫遂有發起氣道之閉塞而陷於頓死者然愛窪爾特氏 Wagner 則又反對其說謂此乃實際上

決無之事云由呼呼器致死之原因中最多者卽氣道爲異物閉塞是也異物固有種種而其大半爲由口腔落入氣道內之固形體（例如義齒）然嘔吐之際寄生腸內之蛔蟲閉塞氣道使陷於窒息而死者亦往往有之近時華爾湼爾氏 Wagner 報告之一例有八歲小兒嘔吐之際吐出數多之蛔蟲其時小兒忽神識昏迷發高度之呼吸困難二時有半卽陷於死亡解剖觀之見多數蛔蟲杜塞咽頭之內並喉頭之入口亦爲其所閉塞依普丕氏 Puppe 之說異物閉塞氣道發起窒息之器械的作用凡有三種第一異物充塡口腔及咽頭腔第二嵌塞食道之上口並掩蔽喉頭孔之全部第三直接嵌塞氣道之內是也

氣道內液體血液之吸收、及近傍淋巴腺化膿竈破壞所出膿汁之吸入等往往有發窒息而死者然臨牀上特須注意者實惟聲門水腫之窒息也蓋喉頭粘膜中會厭軟骨下面之粘膜皺襞、披裂會厭皺襞及披裂間皺襞有粗鬆之結締織故此等部分漿液易於滲潤遂起劇甚之腫脹而使喉頭孔狹窄陷於窒息而死喉頭咽頭高度之炎症往往於上述之粘膜皺襞發起炎症性滲潤使喉頭孔驟然狹窄故恒致陷於窒息也又喉頭黴毒或陷於腐敗性破壞之癌腫殆使喉頭各軟骨俱陷於壞死喉頭遂變

化爲一弛緩之嚢狀物故易於退縮閉塞而發起窒息又喉頭十分勞動之際往往有粘膜出血而浮腫以致突起窒息者

臨牀上及病理解剖上略略動人興味者即胸腺死 Thymstod 是也此多於初生兒見之分娩後突然死亡之生兒解剖觀之往往見胸腺之腫大由此解剖上所觀察葛拉惠氏 Grawitz 及其門弟皆謂腫大之胸腺壓迫心臟氣管血管及神經故突然而死贊成此說之學者頗多外觀健康之初生兒及早產兒臨牀上毫無死因之變化突然以窒息而死者黑丁格氏 Hedinger 屢屢發見其胸腺之肥大故亦斷定爲壓迫氣道及血管陷於窒息而死者並百里氏一二之解剖例以證明之（百里氏之解剖實驗確見有氣道爲腫大胸腺所壓迫成爲扁平體者）派爾託 Hart 及倍內二氏 Beneke 亦曾記載與此相同之實例而巴爾陶夫氏 Paltauf 則反對之謂胸腺腫大爲一病的素質之徵候不過淋巴性體質 Status lymphaticus 之一現象而已胸腺之肥大發現於一家族者曾拉的爾、虛米脫氏 Plater, Schmidt 等曾報告其事又近時黑丁格氏亦見一家族中五小兒皆具淋巴性體質而突然死亡之實例愛倫洛脫氏謂胸腺死者實爲一種之心臟死惟以疾患之本性而發呼吸器障礙耳依此說則凡胸腺肥大者雖爲年壯之成人亦必起喘息性之發作（以爲呼吸器疾患故）而於呼吸廢絕之前突然心動靜止者蓋以血液中炭酸量增多刺戟迷走神經中樞故耳故據此說則胸腺肥大固毫不得謂爲死因也然更進而調查臨牀上及解剖上之事實則於排在獨氏病患者不惟胸腺殘留且胸腺肥大者甚多基氏 Gierke 於此曾有所論述謂胸腺與甲狀腺之間當有一定之化學的關係胸腺殘留分泌一種之化學的物質對於身體必爲有害性甲狀腺欲消滅此物質之毒害故其細胞增殖遂至發起腫大又甲狀腺肥大其分泌於血液中之化學的物質大爲增加而胸腺亦腫大務欲消滅此化學的物質之力故於排在獨氏病患者若除去其腫大之甲狀腺或此腺自然萎縮時胸腺分泌之物質卽起自家中毒而至於不治云又派爾託氏近時之報告中其闡明胸腺之病理的關係者頗足資吾人之考證其報告謂有二十五歲之男子一人一日出外散步突然仆地而死解剖觀之於胸腺殘留外全身諸臟器毫無特別之變化徵諸既往症此男子平時本極健康惟近年以來時發心臟部苦惱、怔忡、心悸亢進、不眠、神經過敏之症狀派爾託氏據此而論其死因謂當由於殘留之胸腺所生有毒性代謝物質之作用而起派爾託氏欲證明此說而特擦挫此殘留之胸腺注入於天竺鼠之腹腔中閱二三時後後肢麻痺脈搏增加該動物之狀態似甚覺胸部之苦悶者繼卽突然而斃剖檢及鏡檢上諸臟器不過充血而已而惟副腎腫大特甚其割面呈暗赤色以鏡檢視可見其血管充張及二三溢血之處據此所見派爾託與明可司基氏等皆確信胸腺分泌一種有害于心臟及血管之物質而無疑又謂胸腺之殘留恐爲淋巴性體質所特有欲消滅其分泌物質之毒害則全需甲狀腺之作用若其分泌量過多甲狀腺卽起分泌之病理變化如排在獨氏病特異之知列阿乙精分泌增多卽是也

就派爾託氏動物試驗之成績觀之頗爲一種有興味之現象據派爾託氏所推想謂胸腺產生之代謝性物質其作用必當反於副腎分泌之亞度列那林能使全身血壓沈降脈搏頻數至胸腺液注入動物體內而副腎卽腫大者想爲欲反抗胸腺液之作用自然發起之代償的現象也

總括上所論述則胸腺死之原因實有二種其一、卽壓迫近傍之重要臟器使陷于窒息其二、卽於淋巴性體質之人殘留之胸腺輸入一種有毒之代謝性物質於血液中發起全身中毒而死也肺病中致頓死者則為肺動脈核之栓塞此為生於末稍靜脈管或心右室內之血栓塊破壞之後隨於血流而栓塞肺動脈枝者然據近時斯丟爾伯氏 Stuelp 病理解剖上所見而論之則因肺動脈栓塞而突然死亡者必肺動脈幹或其主枝全部或大部分被其閉塞而然至於脂肪栓塞苟非肺毛細管全為脂肪球所栓塞則必不能為死亡之原因然於肺之脂肪栓塞其脂肪之一部分安然通過毛細管入於大循環系內由是而達於腦栓塞其毛細管而始致死亡者實最為多數也

患肋膜炎之際其多量之滲出液壓迫肺臟使成無氣肺而突然死亡者徵諸拉氏 Lichtenstern 蒐集之實例亦已甚明然此突然之死亡實非因無氣肺者似由於續發性變化（例如心臟之疾患栓塞等）而然也

神經中樞之最重要者延髓是也延髓既為呼吸及心動之中樞又為血管運動神經中樞所在故延髓若生病的變化則此等中樞之機能全行廢絕而遂至死亡延髓之障礙以致頓死之原因實有種種如上部頸椎之疲勞及脫臼直接壓迫延髓或損傷之而其所出之血液壓迫延髓即將遽陷於死亡延髓內之出血及軟化亦為頓死之原因又被覆延髓之軟腦膜內之出血例如椎骨動脈或基礎動脈瘤破裂之出血直

接壓迫延髓而使其機能痲痺以突致死亡又不待言也又第四腦室底之病的變化亦每爲頓死之原因如以囊蟲寄生而頓死之事徵諸歐洲諸醫家之報告固已甚明至其死因則斯梯希及海兒氏 Stich und Heller 皆謂因於囊蟲運動腦室內壓迫之亢進然此外如腦室內之液量增加而內壓亢進亦足致卒然死亡也而其室內液量增加之原因依抹氏 Marchand 之說謂以囊蟲閉塞馬氏孔之故庫喇及裴米希氏 Kratter u' Bömig 則謂加倫氏靜脈被壓迫所致佐藤氏（日本醫學家）則謂爲惠本提姆炎症性刺戟之結果然於他之一面如薛伯列爾氏 Schöppler 之實驗以囊蟲包之破裂致室之內壓亢進而死者亦其一原因也

腦水腫之症亦有障礙延髓之機能而陷於死亡者先天性腦水腫之中有達於異常高度而尚能保存生命者亦有速卽於死者後天性腦水腫速死之原因海兒氏謂多由於呼吸中樞之痲痺而解剖觀之惟於第三及第四腦室呈高度之慢性水腫全身諸臟器則皆呈窒息性之變化然腦水腫患者受比較的輕度之震盪卽出血以致頓死者亦頗有之海兒氏曾見腦水腫患者由高處墜落而頓然身死（其墜落之度在健全之人決不致頓死）其原因所在尚未能確實判定大約以墜落而身體震盪腦

毒

（二）第一條第二類傳染病之吐瀉物排泄物須用生石灰或木灰汁消毒至呈强鹻性而後已

（三）食器被服寢具等須行煮沸或用蒸汽消毒

（四）不易消毒之物須刷掃之數日內暴諸日中

第十一條　消毒所用藥劑及其用法如左

（一）石炭酸水（二十倍）（以結晶石炭酸五分鹽酸一分水九十四分溶融作之）用以消屍體吐瀉排泄物及器具居室手足等之毒其施衣類須用不加鹽酸者

（二）生石灰末（生石灰注水少許以成粉末者但須臨用製之）用以消吐瀉物排泄物等之毒其量須用應消毒者五十分之一又消溝渠垃圾及地板下等之毒須用石灰乳（十倍）（以生石灰一分水九分混和作之）至用生石灰乳法宜用生石灰末但以此消吐瀉物排泄物之毒其

量須用應消毒者五分之一。
遇不能得生石灰時宜用木灰以消毒患霍亂病者之吐瀉物及患赤痢病腸窒扶斯病者之排泄物其量須用應消毒者五分之一如用灰汁以木灰一分和水四分煮沸製成其量須用應消毒者同量但煤炭灰藁灰其效與木灰不同

(三)綠化鈣水(二十倍)(以綠化鈣五分水九十五分混和作之)

用法用量並同石灰汁但須臨用製之

第十二條　此省令並適用於幼稚園

第五章　救急療法

第一節　人工呼吸法

人工呼吸法者氣息全絕而再起其呼吸之法也其法分二種

第一人工呼吸法　使患者仰臥開口引伸其舌救者跪於頭旁把患者之兩肘上舉至頭側使空氣流入肺臟大約二秒時間(緩呼一二三之間)更把患者之兩臂下壓於胸側使空氣流出肺部亦二秒時間如此反覆行之自能起其呼吸也

第二人工呼吸法　使患者仰臥開口引伸其舌救者把患者之臂上舉於頭側再下降於胸側如第一法又一人跨跪於患者之腹部將兩掌齊壓胸前以兩拇指向着心窩同時壓迫使肺中之空氣流出約二秒時間急放兩手由胸廓自然之開張使肺外之空氣流入亦二秒時間如此反覆行之而呼吸自起矣

第二節　止血法

創傷之出血分爲三種血液平等流出血量不多者毛細管出血也血液流出頗劇其色暗赤者靜脈血也血液噴出其色鮮紅有互相衝突之狀者動脈血也靜脈與毛細管出血無甚危險稍大之動脈出血頃刻間皮膚蒼白殊爲危險茲述止血法如左

一止血法之最便而無妨者用彈力性之脂綿緊縛其創口最妙

二傷在指頭出血不多用繃帶或手巾等物緊縛創部之上方暫時遏制其血液之循環令不出血

三四肢受創應高舉而減輕其出血量然後用脂綿或消毒布緊縛創部如尙血流不已卽以已之手指猛力壓其創部之上方

四頭部出血則頸側臥用拇指猛壓其皮下隆起之頸動脈

五用布片或綳帶等緊縛創部之時必先醮以冷水則布收縮

第三節　一般救急法

脫臼　脫臼者骨與骨之關節互轉其位置也患此者卽令人起其脫臼使以兩手堅持上部之骨別令一人握下部之骨盡力牽引卽可還納如故倘無效患者務保其安靜用冰囊冷却其局部或用冷水布片覆之速延醫療治

螫咬　被毒蟲狂犬螫咬時宜以三十倍石炭酸水洗之或以冷沸水洗之或敷以安摩尼亞水或蟻酸亦效

火傷　傷部塗油液更以布帛靜掩之

中毒　多飲清水或以指攪咽頭使之嘔吐

腹痛　貼芥子泥於心窩溫暖腹部內服重炭酸鈉少許

吐瀉　病者當安臥別室溫暖腹部同時乘起胃痛則施罨溫法排泄物須用石炭酸水消毒

鼻衄　使鼻中吸收冷水或以棉花栓塞鼻孔

喉梗　先開其口探二指於口內拔出硬物倘不得出則推患者俯伏墊硬物於心窩

以手。掌。拍。其。背。後。即。出。

灰塵入眼　以清。潔。冷。水。洗。拭。之。即。愈。

第四節　學校應備藥品及器械

(一)二十倍及五十倍之石炭酸水　五十倍之石炭酸水。專治一般外傷。用脫脂綿或繃布。蘸敷其創部。又二十倍者。專供消毒之用。

(二)硼酸水　用以洗耳鼻等之外傷。及眼口等部。其效用與五十倍石炭酸同。

(三)阿摩尼亞水　用以敷治蜂螫之毒。或於氣絕之時。令患者嗅之。但嗅時過長。反致受害。

(四)硼酸曷雷蒲油　塗於耳內。除去耳垢。並軟化其耳垢之硬塊者。又治火傷甚效。

(五)樟腦白蘭地　用以維持心臟。治時疫頭痛吐瀉等。

(六)重炭酸鈉　用以治腹痛。食少許。

(七)芥子泥　胸腹痛。或不省人事時。用少許調溫水、摩擦胸腹部。

(八)絆創膏　用以敷治創傷之裂口。但必蘸以石炭酸水、(五十倍)硼酸水、或殺菌水、而貼之。決不可用唾液。

(九)硼酸軟膏　以治擦傷火傷等之輕患。
(十)綳布　含有藥液緊縛創部。
(十一)脫脂綿紗　切此綿紗五寸至一尺之長。以五十倍之石炭酸水而貯蓄之。若遇創傷則敷於患處。覆以油紙再以綳帶纏之。
(十二)曬棉花　用以包被創傷之患處。
(十三)亞麻仁油紙　用以防創口或患處所塗之藥品脫落。並防黴菌之侵入。而覆其創部。
(十四)氷囊　用以冷却其局部。
(十五)水銃　用以洗滌創傷。
(十六)大橡皮管　出血之際。用以壓迫上部血管以止血。
(十七)膿盆　於洗滌創部時。以之承受流出之膿液。
(十八)鋏及毛拔　各一個。

第六章　學校醫

第一節　學校醫之職務(採錄日本校醫職務規程)

第一條　學校醫當從事於學校衞生之職務。

第二條　學校醫每月至少一次於敎授時間內至該校視察衞生上之事項而於學年之終及學期之始須特別至該校視察之。

第三條　學校醫視察學校之際須調查左記之事項記錄於視察簿。

（一）換氣之良否。

（二）採光之當否。

（三）桌椅之當否。

（四）前列及最後列之桌椅與黑板之距離如何。

（五）冬季有無暖爐煖爐與兒童之距離如何。

（六）室內之溫度。

（七）圖書掛圖黑板等與衞生上適合否。

（八）學校淸潔之實行狀況。

（九）飲料水之良否。

（十）其他衞生上必要之事項。

第四條　學校醫於視察學校之際若發見罹疾病之兒童應隨時報告其病況於校長使停課療治

第五條　學校醫應依檢查身體規程製身體檢查表兒童入學退學之際學校應憑校長之請願檢查兒童之身體

第六條　學校醫若已知學校近傍之傳染病由學校發生必須時至該校施行預防方法倘視其情形必須將學校全部或一部停閉並申告於校長及管理者傳染病發生之處若在通學兒童居住之地認爲必須禁止該兒童之來校時應申告於校長及管理者執行之

第七條　學校醫凡關於衛生上必要之事應申告於校長隨時執行

第八條　此規則施行時必要之細則得由地方官隨時酌定

第二節　體格檢查

兒童健康狀態教師固宜時常注意惟欲知身體之發育如何非精密檢查不可故每年須行一次以上之身體檢查俾與前學年相比較更與同學齡之他兒童相比較以資教育上之參攷茲採錄兒童身體檢查規程如左

浸潤至咽頭黏膜之炎症。隨本病之輕重而異。輕者僅起單純加答兒炎症。重症則發深蝕性實扶的里性壞疽。

第五章　併發症及續發症

本病之經過中。全身器官。殆無一不罹於炎性者。因之併發症及續發症。頗見頻煩。因使本病呈重篤之狀態也。大多數之併發症以連鎖狀球菌之續發的傳染。爲其原因。

(一)猩紅熱性實扶的里

本病併發症之緊要者。爲猩紅熱性實扶的里。於本病發生後。經三日乃至五日而始起者。卽咽頭黏膜、扁桃腺、口蓋弓及懸壅垂、生汚穢灰白色之斑點。速增大而形成黏膜組織之乾燥性壞疽。仝時頸部及顎下部淋巴腺甚腫脹。大概併發於前兆期中。或至發疹期。其原因多由存於炎性器官之連鎖狀球菌之傳染。而由實扶的里桿菌來者頗稀。

猩紅熱性實扶的里者。依其症狀之輕重。得區別爲三種。(一)輕症。三日乃至四五日。而局部之被苔脫落。於是形成淺在性之潰瘍。後結瘢痕而治愈。(二)壞疽性症。安魏那症狀。一時緩解。但至第一週之中。又再增惡。扁桃腺、軟口蓋等。陷於壞疽而破壞。仝時上行至後鼻孔。漏污穢而有患臭之鼻液。再進行而致起喉頭及氣管之重篤症狀。

(三)電擊性症雖無壞疽性機轉。但以敗血症之故。招急速之死亡也。

(二)化膿性中耳炎

化膿性中耳炎者。多發生於兩側。或偏側者。體溫於茲再昇騰。起耳鳴重聽。兼以乳嘴突起疼痛。而常招鼓膜穿孔。遺留耳漏。在重症者。波及其炎症於腦膜、腦竇。或腦實質。而使患者呈險惡之腦症狀。

(三)猩紅熱性多發關節炎

猩紅熱性多發關節炎者。有發於本病發生一週以內。或發於落屑期中。現關節疼痛性腫脹。其好發部位。在手、膝、足、肘等關節。分輕重二種。輕症經過甚短。炎症亦不自此處移至彼處。且數日內卽消散。重症則有時發生化膿性關節炎。有釀敗血症之處。而在所患關節膿中。可得檢出連鎖狀球菌。

(四)急性心內膜炎

急性心內膜炎者。多起於猩紅熱性多發關節炎之經過中。或不以此而發生。有爲永久的心臟瓣膜障礙之原因者。

(五)猩紅熱性腎臟炎

猩紅熱性腎臟炎者。因其發生之頻繁。與結果之重大。而關緊要。常發於第二週之末。或第三週之初。其主要之症候。爲尿起特異之變化。富於蛋白。且來腎臟圓壔及血液之排泄。其尿量則隨症候之輕重而分多寡。腎炎愈烈。尿量愈減。重者起完全尿閉。其結果成尿毒症。因而致死者不少。或移行於慢性症。漸呈續發性萎縮腎症狀。至數年後始致死者有之。顏面腹部及足部呈浮腫性腫脹。甚者全身起水腫。於臨症上所常見。故治療猩紅熱。所宜檢尿者也。

(六)肋膜炎及心外膜炎

肋膜炎及心外膜炎者。亦易併發。因本病患者。屢於漿膜併發炎症故也。

第六章　診斷

本病診斷上之最重要者。在特徵的發疹之外。發病第一日之嘔吐。(輕症僅一次。重症則發數次。間有延至二十四時者。)初期之安魏那及覆盆子舌象是也。此外顯著的脈搏頻數。亦有診斷上之價値者也。宜鑑別之疾患。如左之所示。

(一)猩紅熱與痲疹之鑑別

猩紅熱	痲疹
(1)前兆期爲發熱嘔吐及重症之喉痛。	(1)前兆期則現發熱結膜炎鼻加答兒、及氣管枝炎。
(2)咽頭充血。較喉頭充血著明。	(2)喉頭充血。較咽頭充血著明。
(3)猩紅熱疹。現於發病第二日。或第三日。多發於四肢頸部背面。（多於膝關節前脛部前膊部）後及全身。占面積較廣。爲大理石狀或點狀。口唇頤部必不侵及。且呈蒼白色。而頰部則鮮紅。	(3)痲疹則現於第四日。點點散布於皮膚上。細小而鮮紅。先發於顏面。次及於全身。且顏面之發育特著。
(4)潛伏期一日乃至七日。經過及於二週。	(4)潛伏期七日乃至十四日。經過及於三週。
(5)有口峽炎桑實等黏膜疾患。	(5)有各種加答兒。口蓋上生前驅的斑

(6)熱候高者及四十度以上。	(6)三十度至四十度。(四十度者甚稀)
(7)皮膚落屑爲板狀或層片狀。	(7)皮膚落屑爲糠狀。
(8)頸腺淋巴腺腫脹頗甚且嚥下困難。	(8)不然。
(9)有許多合併症者。	(9)合併症甚稀。

(二)猩紅熱與風疹之鑑別

猩紅熱	風疹
(1)本症之勢甚爲劇烈。	(1)弱而不甚劇烈。
(2)咽頭症狀頗强。	(2)殆無咽頭症狀。
(3)熱候以俄然而昇騰。	(3)漸次昇騰。
(4)發疹部位有特異徵。	(4)疹斑小而亘於顏面全部。無頤部之限局性蒼白色。
(5)落屑爲板狀。	(5)落屑僅微或缺如。

(三)猩紅熱與痘瘡之鑑別

猩紅熱	痘瘡

(1)潛伏期不定一日乃至七日。	(1)六日乃至二十日。
(2)發疹。二日先於頸胸等部。漸蔓延於全身。呈紅色結節狀。經七日後。有板狀剝脫。	(2)四日現於口唇前額等部。一日起水泡。經八日而化膿。
(3)舌象呈覆盆子狀爲特徵。	(3)有舌苔。且肥大。邊緣呈紅色。
(4)熱候爲稽留性。	(4)初期達四十度以上。漸下降。至化膿期。則再昇騰、

(四)猩紅熱與梅毒性發疹之鑑別

猩紅熱	梅毒性發疹
(1)有瘙痒灼熱。	(1)不然。
(2)與以沃度及水銀劑無甚効果。	(2)有特効。
(3)無既往梅毒徵候。	(3)有之。

(五.)猩紅熱與藥物發疹之鑑別

猩紅熱	藥物發疹

猩紅熱	
(1)發疹有特徵(如前所述)	(1)僅起於內服一定藥物。如規尼涅、撒利矢爾酸、安知必林、阿片末等。或屢次注射血清。或發於應用軟膏類。如混和的列並底油之脂肪華攝林等。
(2)有覆盆子舌及安魏那。	(2)無之。故診斷更明。

(六)猩紅熱與汗疹之鑑別

猩紅熱	汗疹
(1)發疹有特徵(如前所述)	(1)僅發於發汗最多之部位。(胸背上部前額四肢屈側)且由溫包而劇甚。由冷却而減弱。此其異也。

(七)猩紅熱與紅斑之鑑別

猩紅熱	紅斑
(1)經過頗久。	(1)多爲一時性。
(2)高熱至四十度以上。	(2)發熱頗輕。

(3)有覆盆子舌及安魏那並板狀落屑。	(3)均屬缺如。

(八)猩紅熱與腐敗症之鑑別

猩紅熱	腐敗症
(1)有覆盆子舌。	(1)缺如。
(2)有定型之熱候。	(2)不然。
(3)發疹狀態頗整齊。	(3)不然。

(九)猩紅熱與實扶的里之鑑別

猩紅熱	實扶的里
(1)於滲出物中發見連鎖狀球菌。	(1)發見列氏(レフレル)桿菌。
(2)不留實扶的里後性痲痺。	(2)不然。

此外在猩紅熱取異常的經過症。或輕症猩紅熱之無口峽炎者。往往誤認爲汗疹及藥物發疹。其診斷稍爲困難。此際宜注意其流行狀態、安魏那覆盆子舌、及其落屑之狀態。或腎臟炎之續發等。是特大有助於本病之診斷者也。

第七章 豫後

由流行之性質。全身之感染。及併發症之重輕而異。但輕症者亦非全屬佳良。因附有腎臟炎各症之故。日本病豫後與年齡頗有影響。以臨症上之經驗。五歲以內之小兒。患者多屬危險。五歲以外之小兒。其死亡之數大減少。今舉關於豫後不良之前徵如下。

（一）四十度至四十一度以上之高熱。
（二）重篤之神經症候。如神識昏迷、譫妄痙攣等。
（三）消化器之症候。即病初之頑固嘔吐。乾燥之舌。蔓延性之實扶的里炎。
（四）脈搏細小。
（五）四肢厥冷。發疹變青。
（六）頸部結締織之廣汎性蜂窩織炎。化膿性炎。關節炎。及肋膜炎等。

第八章　療法

本病因原因不明。故現今尚無完全特效藥。祇能施行對症的療法。平臥安靜。病室宜善通氣。俾常清涼。用弱性飲料。食物宜用流動性者。牛乳最佳。一日二回。（第四週末始與以肉類）俾利其便通。又宜屢次檢查其口峽炎之强弱。用三％鹽剝水含嗽。至發病第三週之終。須逐日檢尿。而觀蛋白質之有無。并溫浴(列氏二十八度)每週二次。以免續發腎臟炎。此外連鎖狀球菌之血清注射。其奏効尚不甚確。然近時因毒物稀釋法及血清消毒法之進步。而死亡之數亦減少焉。又近時法國新發明之膠樣沃度。Jodeoe係用電氣精製。能使白血球之殺菌增加。用於本病有効云云。

體發熱候。則以高於室溫之プロウキンフキル油塗擦全身。每日一二次。疹子發生遲緩且不正者。當用熱油塗擦。頭部用冷罨法。含嗽藥用硼酸液或鹽剝液 Kalium-Chloricum若小兒不能含漱者。用左方。

處方一　硼酸　二、〇　單舍利別　一〇、〇　餾水　九〇、〇

右每二時服一茶匙(小兒量以下皆同)

處方二　別獵密童 Pyramidonum　〇、〇一乃至〇、〇五乃至〇、一

右爲一包。一日三回每回一包。或爲水劑亦可。用於體發高熱者。

心臟衰弱者。當嚴禁全身浴。注射各種之強心劑。或服興奮藥。

處方三　一〇%樟腦油　時時一筒注入皮下。

處方四　撒里矢爾酸曹達咖啡涅 Caffeino-Natrium Salicylium 或安息香酸曹

達咖啡涅。Caffeno-Natrium benzaicum ○、一 餾水 一○、○。

右每三時間三分之一乃至一筒注入皮下。

處方五 硫酸斯派爾苔因 Sparteinum Sulfuricum ○、四 餾水 一○、○

右一日三回。每回$\frac{1}{3}$乃至$\frac{1}{2}$筒。注入皮下。

處方六 精製樟腦 ○、○一至○、○三 安息香酸 ○、○三 白糖 ○、二

右爲一包。共製十二包。每一時服一包。

併發症者。可依通常之方法。爲對症的治療。今分別述之如左。

(一)咽頭起劇烈之炎症。及患猩紅熱實扶的里者。

除含嗽外用五%硼酸水千倍撒里矢爾酸溶液或三%過酸化水素液。或五%依比知阿爾 Jchthyol 或曹達水洗滌。

成長小兒時時含嗽。在幼兒須用撒里矢爾酸那篤僧謨 Natrium salicylicum (一%)。安息香酸曹達 Natrium benzoicum (二%)。石灰水(石灰水一分加餾水二分)等。行蒸氣吸入。其他頸部纏以冰囊。扁桃腺若陷於壞疽。用五百倍昇汞水輕輕塗拭。或用タウベ氏注入器。注入三%石炭酸溶液○、五。注射於扁桃腺或軟口蓋之組織內。

每日一二回。有時用連鎖狀球菌血清皮下注射。義膜附着之部。宜檢査實扶的里菌之有無。若證明有實扶的里菌。則注入多量之實扶的里血清。

(二)中耳炎

施以栢羅氏液之罨法。并留意鼓膜之隆起。見有發赤。速穿孔鼓膜排膿。外部施以濕布綳帶。

(三)頸部淋巴腺之腫脹

貼付冰囊。或用六%沃度華沙克湼(ヨードワーゲン)或二〇%依比知阿爾華沙克湼之濕布綳帶。若波動已甚。卽行切開排膿。

(四)猩紅熱僂痲質斯

關節部用溫濕布或綿花綳帶十分纒包。重症內服劑。爲撒里矢爾酸曹達。或阿斯必林 aspirin 撒里必林 Salipyrin 安知必林 antipyrin 等〇、一乃至〇、二爲一包。一日三回。

(五)猩紅熱窒扶斯

全胸背部冷濕布之纏絡。或全時入浴。以冷水灌漑之。一日一二回。其藥劑用阿依比寧（オイヒニン）又屢用左之坐藥。

處方七　鹽酸規尼涅 Chininum hydrochloricum ○、一至○、六

柯柯阿脂○、一

右混和分三個每朝一個爲坐藥。

（十八）腎臟炎

注意食餌療法。絕對的安靜。與以牛乳。若不喜飲牛乳。可與以葛湯、果責汁。及不混食鹽之馬鈴薯粥等。尿量減少胃部施以溫濕布。每半時間調換一次。其他濕浴、溫水纏絡、飲多量之熱茶。亦所必要。

有尿毒症之疑似者。行發汗療法。卽將患者入溫浴中十分乃至十五分時間。浴後包於毛布左右側置湯婆。約半時或一時間使其充分發汗。其間常注意脈搏。與以熱茶。施行本療法之前。樟腦油之皮下注入。必羅加爾必涅 pilocarpinum 之內服。亦甚要也。

呈尿毒症危篤之徵者。速將生理的食鹽水行皮下注射。或注腸。是爲必要。行靜脈瀉血後。用食鹽水注入靜脈。瀉血之量約占全血量十分之一。

第九章　豫防法

凡患兒之鼻腔、咽頭、鼻汁、喀痰。等皆有細菌存在其間。乘咳嗽噴嚏喀痰等與唾液混和而飛散於周圍。若人直接受之於鼻腔、口腔。於是細菌繁殖而起病。故豫防本病傳染之法。第一注意該病毒侵入門戶之口腔、咽頭。當在流行時。口腔須常保淸潔。宜用鹽剝水或硼酸水頻頻含嗽。媒介物之手指及爪間。宜常保潔淨。即飲食物器具食器被服及接觸外界一切之物品。均宜細心防之。且猩紅熱菌在近距離間可因空氣之媒介而傳染。故市場學校游戲場公共集合之處及陰濕不潔之地。均不可近。若由此等地方歸家。必須淨洗顏面手指嗽口換衣等。

猩紅熱菌。其抵抗力甚强。用普通消毒藥不易死滅。且其生活力强而耐久。故此病豫防法較他病尤宜嚴重。若已有患猩紅熱者。或本病流行之時。有患疑似本病者。則家內及鄰近之健康小兒。急宜遠避。蓋患本病者自發病之第一日。已具有傳染機能。惟觸接傳染性初時尙頗微弱。故有患兒罹病之第一日或第二日。與健兒嚴密隔離。至落屑期之末（約六週日）而止。其間不惟患兒已身須特別注意。即其附近及各種之物品。亦禁接觸。以防傳染。疾病愈後。須燬其臥牀。四壁及地板等。當用和二%石炭酸液之千倍昇汞水抹拭之。其健康之同胞。禁其入校。必隔離數日而後可以如常。再疾病已發。亦不外衞生的症候的治療。病室宜善流通空氣。且常消毒。患兒就臥病褥。解熱後至少尚須二週間。輕症至少就臥三週日。以遮斷其與他之交通。

第十章　發生時之注意

不幸發生本病。則一切攝生之法。於病院責在醫師。固無待論。但在自宅。則醫師當告知家人。以達完全診療之目的。蓋每有病者看護得當。可以比較的速愈。而因事機不湊巧。多所貽誤。例如服藥之外。又須講究空氣食物等是也。故醫師當一一詳告之。及所當注意者如下。

（一）安心靜臥。勿勞動其身體。就臥病褥。解熱後。至少尚須二週間。

（二）病室宜擇幽靜之處。而新鮮空氣之流通。尤屬緊要。

（三）病室溫度。宜在攝氏十五六度間。使病菌無隱伏之地。

（四）用火爐時。宜置水於其上。以使蒸沸。否則室內空氣過於乾燥也。

(五)食物當用牛乳。如患者不喜飲此。則加茶或咖啡。以變其味。粥、雞卵、果子汁(無酸者)等亦頗相宜。

(六)患者所用一切之物。必須十分消毒。

(七)痰吐入一定之器中。

(八)當屢次交換患者之寢衣。因其寢衣及被褥附着皮膚之落屑。故交換之際當使其不飛散而直浸於充分之消毒藥。方自病室取出之。

第十一章　恢復期之注意

患者恢復之期。亦須十分安靜。離牀不可過早。須俟心力復舊。脈搏如常。乃可漸次離牀以後在溫晴之時。散步於森林中。可恢復體力。食物不可妄進。要皆謹守醫師告誡之語。否則恐惹起續發症也。

猩紅熱新論序

實扶的里血淸未發明之前。患實扶的里者。治少死多。自血淸發明後。若用之於適當之時期。竟告全治。可謂幸矣。然如猩紅熱者。現今尚無特效藥發明。患者一如實扶的里血淸未發明之前。可哀也。雖然其危險如是。苟患者能嚴守攝生法。而於醫師行適當之治療。其效驗亦未始不佳。至患者動輒致死。要爲不適當之治療。及不注意攝生也。請言其故。去年十一月。有周君者。其子患猩紅熱。延著名某醫。以舊法治之。經過十日而死。斯時也。其次子亦已染及。因見醫治無效。改延他醫。以西法治之而愈。於是周君大悔前愆。是書詳論原因、症候、療法及豫防法。其內容由日本橋本節齋內科全書、筒井八百珠臨牀醫典、齋藤秀榮兒科治療新書、伊藤龜治郎新纂兒科學。及其他急性傳染病書等。迻譯而成。譯語槪擇已譯各書中之譯名。以期漸歸於統一。丙辰春季

編者識

猩紅熱新論目次

中西醫學研究會會員題名錄

杜廷玉年三十六歲奉天蓋平縣人現執事於蓋平縣熊岳城寶善堂內民國五年畢業於上海新醫學講習社選科部後入奉天蓋平醫藥研究會爲會員現爲上海中西醫學研究會會員熱心公益見義勇爲誠近世紀不可多得之人也

何承純年二十九歲奉天蓋平縣人現執事於奉天蓋平縣熊岳城春和堂民國五年與杜君廷玉仝畢業於上海新醫學講習社選科部復入蓋平醫藥研究會爲會員蓋平縣考取醫士在警察事務所試驗及第現入上海中西醫學研究會爲會員品行端正學術深邃蓋平縣之談醫者不啻仰爲泰山北斗

康維新字爕臣現年二十三歲浙江餘姚人精眼科學設醫廙於餘姚周巷先生經驗既富質尤聰穎盲而來者莫不使其重見天日以去故踵門求治者戶限欲穿

潘炳奎字道生江蘇南通縣人年二十九歲世傳中醫前奉憲政編查館飭醫學試驗得有證書轉詳在案復畢業於實驗醫學研究所及上海新醫學講習社選科能以中醫之長補西醫之短故受其治者莫不春成着手也

戴昌祚字恭謀號覺厂一號天默生年二十歲江蘇儀徵人爲兒時楚楚便有脫落流

俗志受業於方解元澤山能傳其學爲文章沈雄渾厚得陽與剛之美又且孜孜勤求好學不倦他日造詣正未可限量

孫祖宏字君毅年十五歲江蘇無錫人現從丁福保先生習醫

大牆門鎮設立少年進德分會　上海少年進德會自成立後報名入會者絡繹不絕而請立分會者亦函牘交馳日不暇給具見人心未死本會同人無任欣慰前中西醫學研究會會員萬伯英君學貫中西精內外科設醫局於大牆門鎮春成着手幾於有口皆碑茲萬君本其濟世仁心創立少年進德分會苦口勸導逐日演說冀挽頹俗該鎮本爲煙酒之鄉自此分會成立後束身自好戒嗜煙酒之子報名入會者絡繹不絕聞春蠶後尚擬送醫送藥廣購書籍大爲擴充云

繆素靈字德尊現庽廣東東莞寮步熱心公益有志振興醫藥學嘗慨天痘盛行而居民不肯種痘以爲先事豫防也特著敬告欲種痘者一篇大聲疾呼以相警告誠近世之有心人也

肺癆病預防法　五角
新譯肺病問答　三角
傳染病之警告　四角
預防傳染病之大研究……五角
急性傳染病講義　一元二角

◉外科學

外科學一夕談　三角
創傷療法　一元四角
簡明外科學　一元
瘰癧之原因及治法　七角
外科總論　五元

◉皮膚病學

美容法　四角
皮膚病學　二元二角

◉病理學及診斷學

臨牀病理學　二元四角
病理學一夕談　三角
新撰病理學講義　四元
診斷學一夕談　四角
應用診斷學　四角
初等診斷學教科書　七角
診斷學實地練習法　一元
診斷學大成　四元
臨證指南　二元

◉細菌學

兔疫學一夕談　五角
病原細菌學　三元

◉法醫學

近世法醫學　一元八角

◉婦人科產科及兒科類

生殖談　五角
近世婦人科全書　四元
育兒之模範　八角
新纂兒科學　一元二角
育兒談　四角
妊娠生理篇　七角
分娩產褥生理篇合編……八角
不妊娠症及治法　四角
妊婦診察法　三角
產科學初步　七角
竹氏產婆學　六角

◉看護學

家庭侍疾法　八角
看護學　七角

◉藥學及處方學

藥物學大成　四元
藥物學一夕談　六角
藥物學綱要　一元五角
增訂藥物學綱要　二元五角
普通藥物學敎科書……一元六角
中外藥名對照表　四角
西藥實驗談　一元六角
漢藥實驗談　一元七角
新萬國藥方　三元
實用兒科經驗良方　四角
醫科大學病院經驗方……一元二角

◉中西醫學報

第一年十二冊　九角六分
第二年十二冊　九角六分
第三年十二冊　九角六分
第四年十二冊　九角六分
第五年十二冊　九角六分
第六年十二冊　九角六分
第七年十二冊　九角六分
第八年　陸續刊出
零售　每冊一角

◉進德叢書

偉人修養錄　三角
西洋古格言　五角
少年進德錄　六角
少年之模範　三角
女誡註釋　二角
溫氏母訓　二角
讀書錄　四角
新道德叢譚　近刊

◉雜志

少年進德彙編　四冊四角
零售　每冊一角

◉尺牘類

國朝名人書札　一元五角
張嘯山先生尺牘　二角
顧亭林先生尺牘　二角
朱鼎甫先生尺牘　二角
吳穀人先生尺牘　三角
陳其年先生
尤西堂先生尺牘　二角
惲子居先生
張廉卿先生尺牘　二角
洪稚存先生
楊蓉裳先生尺牘　二角
管異之先生
梅伯言先生尺牘　二角
芙蓉山館師友尺牘　二角
王肩叙先生
劉芙初先生
李申著先生尺牘　二角

◉詩文集類

漢魏六朝名家集　十元
歷代詩話正編　六元
歷代詩話續編　八元
清詩話　八元
唐詩紀事　八元
八代詩精華錄箋註　一元
全漢三國晉南北朝詩　十元
王荊公唐詩百家　三元

中華民國六年六月出版

中西醫學報

第七年第十一期

本期之目錄

本報全年十二冊本埠洋八角四分中國境內洋九角六分日本臺灣洋一元零八分香港南洋各島洋一元三角二分零售每冊洋一角上海英大馬路泥城橋西龍飛馬車行西首間壁三十九號丁福保醫寓發行

廣告

奉送育兒寶鑑

本公司現印就最有益家用良書取名育兒寶鑑是書英文原本早已分送各國均奉爲至寶本公司不惜工本將此書譯成華文俾中國育兒諸家同享其益況中國育兒一道甚不講求壓以罐頭牛乳新鮮牛乳以及乳糕拼不適用食品哺於嬰兒以補助乳之不足不論嬰兒月份多寡腸胃可能容納致受病而夭殤者不知凡幾間有微恙兒母閱歷未深亂投藥石致病沈重或有夭花紅痧喉風等症又不預防離隔致傳染者亦不知幾許是書最講求嬰兒一切食品並治理各種疾病之善法無不便捷詳明瞭如指掌種種不勝登載如有欲得其詳細者請來函并寄郵票一分至上海廣東路大陸報館對面四十號本公司即將此書寄奉惟須注明住址爲要凡親友不見此廣告者請爲通知俾可得以問津本公司所製各種代乳粉無論中國嬰兒由初生至長成均用之體質吻合且能強健發育永保無憂如貴處藥房現無代乳粉出售請來函與敝行直接可也

總發行英京　分行上海愛蘭漢百利

西藥公司謹啓

康健指南

人生負陰抱陽食味被色寒暑相盪喜怒交侵既非木石難成金剛不壞之身故虛弱者多而健康者尠或先天不足或後天失養加以心力勞瘁腦系耗竭因而百病叢生死亡相繼職是之故吾人對於調養身體一事誠不可視爲非當務之急矣茲欲求調養品之最爲妥善而無一弊者莫如購食本公司拜挪珍補系粉蓋此粉係用奶脒糡膠麵糖與鈉鋿鎂之醣硫强礬集合製成質料精純氣濃味美凡氣體虛弱者服之無不身强力壯病後新愈者服之無不康健如初心神腦系衰耗失寢者服之無不心寧腦安精神暢旺以及血虧損瘦或消化不良者服之立奏奇效婦人育嬰乳哺費力者服之尤滋補益按其養益之功允推補品中聖藥且此粉之特點其雜合之醣硫强礬如平常食品中之非蔭底質不致令人便秘故其功效尤在市上所售各種相類之粉以上惟願邦人君子善養身者一經試服當知斯言之不謬也

上海廣東路四十號愛蘭漢百利有限公司啟

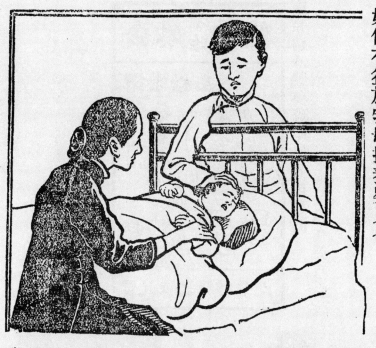

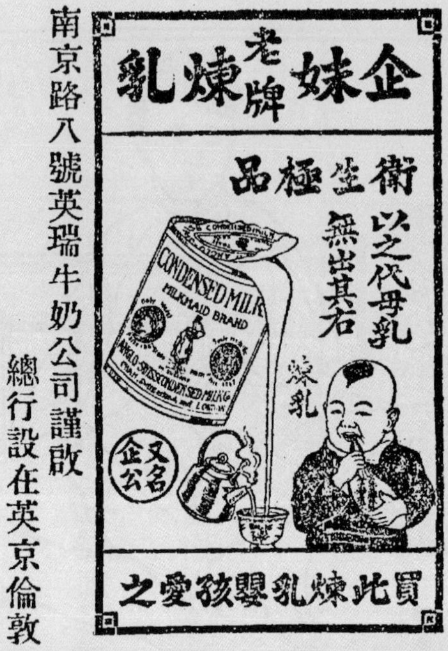
企妹老牌煉乳
衛生極品
以之代母乳
無出其右
煉乳
又名企公
CONDENSED MILK
MILKMAID BRAND
買此煉乳嬰孩愛之
南京路八號英瑞牛奶公司謹啟
總行設在英京倫敦

NESTLÉ'S
MILK
FOOD
NUTRIMENT FOR INFANTS
CHILDREN AND INVALIDS
雀巢牌補身粉
俗名牛奶粉
凡婦孺老人以及衰弱者服之均能養身壯體
凡患寒熱病癆病或腸胃病等服之為最適宜之補品也

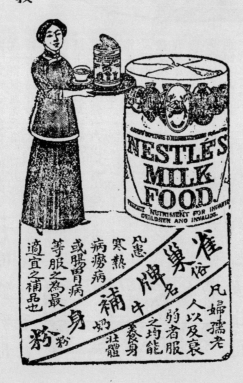

漢魏六朝名家集

邇來泰西學術。漸趨亞東。一般學子。醉心歐化。古代舊籍。日即消亡。斯文未喪。幾有蕭梁盡道之憂。今則義師光復。不失舊物。條誠訓令。日不暇給。必皦然明白。駑詞高舉。志感絲簧。氣變金石。庶能使人心奮勵。遐邇騰歡。若文之不工。曲趣以覓巧。義之不密。碎辭以爲章。意旣不達。舉將受弊。此光武所以加意於詞令。歐國亦特重其文豪也。福保爲維持舊學問計。爰仿嚴鐵橋先生上古六朝文目錄。編輯漢魏六朝人別集。又益以家藏舊刻。共得一百十家。先行刊印初集四十家。曰枚叔集、揚子雲集、班孟堅集、王叔師集、鄭康成集、蔡中郎集、劉公幹集、應德榑集、孔文舉集、王仲宣集、陳孔璋集、阮元瑜集、徐偉長集、魏武帝集、魏文帝集、曹子建集、阮嗣宗集、嵇叔夜集、左太沖集、潘安仁集、陸士衡集、陸士龍集、陶淵明集、謝康樂集、謝法曹集、謝希逸集、顏延年集、鮑明遠集、謝宣城集、梁武帝集、梁簡文帝集、梁元帝集、梁昭明太子集、沈休文集、江文通集、任彥昇集、陳後主集、隋煬帝集、搜輯頗詳密。共三十册。凡百三家集中之紕繆者。悉訂正之讀之愛不忍釋。剛健麗則淵哉鑠乎。斯西京之文也。而揚馬爲尤醇。藻經酌雅。黼黻雍容。斯東京之文也。而匡劉爲尤著詞句茂美。藻采斐然。而骨力稍頹。斯魏晉之文也。七子潘陸出羣矣。清麗芊綿。情韻不匱。而浮艷高張。斯六朝之文也。顏謝任沈爲近古矣。雖文勝質勝。軌轍不無歧異。而縱心孤往。才藝各有絕倫。對此四十家鉅製。歎爲觀止。苟能家置一編。昕夕研究。庶文誥箋札。均收其效。今刊是書。謂爲啟迪後進也可。謂爲保存國粹也亦無不可。每部定價十元。實價五元。郵費在內。上海英大馬路泥城橋西首龍飛西間壁三十九號醫學書局

傳染病客座談話

通俗教育小叢刻之一

無錫丁福保仲祜編

張君惬敬因親戚中有患白喉、不知隔離之法、而傳染他人、俱因不知醫法而死者。囑余將白喉之概略。編爲淺說。以警告於世人。去歲余親友中。亦有患猩紅熱而傳染他人而俱至於死者尤夥。余盡然傷之。擬編此書久矣。卒卒苦無暇晷。茲因張君之請。遂竭數日之力。將各種傳染病緊要事項。爲普通智識中所不可少者。仿吳稚暉先生朏菴客座談話之例。編爲是書。此亦社會教育中所最要者。可以補學校教科之闕者也。無錫丁福保識。

第一章　總論

客問病之最危險者爲何種病

答曰。急性傳染病。最爲危險。一人患病。往往延及數人。竟有一家之人。在數日內盡死者。近日上海及各處。均有猩紅熱及白喉。殺人無數。而吾國人、及墨守舊法之醫生、全無傳染病之普通智識。一遇此病。聽其傳染。一無預防之法。是以傳染病愈形其猖獗。

客問急性傳染病共有幾種其預防之法若何

答曰。急性傳染病約有三十餘種。凡文明國皆定有預防傳染病之規則。文明之程度愈高。法律上定爲傳染病之種類愈多。如美國紐約之衛生局。規定傳染病二十餘種。如患二十餘種內之某一種者。須報告於衛生局。病家匿不告者。罰二十五元。醫生匿不告者罰五十元。日本法律所規定傳染病。僅有八種。指猩紅熱、白喉、(實扶的里)、眞霍亂、(虎列剌)、赤痢、傷寒、(腸窒扶斯)、痘瘡、鼠疫、(百斯篤)、發疹窒扶斯而言。　患急性傳染病後。若在外國。必入傳染病隔離病院。衛生局必令人到病家行完全之消毒法。以保一家及地方之安甯。其預防之法約分六種。令患者與無病人隔離。一也。對於患者之家族及有傳佈病菌之關係者。宜監視之。二也。從事於傳染病預防之通俗說明。三也。勵行公衆衛生及個人衛生。四也。注意傳染病患者隱蔽。五也。防遏國外輸入之病毒。六也。

第二章 猩紅熱 Scarlet fever

客問余友李王二君同住一宅李有小孩三人王有小孩二人在半月內俱患猩紅熱死李婦亦患病幾死此種傳染病究宜如何佈置

答曰。病人患猩紅熱。宜從速送入工部局之隔離病院。未病之小孩。宜分散避於他處。家中宜令工部局派人來消毒。否則有一家盡死於此病者。又有害及他家者。近有沈醫生、學問甚優。因診治猩紅熱患者。傳染其病而死。又有張醫生、診治猩紅熱患者。因傳染而病。又傳染於母與妻。母妻均死。故病家宜令患者入醫院。不宜延醫在家診治。醫生亦不宜診治此病。宜勸患者入醫院爲是。

客問猩紅熱之病狀若何

答曰。猩紅熱之病狀。約分六類。先發冷。次發熱。惡心嘔吐。全身倦怠。喉痛甚。心跳脈速。一也。頸部、上胸部、現紅色之疹子。次及於面部。二也。發疹極盛時。面色緋紅。而面發腫。惟口之周圍爲蒼白色。三也。舌苔初爲灰白色。或帶黃白色。其後則漸漸退去。變爲深紅色。宛如貓舌。四也。其疹子初出時。爲猩紅色之斑點。較皮膚稍高。其後則合爲一片。全體均呈紅色。五也。數日後。皮膚多脫落。其皮或大或小。各處不同。六也。

客問猩紅熱如何醫法

答曰。猩紅熱爲一種最劇烈之傳染病。無特效藥。宜安臥。多飲牛乳及生雞蛋最佳。宜用硼酸水鹽剝水漱口。皮膚宜塗石炭酸軟膏。總之病人不宜留在家中。宜送入工部局之傳染病醫院。用隔離之法。以免傳染。

客問猩紅熱患者在內地大抵不入醫院。服中藥亦有治愈者何故

答曰。猩紅熱患者之或生或死。與本人抵抗力之强弱。及本病流行之性質。大有關係若服藥。則無論中西。毫無效果。然普通之人。皆以爲醫生能治此病。而醫生之糊塗者。及夜郎自大者。亦以自爲能治此病。而不知內服藥斷不能愈此病也。患者死則醫受其咎。生則醫冒其功。皆非實事求是之道也。惟用注射藥。或稍有功效。

客問猩紅熱傳染之大略如何

答曰。猩紅熱之病毒。含於患者之血液、鼻涕、淚、痰、尿、糞。及剝落之表皮中者甚多。自初病時以迄表皮之剝落。無論何時。皆能傳染於人。亦有由物件空氣及往來之人而帶來者。亦能傳染。其病毒之留於病室、衣服、器具、玩物、書籍等者。雖數月數年之後。尚能傳染於人。小孩自一二歲至七八歲。最易傳染。然成人亦有傳染者。

客問用何法可防猩紅熱之傳染

答曰。第一先將猩紅熱患者送入隔離病院。第二報告工部局。使工部局派人來消毒。患者未入病院之時。須知塵埃飛揚。亦爲傳染之媒介。故病室內宜安靜宜清潔。萬不可使塵埃飛揚於空氣中。患者之兄弟姊妹。不許與患者相近。宜避於遠處。病室之四周。有板壁者最佳。宜用手巾浸昇汞水洗滌之。又宜時時揩拭。使之不積塵埃。雞毛箒斷不可用。用之則塵埃必亂飛也。　患者幸而未死。貌若全愈。往往尚有傳染他兒之處。故不可令其出外。或入學校。故學校之校長。對於此病。尤須注意。　兄弟姊妹之間。或同居之孩。有一人發此病者。他兒雖尚未發病。然或有病毒潛伏其內。亦未可知。須注意監察之。將病兒送入病院。將未病者遠避於他處。以防彼此傳染。至於不可收拾

客問李婦自患猩紅熱後頸腫大而出膿面及周身俱浮腫尿亦甚少此何故歟

答曰。猩紅熱之病毒。入於頸腺。故腫大而出膿。入於腎臟。則腎臟發炎。腎爲製溺之器。腎炎。故小便少。小便少。則應排泄之水分。積於體內。故面及周身浮腫。所以患猩紅熱後。其尿宜託醫生。常常檢查有無蛋白。若有蛋白。則爲腎臟發炎之證也。然今之醫生

肯爲患者檢尿者有幾人乎

第三章　白喉　Diphtherie

客問白喉之原因及病狀若何

答曰白喉日本名曰實扶的里其原因爲一種微生物居於患者之咽頭雖乾固不易死滅該微生物居於咽頭卽生一種白膜名曰假皮又曰義膜能釀成一種毒物吸收於血液中循行於周身故發全身之症狀其發病之始卽發熱倦怠食慾不進及嚥下困難等此時患者之咽頭紅腫有白色之斑點或線紋其後乃生灰白色之義膜咽頭疼痛談話嚥物及轉動頭部之時其痛愈甚口液增加屢屢嚥下頸部腫脹其聲音亦異於平時　此症不但侵犯氣管之上部氣管支亦往往受害若循環器受其障礙以致心臟痳痺而死者有之又口蓋及其他部分亦有起痳痺者此爲病狀之大略

客問白喉如何治法

答曰患白喉者萬萬不可服藥服藥則將可醫之時期錯過悔之無及宜送入醫院或延西醫注射實扶的里血清愈早愈佳遲則雖血清亦無效　食物以牛乳爲最佳凡小孩有病先宜檢視其咽喉有無白點若一有白點卽宜送入工部局醫院不可遲

緩誤事。近日見有多數小孩。皆患此症。各家延請之中醫。無論有名無名、年老年壯。從未有一醫能檢視患兒之咽喉者。迨將死時。余始往檢查其咽喉。定爲白喉。即刻送入工部局醫院。已無及矣。此皆爲醫生所誤也。病家見患兒送入醫院仍死。家中有續患此症者。即不敢送入醫院。仍用老法治之。無一不死。而不知第一次之患者。因注射血清太遲而死。非血清之無效也。第二次續發之患者。若速入醫院注射血清。能活者約十之九。惜乎世人多不知此理。近日鎮江磨刀巷三家共死小孩十一名。皆傳染白喉。不知用血清之故也。

客問白喉傳染及豫防之大略若何

答曰。白喉之病毒。多生存於患者之咽喉。及灰白色之義膜內。及咯痰、唾液、鼻涕等中。與患兒接吻。與患兒同居。或接觸已染病毒之玩具器物等。均能傳染。患兒咳嗽咯痰之際。病毒與飛沫同飛揚於空氣中。亦能傳染於人。病毒侵入之門。多在口腔內之扁桃腺。而鼻腔喉頭亦能侵入。　凡患兒之家屬。及往來於患兒之家者。往往身上帶有病毒。以傳播於別處。　病兒已愈之後。身上及衣服上均含有病毒。不可亟亟入學校。否則於兒童羣集之中。爆發病毒於一時。禍害將無底止矣。　總之宜將患者隔離。雖愈後在一月之內口中尙含有病毒務須注意　患兒之兄弟姊妹亦宜入醫院爲豫防之注射此爲個人之最要豫防法也　患兒之咯痰宜用石炭酸水消毒其所用之手巾、玩具、食器、衣服、被褥等宜用蒸汽消毒或用煮沸法亦可

客問吾國喉科專家亦能治愈白喉何故

答曰吾國用舊法治愈之白喉豈以扁桃腺炎誤爲白喉乎或竟有法能治白喉然究不如注射實扶的里血清之妥也吾友屠友梅君謂余曰常州有喉科專家某甲爲人治白喉將病毒帶回家中一家八人盡死於此病可見從前爲人所治愈之喉症不過扁桃腺炎其後自家所傳染者爲眞白喉也

客問白喉之傳染與年齡有關否

答曰二歲至七歲之小兒最易犯此病年齡愈增患者愈少大人罹此病者較稀未滿六個月之幼兒亦稀貧民之小孩罹之最多

第四章　眞霍亂　Cholera

客問眞霍亂之病狀若何

答曰眞霍亂日本名虎列剌其病狀約分五層如左

(一)前驅泄瀉　眞霍亂初起時。腹中全不疼痛。惟泄瀉多次淡黃色之液狀物。而腹內作響。往往食慾減退而苦渴。身體倦怠。四肢發冷。此病流行之時。患此種之腹瀉者甚多。而漸次痊愈。不發重症者時時有之。然泄瀉兩三日後。卽發眞霍亂症狀者亦多。

(二)眞霍亂發作　經前驅泄瀉之後。其泄瀉之大便。始爲黃色。後乃無色。爲混有灰色絮狀片之水樣物。與米汁無異。繼則更發嘔吐。其吐物始爲所食之食物。後則亦爲米汁樣物。往往發吃逆。歷久不止。此種症狀。亦有自始卽發者。

因劇烈之嘔吐。而身體之水分大減。膚皺而目陷。顴骨與鼻梁並高。脈息微弱。手足發冷。唇爪俱作靑藍色。尿極少。煩渴殊甚。下腿部之筋肉發痙攣而疼痛(俗名吊脚痧)聲音嘶嗄。或全不能出聲。呼吸困難。身體疲倦特甚。時發眩暈。心悸亢進。皮膚寒冷。而患者自覺劇熱。胸中苦悶異常。是時精神淸明者居多。而朦朧無知者亦有之。

眞霍亂。發作旣劇。卽移於次之絕脈期。而死。然亦有移於恢復期而愈者。

(三)絕脈期　患者因吐瀉失去多數之水分。而血液甚濃。以致脈息全無。全身呈靑藍色。皮膚厥冷。胸中苦悶而劇渴。已至此期。或數時間卽死。或有延至一二日者。

(四)恢復期　患者經絕脈期。如幸而不死。卽移於恢復期。嘔吐全止。泄瀉亦減少。糞亦漸濃而爲黃色。心臟之力恢復。血液之循環佳良。喉中亦能發聲。胸中之苦悶盡散。皮膚與粘膜之色如故。尿亦漸通。而漸次恢復矣。

然恢復之時。身體大抵發熱。自一日乃至數日間。有脈速、頭痛、嗜眠、譫語等症狀。若在重症之恢復時。其症狀宛似傷寒。雖在恢復期內。因此症狀而死者亦頗多。

客問患眞霍亂時如何處置之法

答曰。患者泄瀉時期。當靜臥而溫暖其腹部。有服痧藥者。以十滴藥水爲最妙。若重症。宜多服。其飲食物可用粥湯、茶、咖啡、及溫煖之赤葡萄酒等。劇渴之時。則飲以清涼飲料。嘔吐者則飲白蘭地酒。皮膚冷而脈弱者。則使之溫浴兩脚之下方。又置湯婆以暖之。體內之水分因吐瀉而大減者。請醫師宜以食鹽水注入之。然此法非在醫院不可行。故患者宜入醫院爲是。

客問眞霍亂之預防法若何

答曰。眞霍亂有由外國輸入者。有由外省輸入者。凡自流行地而來之船舶汽車等。均須嚴行檢疫法。若已爲病毒侵入。宜設法以防止其蔓延。此爲公衆之豫防法。若夫個人之豫防法。宜各自守食物之衞生。凡飲食物均須煮沸後始可食。又當嚴驅蠅類。以防其傳佈病毒。偶患極輕微之胃腸病。即當請名醫治之。使胃腸速返於健康。患者之糞便含病毒最多。或因取攜汚染病毒之衣服器具。手指附有病毒。遂由食物而入於口內。致起傳染者。其豫防法約分七項列左。

(一)流行季節大都在夏期。故夜眠不宜貪凉。貪凉則身體弱而胃腸不健全。易爲傳染之誘因。

(二)留意腸胃之攝生。飲食須適度。戒暴飲暴食。禁食不消化物。避不時之食事。生物生水一律禁忌之。胃腸能保强健。則雖受病毒。亦能防遏其傳染。胃腸不健全。須從速醫治之。

(三)水之疑有病毒者。不宜使用。飲料水用水。必煮沸而用之。浴水及洗顏水。亦宜用沸水。食物須煮熟食之。若欲暫置一時。須用網罩防蠅之飛集其上。

(四)深懼眞霍亂之傳染。有特減少其飲食物者。此在健康之體。似可不必如此。徒恐轉足以傷生。惟爲前項之用心可耳。

(五)家有患者發生。宜送於傳染病院而治療之。看護患者之人。及與患者相近之人。須時時消毒其手。(以千倍昇汞水、百倍石炭酸水洗手、)食前之消毒尤要。又常沐浴爲宜。

(六)其他之消毒法。厠所內用石灰乳消毒。室中之便器。用二十倍石炭酸消毒。患者之衣服類。用蒸氣消毒。煮沸消毒。(置浴鍋中沸水消毒之、)食器置釜中煑沸而消毒。

(七)初發之際。速下診斷。而豫防蔓延。自己與他人皆有利益。故凡吐瀉下痢之際宜卽受醫師之診察。

第五章　赤痢　Dysentery

客問赤痢之病狀若何。

答曰。人爲赤痢病菌傳染後。約在二日至八日之中。先覺食慾缺乏。腹痛及大便不調。匀其發病之始。先泄瀉四五次。至身體發熱。則漸次於泄瀉之時。發起疝痛。裏急後重。排泄混有血液之粘液。便便之次數。一晝夜間自數次至數十百次不等。若重症。殆有不能須臾離便器之勢。其便之狀態有種種。或多黏液。或多血液。或多膿狀物。便之次數雖多。而排出之量則甚少。又全無糞之臭氣。然腸內起壞疽之時。則發異常之惡臭。

大便之前。腹部雷鳴而疼痛。次乃劇痛。至糞便稍下。則其痛漸緩。肛門之附近。發起炎症。以努力而每至脫肛。腹部凹下。以手壓左方之下腹。有感疼痛之索狀物。舌生苔。全無食慾。咽頭燥渴。極重之赤痢。熱度甚高。脈弱而速。舌爲煤色。目陷。聲嗄。便之次數極多。遂衰弱而死。

小兒罹赤痢時。則起發熱、痙攣、嘔吐等現象。惟泄混有血液之黏液。便數次卽死。

輕症之赤痢。不一星期而愈。中等症約三星期而愈。重症則往往延至一月以上。極重之赤痢。大都不治。又有成爲慢性症。漸次衰弱而死者。

客問患赤痢後宜如何處置。

答曰。患者宜入醫院。或託名醫診治。故不言醫法而言衞生法。患者不可食固形食物。其食物以粥湯、肉汁、牛乳、生雞蛋爲最宜。牛乳爲最良之滋養品。惟不慣飲者。每有泄瀉之患。而以冷者爲尤甚。故於牛乳中有加茶或咖啡或重曹或食鹽而飲用之。　雞蛋之生者。卵白卵黃皆可食。或和水與糖亦可。　佳良之葡萄酒加溫後亦可飲用。腹部。當裹以絨布。下腹部之左邊。宜以炒熱之麩皮或食鹽等溫之。　患者宜安臥。便器宜於褥中用之。

客問赤痢之豫防法若何

答曰。赤痢流行時。凡泄瀉黏液狀之稀便者。皆當視爲赤痢而隔離之。如此辦法。最爲安全。患者之便。當以石灰乳消毒。其所用之衣服寢具類。亦須十分消毒。赤痢流行時。切戒暴飲暴食寢時。務須溫煖。凡飲食物。宜煮熟而後食。用尤宜注意。使飛蠅不集於食物。此外一切之豫防法。同眞霍亂。不贅述。

第六章　傷寒　Typhoidfever

客問傷寒之病狀

答曰。傷寒日本名腸窒扶斯。其發病之前。覺全身倦怠。食慾不進。頭痛及四肢疼痛。繼乃寒戰而發熱。往往有發熱已二三日。尚能操作如故者。發病後第一星期。其熱度晨間稍退。而每日晚間之熱度。則較昨日之晚爲高。每日之熱。則逐日增高。終日頭痛。毫無食慾。口內乾燥。舌苔甚厚。大便祕結者居多。至第一星期之終。則脾臟腫大。至第二星期。熱度依然不退。胸腹部發現蔷薇疹。大便有祕結者。亦有泄瀉者。患者爲無慾狀之顏貌。嗜眠而精神朦朧。時發譫語。多發氣管枝炎而咳嗽。

至第三星期。則熱之昇降殊甚。心臟之力衰弱。此時又起種種合併症。其最危險者。卽腸出血及腸穿孔。而起腹膜炎也。若爲輕症傷寒。至此時期熱勢漸退。一切之症狀消失。徐徐移於恢復期。

傷寒之變症頗多。有體溫驟昇。發病後七八日而死者。有經過極長。以致衰弱而死者。有其始病狀甚重。閱數日卽輕減而愈者。

至第四星期以後。爲傷寒之恢復期。患者衰弱已甚。貧血而羸瘦。體溫易昇。脈數亦易增多。食慾則非常增進。

答問傷寒之治法及看護法

答曰。治傷寒無特效藥。發熱期內固形之物皆不宜食。惟可稍飲易消化之流動物。如牛乳、牛肉汁、生雞卵、粥湯等。皆其適當之滋養品也。此病非四五星期不能愈。若不飲牛乳、牛肉汁等。必餓斃無疑。

飲料宜用已冷之開水。其精神昏亂者。雖口渴亦不索飲料。看護者須時時以水飲之。否則渴死。

患傷寒者。其心臟必衰弱。故宜服興奮劑。以强壯其心臟。又宜常用酒類。如葡萄酒、紹興酒等。均可用之。其始僅用少量。後乃漸漸增加。爲足部畏冷。宜置湯婆或熱水瓶以溫之。若腸出血時。須十分安靜。以絕食爲必要。　患者仰臥及臥於左側右側。當屢次變換其位置。以防褥瘡。

在恢復期。熱已退。尚須靜臥二星期。不許與人談話及讀書等。以免精神之感動。恢復之後。宜徙居山地或海濱等處以休息之。熱退後非經六星期至八星期。決不可就平時之職業。

客問世俗每謂中醫之治傷寒實在西醫之上其說確否

答曰。西醫之治傷寒。雖無特效藥。然能用强壯心臟之劑。及各種之流動滋養品。以扶助其體力。待一月之後。漸漸自愈。故曰待期療法。若中醫之治傷寒。未必明待期療法之理。其用藥既不能撲滅病菌。恐有摧殘體力之虞强心劑及流動滋養品。皆不能用。恐患者益形其衰弱。若謂中醫有治傷寒之特效藥。余不敢作是言。中西互相比較。以科學之理言之。似西法爲可信也。

客問傷寒之豫防法

答曰。傷寒之病原。爲一種桿菌。專在患者之腸中。及與尿糞共排泄於體外。而糞便尤爲本病傳染之媒介。患者在恢復期後一月之內。糞便中尚有細菌。能傳染於人。此種細菌。於人體以外。亦能發育。如在糞便、井水、泉水、牛乳及土地之中。皆能永久生存。其對於乾燥之抵抗力亦強。凡患傷寒者。皆因呑食此種之細菌而發生。其菌通過於胃而繁殖於小腸內。洗濯患者之襯衣及使用患者之手巾、寢具、衣服等。易於傳染本病。固無論矣。而最有傳染之危險者。則爲含有此菌之飲料水及使用水。以此種不良之水。供飲食之用。或以之洗濯食品。以致感染本病者甚多。本病不能從空氣中傳染。其傳染之路徑。與赤痢眞霍亂大略相同。其豫防亦同。不贅述。

客問患赤痢傷寒眞霍亂時其糞便內皆有病菌宜用何法以撲滅之

答曰。宜取生石灰一二塊。其上稍加冷水。卽成爲粉末。名生石灰末。以生石灰末一分。加水三分。又以木棒攪拌之。名曰石灰乳。以石灰乳傾入含有病毒之液狀物內。而攪拌之。則病菌自能撲滅。惟生石灰末。以新製成者爲合用。若稍置之後。其造成之石灰乳。卽不能消毒。石灰乳之用量。至少爲有病毒液狀物之四分之一。或三分之一。

第七章　鼠疫　The Plagve

客問鼠疫之病狀

答曰。鼠疫亦名黑死病。日本名百斯篤。最要者有三種。一種名腺百斯篤。各處之淋巴腺皆腫脹。一種名肺百斯篤。咳嗽吐紅色之痰。一種名皮膚百斯篤。皮膚發生疔瘡。三者之中。以肺百斯篤爲最險。本病未發之前。常有頭痛、眩暈、惡寒戰慄等症狀。且發熱甚劇。

客問以上三種百斯篤之症狀不甚詳細請再述之

答曰。腺百斯篤多突然戰慄而發高熱。精神朦朧。身體一部分之腺。（如頸腺、腋窩腺、鼠蹊腺等）腫大如胡桃。或如手拳。以手觸之。灼熱疼痛。其發腫部周圍之皮膚。亦紅熱而浮腫。其後浮腫逐漸擴張。與腺腫共成爲一大塊。病若向愈。則體溫漸低。腺腫柔軟。浮腫減退。痛亦輕減。其不然者。腺腫化膿。而熱度更高焉。

肺百斯篤。以尋常肺炎之徵狀而始。旋致戰慄、高熱、頭痛、眩暈、嘔吐等。起結膜炎。言語困難。胸部疼痛。呼吸促急。咳嗽咯痰。痰初爲有泡沫之黏液狀。後漸由黃紅而變暗紅而至純血。脈搏細小軟弱。顏面苦悶。皮膚呈高度之紫赤色。四肢厥冷。胸內苦悶。意識昏朦。遂由心臟痲痺而斃

皮膚百斯篤。最初於皮膚之表面。生有點狀之發赤隆起。次變膿胞。漸見膿色溷濁。或

五分時之體操（錄青年）

斯培爾丁著
潘知本譯

人身最寶貴者莫如血。血之強弱。爲卻疾召病之符券。吾人既知血爲全身之司命。則當調節飲食。以促其生長。次當按定時運動。以助血之循環。更宜有長呼吸。使血與養分化合。培本之法。既得其要。復注意於健體四分則。一、吸足空氣。所以保肺也。二、容納定量之水分。所以養腎也。三、食物有定量。而腸受其益。四、每日必沐浴而膚日以健。循是法而行之。庶於養生要義不相牴觸乎。

本篇專論運動規則。夫運動之時。當使肌肉緊密。緊至極度。然後放鬆。斯能抵制外界之病菌。但吾人初行一種運動時。勿急速爲之。須待熟練之後。乃可加增運動之度數。此外則坐立行動。亦當取優美之姿勢。並吸足空氣。斯爲致強之要素。若能每日習爲常例。則其爲益之大。在當局者自覺之耳。

以下示明簡單運動法十三則。

（一）睡之運動　平臥於牀。（身挺直）運氣收縮其頸之肌肉。稍待放鬆之。次收縮其臂背胸腹腿之肌肉。復放鬆之。此乃助心臟之自動。且使血脈膨漲。而奏天然療疾之功。

五分時之體操

(二)晨起運動　擦齒漱口。飲一二杯涼水。(曾煮沸者)乃行一種有力之運動。但不宜過於猛烈。運動既畢。以冷水沐浴。爲最有益於身。

(三)頸胸背之運動　立正。頭向前後屈。使頦向下及胸。漸向上而仰。約十五次爲度。立正。頭向左右屈。先向左後向右。使耳向下及肩。身毋偏。頭勿轉。肩勿上聳。約十次爲度。立正。頭向左右轉。使頦與肩能爲平行線。最佳。頭轉時。勿向前後屈。身毋隨之而轉。約以五次爲度。

(四)脚腹前臂運動　立正。用力展開手指。舉踵時緊握其拳。如是約以五十次爲度。

(五)臂運動　立正。彎腿蹲身。用力在臂及握拳(勿緊)之手與臂。如舉重物然。但不改足之地位。用力緊臂之前部肌肉。稍待。鬆之。再緊其臂。乃徐徐伸下。如有極大阻力阻之者然。約行七次爲度。

(六)股運動　立正。屈膝蹲下。速即升起。仍爲立正姿勢。蹲下時。當舉起足踵。以二十五次爲度。

(七)下肢運動　立正。右手握住椅背。左足用力向前踢五十次。畢、左手握住椅背。右足亦向前踢五十次。

(八)腹肩背運動　先將臂自前向上折至上肩。置手於項後。將胸挺出。舉踵屈膝。將身蹲下。乃舉臂自前下垂。同時足挺直。(試能以手指或手掌及地否)約行五十次爲度。

(九)腹肩臂部之運動　左臂用力向上舉至極高度。右臂用力向下伸至極低度。再舉右臂極高伸左臂極低。約以二十五次爲度。

(十)五臟運動　足勿動。面向前。扭身向右。使左肩在頦下。左臂橫在胸前。右臂緊貼於身。復扭身向左。使右肩在頦下。右臂橫於胸前。左臂緊貼於身。足與面之位置勿移。約行十次爲度。

(十一)胸肩背之運動　立正。彎其腿。使身稍下。臂自兩旁上舉。與肩平行。舞臂向前向後。身毋偏。約行二十五次爲度。

(十二)肩背胸部之運動　立正。彎其腿。使身蹲下。用力將兩臂自兩旁向上舉。仍用力下垂。如是以二十五次爲度。

(十三)腿部肺心肝臟之運動　置拳胸前。舉步趨進。當使全身重量注於足上。從此足更換重點至彼足。更從彼足換至此足。如是每步更換不已。但行步時宜緩且均。且須緊閉其口。至呼吸如常而止。余(著者自謂)在七分時間。可跑一千步。此運動自百步增至千步爲度。

記者按近時所見體操書籍。或專講游戲。或注重團體的教授。而於個人運動方法。非失之繁複。卽過於深奥。今得甯海潘君投贈此篇。簡明切要。如獲異珍。

最有益之簡單運動（錄青年）

運動爲保存健康之良劑。此一理由。久爲普世所公信。自非頑舊不化識見淺陋者。必不以爲虛謬也。然徒知其理。亦復奚益。必以見之於實行。始能實收其善效。但世間唯實行二字難乎其難。明知運動之有益身體而玩忽不爲者。十有八九焉。殆所謂心知其美不敢嘗試者與。

運動之要訣。在於自然而不勉强。若夫心既生厭。猶復勉强從事。是何異於睡眠未醒。强使步趨。無益有損之甚矣。故運動求其有益。宜使人忘運動之勞。只覺游戲之樂。斯爲法之良者。有良法斯必無所窒礙矣。然亦不可一概而論。有多數之人。性不喜游戲。或雖欲游戲而無合宜之機會與時刻。其不能得游戲運動之益也。未如之何也。故非有最普通便易人人可行之運動法。則運動之利益。終竟難以徧及。

且也人造之各種運動法。固各有其優點。然究不若天然之運動較爲完善。天然之運動者。行走是矣。此法無論何人。皆得爲之。無論何時何地。皆無所阻難。矧夫生而爲人。苟非疾病殘廢。皆有行走之必要。不煩思慮而可得。不覓暇晷而可行。此其利便爲何如。較之他種運動。必需器械。約同伴者。不可同日而語矣。

最有益之簡單運動

若能於室外行走尤爲有益若郊野若山林空氣新鮮而景色清麗者隨意遊行則合運動換氣遊賞三者爲一事甯非便宜之至乎若偶然不能出行則於室中爲之亦可

大凡身體健全之男子每日自晨九時起至下午四時止當能行六十餘里之遠程而不感疲乏焉非然者其體氣必有所虧損此可臆決者夫行走固四時皆宜而尤以冬季爲最適不特朔風寒氣之拂襲足以凝固其精神而走冰踏雪尤足強壯全身之肌肉故步行愈難而收效愈善也美前總統羅斯福非體壯力健優能任事者乎但每日必出外遊行一周雖雨雪亦不間斷假令彼不習步行者追隨其後行見力竭氣促廢然雇車而返耳夫車之爲用雖不可少然其引人乘坐適以養成惰逸之習慣且將阻止肢體天然之運動而妨害全身之康健也如愛身者於此交通日便之世慎毋貪逸而惡勞違乎養生原理也

步行之有益於身體究何如乎則以其對於肝臟及其他之分泌器官有直接之感應也譬如人體重一百四十磅其肝臟之重量爲四磅有半人體中之肉核此其最大者矣然其功用吾人不加細考即有所知亦不過肝臟每日分泌膽汁約二磅半蓄儲膽囊之中以助食物之消化耳然肝臟有他項之作用也則其爲化製糖質所必需此種

糖質經血液洗刷速傳至肺臟人體因以得滋養焉若肝臟失調則肝火旺盛性情乖戾或有抑鬱愁悶生趣索然者

若夫激烈之運動固亦有益於身體然往往不能保肝臟之健全嘗聞特種之運動以其震動肝臟故而反收不良之效果蓋肝臟一經振盪其所產之膽汁與糖質驟見增多非操練有素之運動家則必致營養失其常度而災眚相逼而來或則頭痛或則胃病於斯時也欲療治之宜以步行為宜譬如人患頭痛若行疾馳則必愈增其患惟緩步徐行往往能霍然而愈

步行之有裨消化其例甚明各國人多信之不疑以此法極為簡單也凡人進膳之後即起步行則其食物之消化必較靜坐不動者為優謂予不信可自試驗之行見瘠瘦者將轉為壯碩羸弱者將變為強健雖著履易於損壞而其所得實有百倍於所失也雖然飯後步行之法能使軀體肥胖者轉見為瘦損聞者將訝其言而斥步行為有害乎則當知體之肥胖本非健康之徵象也其體內肥質皆無用之物當化未化凝聚而成者其凝聚之故則由血液中缺乏養氣故耳今以步行之捷法增補血中之養氣因此得排除無用之脂肪而組成強固之肌肉寧非有益之事乎

故吾人步行郊外空氣清曠之地實爲最上乘之健身運動其震奮肝臟也能適得其中而無過猛之弊其滋補血液也能增益其養氣之容量使由肺腎皮膚等官洩去一切廢料毒質而尤要者則以肌肉的營養作用因是增强而能拒敵種種病菌之侵入以上第就步行之有益於體育上言之也推類以思則足力旣健遇事可以有恃無恐遠灾避害不須乞援於他人跋涉往來但求効力於雙足此亦獨立自助之一端也其功效蓋有不可勝言者

由斯以譚步行一事實能使人增長筋力延長壽命固不必言其他種種利益而已覺有充分之愉快聞吾言者倘猶趦趄退卻乎則請證諸世界有名之步行家觀其經驗以審定究竟之利害如何韋斯敦者偏游五洲之步行家也自一八六〇年以後行期之悠久歷程之窵遠出乎諸名家之上雖其第二次繞行地球現尙有志未逮而其日日有事於步行曾未稍懈焉當韋君遠行時道經容格斯市人或有識之者呼之曰壯哉老翁君不懌曰「謹謝尊稱余自覺猶爲二齡之嬰兒焉」老年而猶不失童心韋君之異乎常人者在此夫現行之衞生規則甚多特有未足深恃者其最普通而有益者爲何曰唯「步行以企得少壯耳」世人欲求返老之方駐年之術者盍試爲之

窒扶斯血清接種法之成功(青年錄)

觚哉

腸窒扶斯之爲病也。蔓延頗廣。病狀尤危。而在多人團聚之處。如戰時之軍隊等。厥狀愈彰。今者衞生之術日益完善而抵抗窒扶斯之血清接種法又已成功。故此病之勢力。亦寖殺矣。此誠吾人所當額手稱慶者也。一九一一年。美國軍中强迫接種窒扶斯血清。當未種之先。軍中每十萬人。輒有五百餘人罹病。今日每十萬人中。罹病者三人而已。其死亡之額。亦幾消滅以至於無。普法之戰。戰士之死於窒扶斯者數萬人。今日歐戰中人。因接種血清及注意衞生。已可全免除此病矣。

現今美國有多數人。每年接種血清。以豫防窒扶斯。據公共衞生事業之報告。則去歲接種窒扶斯血清者。不下三十萬人。接種血清後。其微感不快者。僅注射處之皮膚。微痛而作紅色。有時或覺頭痛而發微熱耳。苟於向夕時接種。則此類反應發生於夜間。受種者殊不之覺也。

日前美國科學雜誌。載一論文。題爲窒扶斯血清接種法。茲撮錄之。以饗讀者。其言曰。凡曾罹窒扶斯病者。血液中發生一種物體。所謂抵抗性物體是也。此項物體。能使人免除此病之復發。血清接種法之價値。即能使血液中發生此項抵抗性物體耳。故血清者。僅以防患於未然非能克疾於既至也。苟病已見端。則雖接種血清。亦無效矣。醫界重要人物。頗有主張接種複雜血清者。其法自各方面取得窒扶斯菌多種。混和之。以爲接種之原料。然提淨而少毒之一種乃英美各國用以豫防而卓著成効者。則爲必不可少云。

窒扶斯血清接種法之成功　二

血清之豫備。由試驗室以人爲之法。蕃殖窒扶斯菌。而護育之。久之。毒性寖殺。則移諸育菌之媒介物。而納之瓶。使恒保法倫表九十八度之溫度。庶病菌得以繁殖至二十四小時後。復自媒介物中。以有定則之食鹽溶液滌之。此後乃計算浮於溶液中之物體。每立方糎含有病菌若干頭。庶配置分劑。可以正確無譌焉。

夫以窒扶斯菌之藐小。初何能一一指數。然有一智巧之法。可以計算其正確之數者。其法。以每立方糎之血液含有赤血球五十萬萬枚爲標準。乃於一毛細管上。作小點以爲記認。吸新鮮血液入管中。至作點處。復以浮於溶液中之物體。吸入管中。與血液等量。二者之間有空氣泡爲隔。然後悉排之出管。如是吸入排出者數次。則病菌已勻和於血液中矣。

乃以此和有病菌之血液。塗玻片上。以顯微鏡鏡之。顯微鏡之接目鏡上。晝一內切方形。以縱橫二線。分方形爲四區。狀如田字。鏡時。計數各區中之赤血球及病菌。爲數各若干。若是反復計數。則每立方糎含有病菌之數。可以推算而得矣。此後取滓於溶液中之物體。增高其熱度至能殺菌。此乃至要之手續。蓋溫度高至若何。歷時若干。乃能殺菌。此二事既經發明。而血清接種法。始克有今日之成功也。加熱後更試驗其果已無復生存之病菌否。其法。取熱過之物體。接種少許於媒介物而察其繁殖否。苟已絕對的無有生機。則更以充分的加波里酸之溶液。加入其中。使每立方糎中含有適當之分劑而止。

如是則血清已成而待用矣。乃分貯於瓶中。大都三小瓶爲一套。足供一人接種之需。血清未用之先。必貯於清涼之所。普通接種之法。卽每間七日至十日接種一次。成人第一次之分劑。含有病菌五萬萬頭。第二第三次各倍之。小兒則按其體重而減其分劑。例如體重五十磅之小兒所用分劑。不過如成人之半耳。接種之時。大都以注射於臂上爲多。

此接種法發明後。人皆謂曾經接種血清者。可以免罹斯疾矣。實則未可必也。蓋接種血清後。其防止之效。僅二年。乃至四年而已。有時已接種血清者。仍罹此病。是亦不足深異。蓋亦猶曾罹此病者之仍能復發耳。是故血清接種法。並非絕對的免罹此病。惟染此病之機會則已消滅以至極少之量矣。且曾經接種之人。苟罹斯疾。則較之未經接種。必輕減多多矣。

由此觀之。血清接種法。可以防止常量之傳染性。若傳染之力過大。則其防止力亦因而消滅。人苟久處鉅量之窒扶斯菌中。如在流行病時期等。則血清之防止力。必致消滅。惟曾經接種血清之人。雖在非常之情形時。或罹此病。而求其痊可。較諸未曾接種。實輕易多矣。

赤痢病中西治療之大要

馬孟元

原因　本病由一種之細菌傳染而發生。夏季流行最廣。因不潔之飲料水及用水、食物不攝生等而起。病後無免疫性。

症候　猝然戰慄。或數次惡寒。屢屢通便。（十次至百次）糞量極微。呈血液、及米粒狀、或蛙卵狀之黏液塊。有時含膿頗多。（白痢）亦有含污穢色赤褐色之魚腸狀物質。腹鳴。腹痛裏急後重。左腸骨窩壓痛。口內乾渴。食思缺乏。呃逆。嘔吐。體溫昇降不定。時或昏睡譫語。脈搏頻數而細小。及發熱等之症狀。

元按如前所列症狀。其輕者不必全備。但見糞量少而裏急後重。大便呈膿血狀者。即爲此症之確據。至於熱候昇騰。昏睡譫語。一晝夜下痢至數十百次者。則症候之危迫者矣。

轉歸　多能治癒。亦有轉爲慢性者。在熱帶地方。則多致死。

療法　一衞生療法　安眠靜養。注意飲料水。流通病室內之空氣。專事清潔。嚴守消毒之法。食液性食餌。戒除生冷油膩及不易化之食物。

二藥物療法　分初中末三種治法。

(甲)初起用下法

附方　甘汞　〇、五　乳糖　〇、五

右頓服(經二三時後如不通利再二三回同法服之)

又方　蓖麻子油　一五、〇至二〇、〇

右頓服(服甘汞後已得十分通利常不食者有之或徑服此方亦可)

元按痢之爲病溼蒸熱壅食滯痰凝不於初起之時乘眞氣未虧從事通降則病體淹纏變症迭出是誰之咎故西人用甘汞蓖麻子油等首事下奪是誠拔本之治然但以通利爲止幸勿過劑致損眞元也

(乙)中間用緩和法

附方　吐根浸(〇、五)　一〇〇、〇　陳皮舍　一〇、〇　苦丁　四、〇

右一日三回二日分服

元按吐根一物能祛痰止瀉爲治赤痢之要藥加以陳皮之行氣苦味丁幾之苦降泄熱皆爲本病緩和之妙藥

又方　重曹　二、〇　次硝蒼　二、〇　薄荷腦　〇、〇六

右爲六包。二日分服。

元按西人治赤痢病於下劑之後。卽用收歛劑。中間絕鮮用緩和藥品者。愚以爲初服下劑後。裏氣通達。正宜平調於內。俟其穢濁徐徐而下。庶幾裏邪得淨。而後患無虞。若遽用收歛劑。是阻其欲出之邪。而病勢轉以增劇。甚非計之得也。愚故摘錄前二方。以爲中間之緩和方法。

(丙)末後用收歛法

附方　次硝蒼　一、〇　阿片末　〇、〇三　乳糖　〇、五

右爲一包。量每日六回。每回一包內服。

又方　阿片丁幾　一、〇　護謨舍利別　一五、〇

右每二時一食匙。

又方　挖沕散　一、〇　古倫撲越　〇、五　單寗酸　〇、五　白糖　二、〇

右研和分作五包。每一時服一包。

元按以上各方。如阿片、次硝蒼、單寗酸等。皆有收歛之作用。實爲痢久不愈。厚腸止瀉之良劑。但初起邪毒正甚者。勿遽用之。

（丁）外治用灌腸法

附方　知母爾　一、〇至二、〇　酒精　適宜　水　一〇〇〇、〇

右爲灌腸料（朝夕每半量若覺有刺戟、則稀釋或休止）

又方　的列並油　一、〇至五、〇　亞拉毘亞護謨漿　適宜　水　一〇〇〇、〇

右爲灌腸料。

又方　硝酸銀．〇、五至一、〇　水　一〇〇〇、〇

右爲灌腸料。

元按西醫善用對症治療如本病原由腸中腐敗惡物異常發酵非直接洗滌之莫由達治療之目的故用灌腸器以注入各種防腐消毒藥水使其中汚濁宿垢一洗而空是最直捷痛快者也較之內用藥物由胃入腸者簡捷數倍是乃有利無弊中國醫學上所未經道及者也

附中醫方論　元按中國醫學恆務空談而鮮實用每遇一症先雜以臟腑生尅陰陽運氣之說糾纏不清而於其病之普通治療及緊要節目反畧而不講致令後學讀之絕無門徑可尋誠一大魔障也茲用砂裏淘金之法擇古人方論洞中肯要者摘

錄數條。以見治療之大法。其餘概勿攔入。

喻嘉言曰治痢用通因通用之法亦有金針蓋溼熱之邪奔迫而出正宜用苦寒之藥如大小承氣之類又曰仲景治下痢可下者悉用承氣湯大黃之寒其性善走佐以厚樸之溫善行滯氣緩以甘草之甘飲以湯液灌滌腸胃滋潤輕快積行卽止（西人治痢疾初起以下劑爲不二法門今喻氏此論亦主首用大黃可見中外治療之一貫）

又曰凡驟受暑熱之毒水穀傾囊而出一晝夜七八十行大渴引水如故百杯不止此則腸胃爲熱毒所攻頃刻糜爛比之誤食巴豆鉛粉其烈十倍每從內經通因通用之法大黃黃連甘草連進三五十盃俟其下痢口渴之勢稍緩乃始平調於內（痢症之劇者誠有如此段所言非迭用大黃黃連不可至謂連進三五十盃又未免太過矣）

又機要云後重則宜下腹痛則宜和身重則除濕脈弦則去風膿血稠黏以重劑竭之身冷自汗以熱藥溫之風邪內結宜汗之鶩溏而痢宜溫之（此段論治痢於下法和法之外又參以汗法溫法然前二法爲治痢之常法而後二法或間用之十中不過一二果有身冷自汗鶩溏之情形乃可用溫果有風邪內結脈弦之情形乃可用汗不可不細察也）又喻嘉言曰凡治痢疾更有急開支河之一法因邪熱之在裏者奔迫於

大腸必鬱結於膀胱。膀胱熱結則氣不化。而小溲短赤。清膀胱之熱。令氣化行。而分消熱勢則甚捷也。(西人治痢疾僅言通大便。而不言利小便。中醫能兼顧及此。是其周到之處)

生死之診斷　喻嘉言曰。凡下痢能食者不死。發熱者多死。又曰。凡下痢純血者。如塵腐色者。如屋漏水者。大孔開而不收。如竹筒。脣如硃紅者。俱死。如魚腦髓者。身熱脈大者。俱半死半生。

藥物療法　亦分初中末三種治法。

(甲)初起用下法

大黃湯潔古　治痢疾初起。膿血稠黏。裏急後重。腹滿脹痛。日夜無度。口渴胎黃。或時日雖久而積滯未清者。

大黃半兩或多至一兩　剉碎、好酒二大盞、浸半日許、煎至一盞半、去渣、分作二服、頓服之、得通利、止後服、如未利、再服、取利爲度、

大承氣湯金匱　治同前。

大黃一錢至四錢　厚樸一錢至三錢　枳實一錢至二錢　芒硝五分至一錢　首以前三

味、水二盞、煎至一盞、去渣、入芒硝和勻、分二次服、得通利、止後服、去芒硝、名小承氣湯、力稍緩、

(乙)中間用緩和法

香連丸直指

黃連　木香　各等分

右二味。共爲細末爲丸。如桐子大每服三十丸。

白頭翁湯金匱

白頭翁一錢半　黃連七分　黃柏一錢　秦皮一錢半

右四味。同煎服。

芍藥湯潔古

芍藥一錢半　當歸一錢半　黃連八分　黃芩二錢　大黃一錢　肉桂三分　甘草五分

檳榔一錢　木香一錢

右同煎服。溼熱甚者去肉桂。

加減平胃散潔古

白朮一錢　厚樸一錢　陳皮七分　木香七分　檳榔一錢　甘草五分　桃仁一錢半
人參五分　黃連七分　阿膠一錢　茯苓二錢

右藥加薑三片。棗二枚。水煎溫服。

元按此方於治痢之外。兼扶元氣。凡痢久不愈。真氣虧乏者宜之。於初起時人參白朮阿膠之類。尚宜酌用。

藿香正氣散

大腹皮一錢半　白芷五分　茯苓三錢　紫蘇一錢　藿香二錢　厚樸一錢　白朮一錢　陳皮一錢　桔梗一錢　半夏一錢半　甘草五分　加薑棗水煎服、

此爲暑天瘧痢通用之方。

元按以上各方。實爲治痢。和平中正。普通應用之主方。無偏補。偏瀉。而有蕩邪。滌熱。去滯。導滯。消食。和中之效。近世中醫。嘗用此等方藥。其長亦不可沒也。西醫於下劑之後。即服收歛劑。似少此一段功夫。

（丙）末後用收歛法

訶黎勒丸　治痢久不愈。腸胃虛滑者。用此主之。

樗白皮二兩　訶子五錢去核　母丁香三十粒

右爲末糊丸梧子大每服三錢陳米湯送下。

大斷下丸　治同前而挾虛寒甚者。

高良薑一錢　炮姜炭一錢　細辛五分　龍骨一錢　枯礬三分　赤石脂一錢　訶子肉一錢　牡蠣一錢　製附片三分　石榴皮一錢

右爲細末糊丸桐子大每服三錢。

元按以上二方初起溼熱正甚者勿輕用之。

(丁)兼症療法　以上三法治痢症之大要已包舉靡遺。然病之變化百出。不有以通其變。恐有應用或窮之處。再列數法於後。

(一)利小便法　卽喻氏急開支流之意。

茯苓湯　治痢後遍身浮腫。

赤茯苓三錢　澤漆葉一錢　白朮一錢半　桑白皮二錢　黃芩一錢　射干一錢　防己一錢　澤瀉二錢

右水二盞煎至一盞。溫服。不愈。再服之。

元按痢後遍身浮腫。恐犯心腎二臟之病。可參考西醫腎臟炎及心瓣膜病各條治法。

(二)養胃陰法

附方　治痢後暑熱傷陰。脣舌乾燥。週身枯槁。津液不復。以此方主之。

生地三錢　阿膠二錢　丹皮一錢半　白芍一錢半　銀花三錢　黑穭豆皮三錢　水煎服、

(三)扶胃陽法

附方　治痢後大便不實。食不健運。虛羸少氣。自汗脈弱。以此方主之。

人參一錢半　白朮一錢　茯苓三錢　炙草五分　廣皮一錢　炮薑六分　益智仁二錢　水煎服、

元按以上三法。治痢之大勢已減。而現如上諸症者。可參酌用之。雖非主治之方。而維持善後。亦臨症者所宜知也。

室內多量之液體振動其以鐮狀膜固定之胼胝體及腦室壁全被破壞所致此海兒氏推想之說也

又次於腦水腫而尙當一言者卽第四腦室內爲他之液體所侵襲延髓之機能突然麻痺亦足遽致隕命也腦出血腦膿瘍及囊腫等破壞於腦室內時以其血液膿汁或漿液之壓迫而直接障礙延髓諸中樞之機能以使其頓死此皆極顯著之事實而於卒中死者則腦室內出血實爲其主要之原因此伽伊氏 geigel 所特揭示者也腦膜炎腦腫瘍及包蟲性囊腫等之腦疾患其往往頓死者蓋以此等疾病之滲出物血液或漿液等壓迫重要之中樞使其機能麻痺之故又於癲癇樣發作之際亦每有卒然致死者其原因所在或以窒息或直接侵害重要之諸中樞至解剖上之所見據畏白氏 Weber 所報告則有肺肝腎及心臟之充血溢血急性脂肪變化及血管系新舊之病的變化於腦部亦見有同等之變化有腦皮質及延髓之毛細管小血管之充血炎症性滲潤周圍組織之浮腫及新鮮之血管周圍出血等此血管之變化及於延髓當爲其直接之死因（此爲畏白氏所推想者）而於此際迷走神經核之部分的破壞亦可以其溢血而證明之也

癲癇之外亦往往有致頓死者如進行性痲痺及歇私的里之發作即是而歇私的里發作時之死亡解剖上固一無變化也

頭蓋受器械的之暴壓頭蓋骨未見損傷以急性腦痲痺之症狀而卒然死亡所謂腦震盪是也往時皆認爲無解剖的變化之官能障礙然徵諸近時諸家所研究則腦髓實起一定之變化固無可疑者富利特曼斯白爾林搿克隆太爾普丁該爾何氏 Friedmann Sperling Kronthal Büdinger Baller 等皆確認腦實質內小血管毛細管之充血及小溢血等又普丁該爾斯加搿利俄奇洛成伯拉脫氏 Skagliosi Rosenblate 等明認神經實質有變性破碎軟化等之變化然以吾等觀之此等變化必以腦震盪而起不得視爲急劇腦症狀及死亡之原因也腦震盪者蓋以頭蓋受器械的暴力腦脊髓液被壓排於腦室內挫傷室壁之周圍組織而生又腦實質直接受器械的障礙亦其原因也

脊髓病之中致頓死者即受器械的暴力脊椎管內之出血是也然此亦因於受傷之位置如何固不待言依代子氏 Deetz 之說最易危及生命者惟頸髓之壓迫或其出血就中如第四頸椎部之出血壓迫乃使橫隔膜神經麻痺而致頓死者於脊髓震盪

症雖亦有急死者然不必盡然大率皆徐徐增加痲痺症狀而死者也
末梢神經病之中陷於頓死者則爲急性脚氣所謂脚氣衝心是也此症之本性據日本三浦守治氏所主張則爲橫隔膜神經之急性痲痺卽此症之結果橫隔膜向胸腔而昂上下方壓迫兩肺故小循環區域猝然狹隘右心室之內一時鬱滯多量之血液心室之筋肉對之無調節之餘裕反致困頓而痲痺然依近時日本長與又郞氏之新說則凡致脚氣衝心者多係淋巴性之體質所謂淋巴性體質者卽全身淋巴腺淋巴濾胞等所有淋巴性裝置無不腫大之體質也有此體質者對於諸種痲醉藥抵抗力甚弱易陷於心臟痲痺而死加提氏Cardie所舉受痲醉而死以剖檢而證明爲淋巴性體質者凡有三十例之多長與氏卽本此事而立論謂有淋巴性體質者患脚氣病之時其對於脚氣毒之反應較普通體質特甚與其受痲醉時易起心臟痲痺相同蓋亦以發起心機能之障礙而遂致脚氣衝心者也

出消化器病而致頓死之原因亦有種種如胃圓形潰瘍食道靜脈瘤破裂之高度出血腸窒扶斯性潰瘍之大出血等每不旋踵而死此人所熟知可無俟喋喋者也又如膵臟內出血之頓死前已論及茲不贅述今所當詳論者卽急性腹膜炎死亡之原因

也。但腹膜炎之症。亦不必皆係頓死。此吾人所數數實驗者。故於茲特論述之。夫急性腹膜炎。固由種種之原因而起。然於臨牀上屢屢實驗者。則爲發生於腹壁切開後之腹膜炎、續發於腹部臟器炎症之汎發性腹膜炎、及因胃腸潰瘍穿孔而生之穿孔性腹膜炎等。此等病症之際。多發急性之全身症狀。心臟麻痺而死。至其死因。則有種種之學說。往古皆謂患急性腹膜炎而死者。恰如頻擊蛙腹。使起反射的心臟麻痺然（俄爾是氏於蛙嘗有此試驗）蓋以腹膜神經受炎性刺戟而起心臟之反射麻痺也。哈威爾氏 Bauer 之推想。則謂腹膜有多數之神經枝。故發腹膜炎、而腹部血管起高度充血、腹腔內生滲出液之際。因其刺戟。卽起神經之興奮。反射的使心臟麻痺而死。又邱氏 Ziegler 則言發起炎症之無數細菌。刺戟腹膜之神經。而起心臟反射性麻痺云。然如斯之說。自今觀之。殆全爲謬說。不足取也。

哈伊湼凱氏 Heinecke 嘗就兎施行試驗。其結果、則謂急性穿孔性腹膜炎之死因。蓋由於發炎性細菌之篤機聖吸收於血液中。作用於延髓之血管運動神經中樞及呼吸中樞而使之麻痺者。克列姆及斯脫懋伯爾氏 Klemm u' Strümpell 又謂菌素毒作用於腹膜之神經末端。使血管運動。心臟運動。及呼吸中樞爲反射的麻痺之外。其敗血性傳染亦可認爲致死之因梯企愛氏 Tietze 亦述其於腹膜炎患者之血液中屢見有細菌之存在可確定敗血性傳染之爲死因華古氏 Wagner 亦唱同樣之說富利獨拉氏 Friedreich 於患者之血液中亦見有種種之細菌（葡萄狀球菌連鎖狀球菌、大腸菌、肺炎菌等）然我等於敗血性傳染爲腹膜炎死因之說則甚不贊成蓋腹膜之吸收力頗爲強盛發炎菌之侵襲腹膜時未及使腹膜起炎症性變化已被吸收而發現於血中矣𤢺拉惠蒲謨等氏 Grawitz, Bumm 則謂化膿性腹膜炎之死因非敗血性之傳染乃以多量之膿汁滲出消耗血液中之蛋白且發生高熱此外又繼發全身血液之急劇變化、及腎臟炎肝臟炎而遂致死云然以余等觀之此說亦不可信也

急性腹膜炎之重症者每發虛脫而頓死如此之實例威該涅爾氏 Wegener 曾數數遇之依賽利該爾氏 Seliger 之說謂此症之腹膜變化甚微惟見腹膜溷濁、腸管輕度之癒著而已然則於此固不可不謂發炎菌之代謝性產物有特別之毒性矣腹壁之外傷後閱僅二時有半卽發腐敗性炎而死於如此之症克夏氏 Küstner 亦嘗培養葡萄狀球菌、連鎖大腸菌等而謂因其毒素之吸收致起以臟痲痺云

要之急性腹膜炎之死因確爲發炎菌毒性代謝產物之中毒作用特腹膜之吸收力甚強故毒素易被吸收遂作用於血管運動神經中樞心動中樞等使之痲痺而死者也

因於身體之新陳代謝產物而起全身中毒症狀屢致頓死者多於腎臟炎見之其尿成分滯積於血中而誘起尿毒症致猝然而死者甚多又於糖尿病發起之俄叩希牛酪酸及阿切脫醋酸之自己中毒於多數之重症皆見之但於糖尿病性昏睡症狀之下而死者非突然而起多昏睡數時乃至數日間而後死也然糖尿病患者皆突然起心臟痲痺而死此吾人切宜注意者耳

以上略述頓死之原因以供醫家之參攷然醫者於頓死之來知於未然而豫防之其事至難且全然不能先知及豫防者甚多然頓死者毫不知死之痛苦比諸罹於極苦惱之慢性病而欲死不得者不可謂非幸事也此對於本人及親族聊可慰藉者耳

德國大生物學家海開兒氏 Häckel 著有生活之不思議 Lebenswunder 一書其中有曰世間罹於精神病或不治之慢性疾病萬無痊愈之望者甚多患者之苦痛無論矣其親族戚友之愁思苦慮亦有損而無益且於社會國家上亦多所耗費殆可謂有

百害而無一利者故此等不幸之患者若投嗎啡等毒劑使速絕生命則非唯本人可脫種種之苦惱即社會國家亦可省無益之費用實一舉兩得之事云云

由黑氏之說觀之則頓死之人既可免自身之苦惱又可免親族戚友之苦慮且可免社會國家無益之費用豈非死法之最善者乎故余等竊思與其罹胃癌心臟瓣膜病脊隨病等不治之慢性疾患永呻吟苦惱於病榻之上欲生不得欲死不能無寧猝然惱出血而一瞑不視之爲愈矣

後序

頓死論校刊既竟乃叙其後曰頓死者外觀上毫無病狀突然而死之謂也其證據爲呼吸脈搏心音均已停止而眼中之角膜亦無反射其原因有多種咽喉內有異物此由食物硬塞而致頓死者因甲狀腺腫或瘰癧腫大其氣管已被壓而成扁形此時急行迴轉頭部即陷於頓死之狀態或濃厚之黏液停滯於狹窄部亦致頓死小兒嘔吐時之窒息及喉頭痙攣或毛細管支發炎皆能停止呼吸而頓死萎縮腎之急性尿中毒有時起心臟痲痺而頓死有心臟疾患者受極大之驚愕而頓死有脂肪心心筋炎心臟肥大之患者因心臟痲痺而頓死腦卒中起於腦病發作之後名電擊中風內咯

頓死論後序

血由潛伏性肺空洞而起者亦能致頓死脂肪心冠狀動脈硬變之時因心臟破裂而頓死上行大動脈瘤出血而入於心囊內之時亦致頓死患猩紅熱天然痘百日咳實扶的里等急性傳染病之時或其病後因心筋變性亦能致頓死肝臟及脾臟高度腫大之時而破裂亦頓死喇叭管姙娠之時多在第二月至第四月間因其管破裂而頓死因肺動脈栓塞而頓死者多起於產褥萎黃病心臟病之時有因急性穿孔性腹膜炎而頓死者多起於胃潰瘍腸潰瘍腸窒扶斯出血後之蟲樣垂炎凡此種種皆爲頓死之原因吾國人不知病理不識解剖又無科學思想見人有猝然而死者如其家適有營墓築室或築井等則必曰其動土處誤犯三煞七煞其家亦深怨葬師日者之誤事否則必曰猝死者或逢惡鬼或遭陰譴或前世有寃債鬼神特來索命種種迷信之說不能殫述而醫者亦爲迷信中之一人往往附和其說不能研究所以頓死之理豈不可嘆客曰子之頓死論既不能爲醫生研究之資又不能挽救社會之迷信持論過高無益也嗚呼果如客言吾書可以止矣

三十二

一　檢查兒童身體當於每年四月行之

校長認爲必要時得臨時檢查學生身體之全部或一部

二　檢查身體由校醫行之但不置校醫者得由他醫行之

三　檢查身體之項目如左

一身長　二體重　三胸圍　四脊柱　五體格　六視力　七眼疾　八聽力　九耳疾　十齒牙　十一疾病

小學校生徒非顯有障害得不檢查視力聽力

四　檢查身體之方法如左

(一)測定身長須脫去鞋襪使兩蹠貼地兩手垂直脊梁挺豎頭頸中正不偏

(二)體重於着衣測定後仍須除去其重量

(三)胸圍將兩上肢垂直從兩乳之水平綫測定其常時及盈虛之差但小學校兒童可僅測常時

(四)脊柱須檢查其正或左右前後彎曲之程度

(五)體格應區分爲强健中等薄弱三種

(六)視力可就兩眼之中心之視力檢查之

(七)聽力須檢查其有無障害

(八)齒牙須檢查其有無齲齒

(九)檢查疾病時如發見患腺病營養不良貧血脚氣肺結核、頭痛衄血神經衰弱及其他慢性病者須記入之

前舉各項之外苟有必要事項可特行檢查

五 施行身體檢查之時應製檢查表比較表及統計表(表式列後)

六 身體檢查後校長宜開示檢查之結果於本人或保護人

七 施行身體檢查之翌月校長宜調製統計表報告於地方長官

八 幼稚園檢查身體時亦準此

體格檢查表

校名(何科)		
姓名	產生地	
產生年月	學年	

		檢查號數	
身長		眼疾	
體重	斤　兩	聽力	左
			右
胸常時	尺　寸　分	耳疾	
圍盈虛之數	尺　寸　分	齒牙	上顎齒數　齲
			下顎齒數　齲
脊柱			
體格		疾病	
視力	左	對於本人應注意之事項	
	右	備考	
檢查年月	年　月	檢查醫姓名印	

（校名）生徒檢查體格統計表（男女）

中華民國　年　月檢查

			歲			歲			歲			歲			備考
年齡			最大	最小	平均	最大	最小	平均	最大	最小	平均	最大	最小	平均	
身體	長														
	重														
胸圍	常時														
	盈虛之差														
脊柱	正														
	彎	強													
		中													
		弱													
	右彎	強													
		中													
		弱													
	後屈	強													
		中													
		弱													
體格	強														
	中														
	弱														
視力	兩眼正視														
	左眼	正視													
		遠視													
		近視													
	右眼	正視													
		遠視													
		近視													
眼疾															
聽有障害者															
耳疾															
牙齒疾病	有齲齒者														
	無齲齒者														
總數															

一、校中如分置男女兒童及編制有殊異者。本表須分別調製之。

二、本表年齡以滿足十二個月計。例如云七歲者。乃指六歲一月起至七歲爲止。餘類此。

三、本表於身長、胸圍、體重各項。凡同一年齡者。其最大最小之數。卽可就檢查人數中最大最小之數揭載之。又以檢查人數除其身長胸圍之總長及體重之總重所得之商。卽揭載於平均內。

四、本表所定項目。有一部未檢查者。不得記入表內。

五、凡表中所記事實。有須說明及其他事項。認爲必要者。於備考欄內記入之。(例如左眼或右眼失明等是、)

身體狀況比較表　民國　年　月　檢查

身長	體重	胸圍 常時	胸圍 盈虛之差	脊柱	體格	眼疾	耳疾	齒牙疾病

與前次比較增減	

（右比較欄內墨書示增朱書示減）

第七章 兒童之衛生（採錄日本瀨川昌耆氏學校兒童衛生一班）

第一節 身體一般之衛生

一 新鮮空氣日光食物均爲健康要需

二 早睡早起睡前宜安身靜氣勿令妨眠

三 天氣晴爽宜出戶外活潑運動（如游戲體操、泳水、走冰、駕脚踏車、耕耘園圃等、）

四 勿貪飲食勿食饐飯勿食不熟物每日飽食三次宜節非時之飲食

五 勿食辛鹹勿飲茶酒勿吸煙草

六 食宜端坐細嚼徐嚥過冷過熱者勿飲且食

七 運動而渴暫憩五分鐘後可飲冷水若夏令須用清涼開水

八　食後勿劇動勿勵學

九　大便每日三次以上或逾三日不起大便應亟就醫

十　每朝應以冷水洗頭面頸手擦牙漱口

十一　寒時臨睡宜脫衣搖動四肢以溫身體（以用鐵啞鈴爲佳）又以冷水溼巾摩擦全體以固皮膚或屢入浴以淸身體

十二　夏令宜浴於河海然覺畏寒卽出水中其濡溼衣服應卽更換

十三　寒時應服長襪

第二節　呼吸器之衛生

一　宜閉口呼吸

二　宜昂首挺胸伸體而步行

三　塵煙之中宜避呼吸游戲時勿使塵揚

四　在學校或家中對几而坐毋屈體毋抑胸毋以臂憑几

五　宜對几端坐深進其膝伸體而讀書或作字

六　凡事宜就几上行之勿置膝上或席上（按此指日本席地習俗而言）

七　體溫出汗。宜脫衣拭汗。畢卽著衣。勿令久裸。
八　知寒斯應運動若仍不溫和宜添衣服
九　有暇應出戶運動。

第三節　眼之衛生

一　勿向日光。勿以昏時讀書作字。
二　洋燈宜用有罩蓋者勿令火燄映眼。
三　課業必在几上學修。
四　作字宜端坐置膝於几下勿抑其胸伸體正首並置左手於紙隅。
五　所書字行宜略當身之右方。
六　書册應以兩手捧持斜支几上離目一尺三寸許而讀。
七　墨須濃字不宜過細墨與格紙宜用黑色或藍色。
八　目覺疲倦宜暫視遠方。
九　塵入目中不宜摩擦應輕牽上眼皮向下而釋之。
十　若視力有礙應就醫診察而由醫敎以常用眼鏡及其如何種類。

第四節　耳之衛生

一　勿強振其耳、(不可打耳、或在耳邊放大聲、)

二　不可以尖物爬耳、(如用鉛筆、石筆、栁籤之類、)亦不可以穀粒紙球之類入耳。

三　蟲入耳中、宜傾首以油滴入耳中、待蟲死自出。

四　異物入耳、勿用耳挖等爬剔、宜用水節注射、(以託醫師爲宜、)

實用小學校衛生講義

四十

實用小學校衛生講義

陳邦賢

緒言

民國五年冬季。余任江蘇省立第五師範學校校醫舍監第八中學校校醫。以餘暇兼任第五師範講習科學校衛生課。講義講授既畢。乃爲叙曰。

講義凡七章。第一章曰敎室。第二章曰校舍。第三章曰學校病。第四章曰傳染病。第五章曰救急療法。第六章曰學校醫。第七章曰兒童之衛生。茲先就各章分別畧論之。

敎室者。學校之主要者也。兒童在校。以進敎室之時爲最多。敎室合於衛生。則敎師兒童均蒙其利。反言之。則均蒙其害。如敎室中空氣不良。則有害呼吸。光線不勻。則有損視力。溫度不適。則有傷體質。桌椅不合。則有礙骨骼。地板墻壁等污穢。則易召疾病。故小學敎師宜注意於敎室中之衛生也。

次校舍。吾國小學校之校舍。租借者多。建築者少。甚至祠堂、書院、廟宇、等。一若無不可爲學校者。校舍之衛生與否。關係於一校敎師兒童之安危。故選擇校舍。最爲重要。若建築校舍。則當注意於材料。驅除衛生上一切之障礙。派克思氏之居室衛生規則。此

小學教師之所宜參考也

次學校病兒童在家庭嬉戲自由無所拘束一旦入學校規則紛紜學業叢集體育上易生種種之障礙如學校爲秩序計必令安坐桌椅禁其身體之自由爲授課計必令審察事物望其精神之集注兒童之境遇驟變雖受極微之束縛已甚覺痛苦此精神上之障礙也如桌椅高低不適於用則日久變骨爲畸形窗戶採光不能充足暗損視力則日久變平光爲近視此身體上之障礙也兒童因就學而成病故教師宜注意於教授訓練設備上之衛生也

次傳染病各種傳染病小學校最易傳播大凡傳染病於徵候尙未著明之際已具有感染之特性此時患病之兒童絕不知已之已罹疾病卽兒童之家屬亦不知之仍令往來於學校間健全之兒童遂被其傳染自一人而二人而多數人終至蔓延於全級或全校言之殊爲寒心故小學教師宜具有傳染病之知識而注意於豫防法消毒法也

次救急療法兒童在學校不能保其無意外之疾病苟有倉猝罹疾病或創傷延醫不及教師不能爲其救護是教師受兒童父兄之付託不能盡養護之責任故學校宜備

有救急藥品及器械而教師必具有救急之常識也

次學校醫學校醫者監督學校之衞生者也尋常小學校未必能延校醫如檢查教室內空氣之性狀光線之透入換氣調溫桌椅及其他之教授用具以及檢查兒童身體之發育狀況教師可自爲之故教師宜具有檢查之知識也

次兒童之衞生凡人一生之健康基於兒童時之修養兒童善爲修養則遂其天然之發育而一生之體力以堅兒童不善修養則身體衰弱疾病隨之甚至有中途夭札者即幸而長成終身銷磨於疾病之中卒致百事無成幾同殘廢故教師宜注意於兒童衞生之修養也

總言之學校衞生者乃公衆衞生之一分科所以詳察學校兒童及教師之健康障害設其排斥之方法以豫防之更進以身心爲一體而講求天然之發育者也顧吾國小學校注重學校衞生者百不獲一而學校衞生之書籍又如鳳毛麟角蓋不多見誠以學校衞生博大浩翰不易著手編輯也是編但就吾國現在小學校之情形擇其可以實行者編述之故定名曰實用小學校衞生講義各師範學校、小學校教員講習所、講習會、以之爲講義也可小學教師以之爲參攷書也可即普通人以之爲家庭衞生書也。亦無不可。

戒手淫歌

戴廬山

骨中白汁　最要葆攝　名曰腎精　人賴以生　人如明燈
精如燈油　燈無油熄　人無精死　精多肥壯　精少瘦弱
精多聰敏　精少昏鈍　精多壽康　精少病亡　當出精時
骨酥肉麻　全身快活　其樂無涯　譬如蜜餞　中有砒霜
食者不知　以爲甜香　及至毒發　氣絕身僵　雖悔已遲
先樂後傷　手淫之害　其害無底　自害一人　更害妻子
人生幸福　從此斷送　勸爾小子　陽不可弄　大樹有根
鮮果有蒂　根搖樹枯　蒂壞果落　人身之陽　如根如蒂
豈可傷害　損傷血氣　上床安眠　不可亂想　胡作胡爲
肉體不長　殘廢夭折　言之淚淌　速速自禁　如避魑魅

丁氏醫學叢書目錄

照定價七折外加寄書郵費各省買書者款從郵局亦可匯寄（書籍出門概不退換）

總發行所 上海英大馬路泥城橋西首龍飛馬車行西間壁第三十九號醫學書局　分發行所上海商務印書館

◎醫學門徑書

- 醫學指南　二角
- 醫學指南續編　三角
- 醫學指南三編　四角
- 新內經　一元四角
- 醫學新名詞解釋　近刊
- 醫學綱要　一元二角
- 新醫學六種　五角
- 實驗衞生學講本　一元二角
- 普通醫學新智識　四角
- 家庭新醫學講本　四角
- 公民醫學必讀　二角
- 醫學問答　五角
- 中外病名對照表　五角

◎醫學總類

- 醫學補習科講義正續編……三元
- 德國醫學叢書　三元
- 歷代名醫列傳　五角
- 人體寄生蟲病編　七角
- 南洋醫科考試問題答案……二角
- 腦髓與生殖之大研究……四角
- 子之有無法　三角
- 身之肥瘦法　六角
- 近世催眠術　五角
- 醫話叢存　五角
- 西洋按摩術講義　五角
- 西洋醫學史　五角
- 醫師開業術　八角
- 新脈學一夕談
- 發熱之原理……四角
- 簡明醫學教科書　六角

◎生理衞生學

- 生理學中外名詞對照表……五角
- 公民衞生必讀　二角
- 衞生學問答　五角
- 丁譯生理衞生教科書……五角
- 生理衞生學講義　五角
- 人體生理圖五幅　一元
- 無藥療病法　四角
- 胃腸養生法　八角
- 食物新本草　六角
- 實驗却病法　三角
- 學校健康之保護　五角

◎基礎醫學

- 胎生學　七角
- 組織學總論　一元三角
- 生理學講義　六元
- 新撰解剖學講義　八元
- 人體解剖實習法　九角

◎中醫書類

- 四庫全書提要醫家類……三角
- 歷代醫學書目　二角
- 家庭新本草　四角
- 古方通今　二角
- 刪定傷寒論　二角
- 傷寒論通論　二角
- 內經通論難經通論　三角
- 正續醫說二十卷　一元四角

◎中西醫書匯通

- 醫界之鐵椎　八角
- 化學實驗新本草　一元四角
- 中外醫通　二元
- 中西醫方會通　二元
- 漢法醫典　一元

◎內科學

- 內科學一夕談　六角
- 內科學綱要　二元五角
- 內科全書　二元
- 內科分類審症法　七角
- 漢譯臨牀醫典　二元二角
- 近世內科全書　四元
- 傑麻質斯彙編　六角
- 發疹全書　六角
- 神經衰弱之大研究　三角
- 脚氣病之原因及治法……六角
- 中風之原因及治法　五角
- 喉痧新論　二角
- 實扶垤里亞血清療法……五角
- 新傷寒論　五角
- 赤痢實驗談　四角
- 赤痢新論　四角
- 瘧疾新論霍亂新論　二角
- 花柳病療法　七角

◎傳染病類

- 癆蟲戰爭記　四角
- 新撰虛癆講義　七角
- 肺癆病學一夕談　三角
- 肺病救護法　六角

肺癆病預防法 五角

新譯肺病問答 三角

傳染病之警告 四角

預防傳染病之大研究……五角

急性傳染病講義 一元二角

◉外科學

外科學一夕談 三角

創傷療法 一元四角

倆明外科學 一元

瘰癧之原因及治法 七角

外科總論 五元

◉皮膚病學

美容法 四角

皮膚病學 二元二角

◉病理學及診斷學

臨牀病理學 二元四角

病理學一夕談 三角

新撰病理學講義 四元

診斷學一夕談 四角

應用診斷學 四角

初等診斷學教科書 七角

診斷學實地練習法 一元

診斷學大成 四元

臨證指南 二元

◉細菌學

免疫學一夕談 五角

病原細菌學 三元

◉法醫學

近世法醫學 一元八角

◉婦人科產科及兒科類

生殖談 五角

近世婦人科全書 四元

育兒之模範 八角

新纂兒科學 一元二角

育兒談 四角

妊娠生理篇 七角

分娩產褥生理篇合編……八角

不妊症及治法 四角

妊婦診察法 三角

產科學初步 七角

竹氏產婆學 六角

◉看護學

家庭侍疾法 八角

看護學 七角

◉藥物學及處方學

藥物學大成 四元

藥物學一夕談 六角

藥物學綱要 一元五角

增訂藥物學綱要 二元五角

普通藥物學教科書……一元六角

中外藥名對照表 四角

西藥實驗談 一元六角

漢藥實驗談 一元七角

新萬國藥方 三元

實用兒科經驗良方 四角

醫科大學病院經驗方…… 一元二角

◉中西醫學報

第一年十二冊 九角六分

第二年十二冊 九角六分

第三年十二冊 九角六分

第四年十二冊 九角六分

第五年十二冊 九角六分

第六年十二冊 九角六分

第七年十二冊 九角六分

第八年 陸續刊出

零售 每冊一角

◉進德叢書

偉人修養錄 三角

西洋古格言 五角

少年進德錄 六角

少年之模範 三角

女誡註釋 二角

溫氏母訓 二角

讀書錄 四角

新道德叢譚 近刊

◉雜志

少年進德彙編 四冊四角

零售 每冊一角

◉尺牘類

國朝名人書札 一元五角

張嘯山先生尺牘 二角

顧亭林先生尺牘 二角

朱鼎甫先生尺牘 二角

吳穀人先生尺牘 三角

陳其年先生

尤西堂先生尺牘 二角

惲子居先生

張廉卿先生尺牘 二角

洪稚存先生

楊蓉裳先生尺牘 二角

管異之先生

梅伯言先生尺牘 二角

芙蓉山館師友尺牘 二角

王眉叔先生

劉芙初先生

李申耆先生尺牘 二角

◉詩文集類

漢魏六朝名家集 十元

歷代詩話正編 六元

歷代詩話續編 八元

清詩話 八元

唐詩紀事 八元

八代詩精華錄箋註 一元

全漢三國晉南北朝詩……十六元

王荊公唐詩百家 三元

中華民國六年七月出版

中西醫學報

第七年第十二期

本期之目錄

本報全年十二冊本埠洋八角四分中國境內洋九角六分日本臺灣洋一元零八分香港南洋各島洋一元三角二分零售每冊洋一角上海英大馬路泥城橋西龍飛馬車行西首間壁三十九號丁福保醫寓發行

日商 仁壽堂大藥房廣告

◎醫療用各種藥品◎醫療用各種器械◎工業用各種藥品◎棉花繃帶材料◎閨閣用各種化裝品◎代售各售靈藥

敬啓者本大藥房專向日本著名各大廠販運上等原封藥品並寄種仁丹　日月水　中將湯　胃活　靈效丸等著名靈藥茲值交易伊始特廉價發售以廣招徠　賜顧者請認明牌號庶不致誤此佈

上海虹口吳淞路○字第一五○號　仁壽堂大藥房謹啟

電話第四○五七番

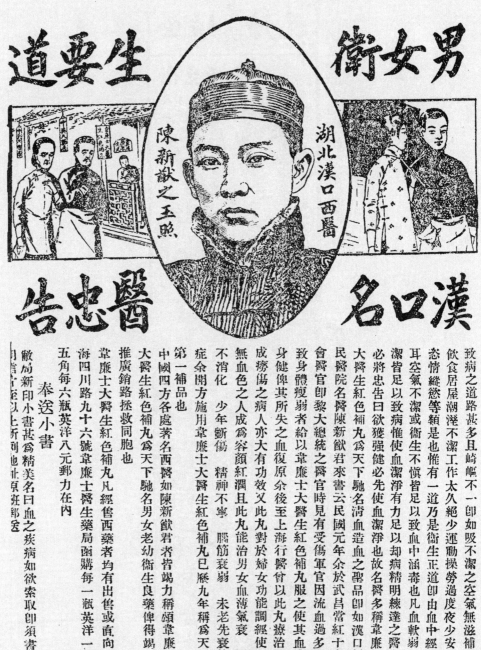

男女衛生要道

漢口名醫忠告

致病之道路甚多且崎嶇不一卽如吸不潔之空氣無滋補之飲食居屋潮溼不潔工作太久絕少運動操勞過度夜少安睡恣情縱慾等類是也惟有一道乃是衛生正道卽由血中經過耳空氣不潔或衛生不愼皆足以致血中涵毒也凡血軟弱不潔皆足以致病惟使血潔淨有力足以却病精明練達之醫士必將忠告曰欲獲强健必先使血潔淨也故名醫多稱韋廉士大醫生紅色補丸爲天下馳名淸血造血之聖品卽如漢口新民醫院名醫陳新猷君來書云民國元年余於武昌當紅十字會醫官卽黎大總統之醫官時見有受傷軍官因流血過多而致身體瘦弱者給以韋廉士大醫生紅色補丸服之使其血濃身健俾其所失之血復原余後至上海行醫曾以此丸療治將成癆傷之病人亦大有功效又此丸對於婦女功能調經使面無血色之人成爲容顏紅潤且此丸能治男女血薄氣衰　胃不消化　少年斲傷　精神不寧　腦筋衰弱　未老先衰等症余開方施用韋廉士大醫生紅色補丸已歷九年稱爲天下第一補品也

中國四方各處著名西醫如陳新猷君者皆竭力稱頌韋廉士大醫生紅色補丸爲天下馳名男女老幼衛生良藥俾得竭力推廣銷路拯救同胞也

韋廉士大醫生紅色補丸凡經售西藥者均有出售或直向上海四川路九十六號韋廉士醫生藥局函購每一瓶英洋一元五角每六瓶英洋八元郵力在內

奉送小書

敝局新印小書甚爲精美名曰血之疾病如欲索取卽須書一[illegible]信[illegible]至以上所列地址原班郵送

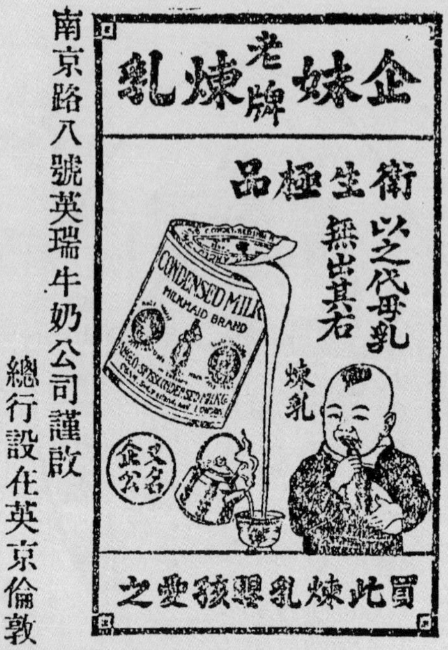
企妹老牌煉乳
衛生極品
以之代母乳
無出其右
煉乳
又名企公
CONDENSED MILK
MILKMAID BRAND
買此煉乳聰孩愛之
南京路八號英瑞牛奶公司謹啟
總行設在英京倫敦

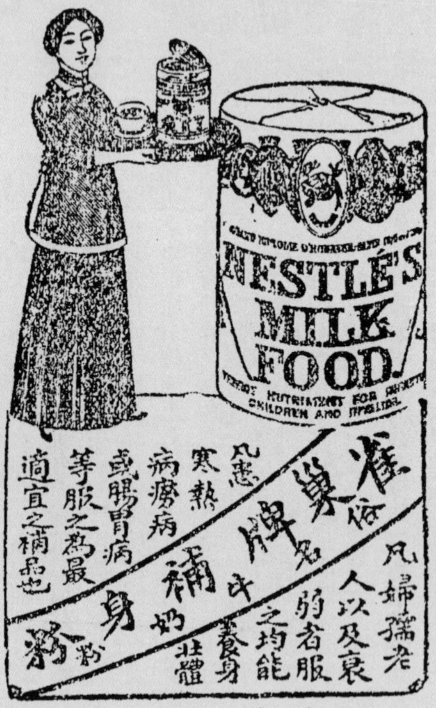
NESTLÉ'S
MILK
FOOD
CHILDREN AND INVALIDS
雀巢牌牛奶補身粉
凡婦孺老人以及衰弱者服之均能養身壯體
凡患寒熱病瘵病或腸胃病等服之為最適宜之補品也

女誡註釋

後漢班昭撰。無錫裘梅侶女士註釋。設辭淺顯明白。如白香山詩。老嫗都解。教女者宜取則焉。每部二角。

溫氏母訓

明溫璜述其母陸氏之訓也。著錄於四庫全書。是書於立身行已之要。相夫教子之大。簡賅切至。字字從閱歷中來。能耐人尋思。發人猛省。末附趙撝謙之吉德三十條。凶德四十條。今吾國女界之知識。漸入昌明。捨凶趨吉。先從兒童始。欲兒童之果能去凶入吉也。先從母始。每部兩角。

少年進德錄

世道日漓。人心不古。一般青年學子。日流於淫佚驕奢。放蕩邪僻之途。推其弊因。無去僞存誠之心學。以陶淑其性情。無化民成俗之專書。以矯正其趨向所致。無錫丁君福保有鑒於此。特編纂少年進德錄。計約十萬餘言。以餉吾國少年。舉凡吾人處世立身之要道。悉備於此。且讀之足以引起其道德上之觀念。而消滅其不道德之行爲。浮薄之少年。得　變而爲意誠心正身修之君子。則是書誠少年之換骨金丹。其最寶貴而最有價值。初無待贅言。書共二十七章。第一章總論。第二章幼學。第三章孝友。第四章修身。第五章立志。第六章愼獨。第七章改過。第八章刻勵。第九章愼言。第十章勤儉。第十一章戒殺。第十二章寬和。第十三章救濟。第十四章讀書。第十五章懲忿。第十六章窒慾。第十七章知足。第十八章治家。第十九章治事。第二十章交際。第二十一章處世。第二十二章志節。第二十三章理財。第二十四章閒適。第二十五章衛生。第二十六章貽謀。第二十七章達觀。綜觀以上各章。薈萃前人至理名言。輯爲成書。無一語不有益於身心。并無一語不切中於日用。而其精警透闢處。直如當頭棒喝。能喚醒癡迷。如暮鼓晨鐘。能發人猛省。凡吾國少年。所急宜購置座隅。以爲朝夕省察克治之資也。　每部大洋六角

丁福保醫生製**萬應生肌膏**　此膏藥性和平。功效能拔毒生肌。專治多年慢性潰瘍及濕疹、皮疹、乳嘴疵、皹裂擦傷諸症。用法以新軟布一塊將藥膏塗布敷於患部每日調換一次。　每匣售洋五角。

丁福保醫生製**消腫發散膏**　此膏功效能消腫發散。故凡一切無名腫毒。用此膏塗布立見功效此外又治火丹、水火盪傷、匐行疹、皮膚病等。用法以新軟布一塊。將藥膏塗上。敷於患部。每日調換一次。　每匣售洋五角。

丁福保醫生製**立愈癬藥水**　此藥水專治各種癬症。如疥癬、鱗屑癬、痒疹、癜風等病。每日朝晚用棉花醮藥水於患處塗擦。一日數次立能祛蟲止癢較之市上出售癬藥水靈效無匹。　每瓶售洋五角。

丁福保醫生製**神效疥瘡藥**　此藥專治癩疥瘡症。功效異常。治愈者已有多人。用法先將身體洗浴乾淨。以藥膏遍身摩擦。每日一次。襯衣須日日調換。換後以沸水煮過。按法試行。疥瘡不數日即愈。注意。此藥不可入口目。　每匣售洋四角。

以上各藥外埠函購另加郵費一角。款到即寄。空函不復。

總發行所上海靜安寺路三十九號醫學書局

發疹全書序

發疹爲急性傳染病中之一症狀傳染病之能發疹者約十餘種其普通症狀以惡寒發熱嘔吐咳嗽等爲始厥後粘膜與外皮發一種之疹者也本病流行之時偶有一人染及則非特已之壽命危險兼且傳播於家族甚至有闔門而斃比戶皆喪之恐恒人比其毒性如洪水猛獸之酷者非虛語也我國所有之醫書中述及此症者甚尠惜除療法之外不知其因於傳染又不知隔離及豫防之法故每一流行死於是者相枕藉殊可憫也夫發疹之傳染酷烈者固然矣但其中疾患亦有輕重之不同或雖爲同一之疾患而毒性强弱異殊或一旦罹該病不必恃醫藥之療治惟依法看護卽可限期而自愈所謂待期療法者或幼時播種血清後終身獲免或患過該病一次後以後永不感傳卽偶爾感染症狀亦甚輕於生

發疹全書序

命上毫無傷害或於本病流行時施以隔離消毒豫防法而得免傳染者例如痘瘡一症苟能於幼年時每三歲接種痘苗則終身不致攖其病毒不然及天然痘既生而治療之則已噬臍無及矣此即上述之幼時播種血淸後終身獲免者也又如痲疹及風疹流行性汗疹發疹窒扶斯與匐行疹患之能安心靜養皆可限日而自愈不必延醫服藥者此即上述之待期療法也又如發疹中最爲危險傳染之最足以促其死亡者之猩紅熱當流行時能防範嚴厲隔離消毒亦可免傳染此即上述之隔離消毒豫防法而得免疫者也又如發疹窒扶斯痲疹風疹猩紅熱痘瘡及水痘數症患之治愈後以後即可免罹該症此即上述之患過該病一次後終身不傳染者也凡此種種非平日於發疹諸病研究有素豈能洞明於胸次吾國西醫書於發疹病向無專書內科學中即有述及率皆東麟西爪語不精詳不足以資研究余因編譯此書爲同志之參考也原書爲日本大久保直穆

所撰。凡一切發疹之病。如猩紅熱、麻疹、風疹與最近歐美發明之仇克斯氏第四病、痘瘡及變痘、水痘、發疹窒扶斯、流行性汗疹、流行疹、帶狀匐行疹、匐行疹、熱咽頭匐行疹、或匐行疹性口峽炎、陰部匐行疹等。皆搜抉靡遺。而尤能於每症之原因、病狀、續發症、合併症、診斷、豫後、看護法、以及血清療法等。甄綜秘要。囊括宏纖。有開卷了然之趣。無重複瑣碎之處。學者誠能肄業於此。其於發疹各病。綽乎有裕。以此識別。咄嗟可斷也。以此決病吉凶。可定也。以此處方。其效驗如桴鼓之相應也。校閱竟。迺揭發疹之大略於簡端。

民國六年仲春無錫繼之孫祖烈自序於海上一粟齋

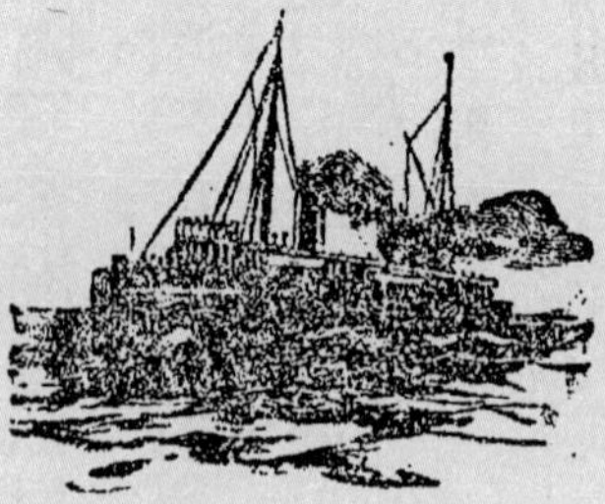

中西醫學三十種序

自歐西醫學輸入吾國。吾國人之盡心研究者。一時風起。羣聲企景。項背相望。其間憂國之士。竊見彼邦醫學之精湛。而慨吾國之不振。相形見絀。爲改絃更張之計。故往往有譯東西醫籍。爲國人提倡者。數年以來。出版之鉅著。不可僂指計。嗚呼。可謂盛矣。若夫零星小篇。或譯自他邦。或自抒心得。雖卷之不盈一握。而精理妙義。簡顯精當。實有較高文鉅册更爲易讀者。倘能彙爲一集。亦未始非醫學界之一偉觀也。丁巳初夏。吾友錢子覺臣。以所輯之醫海示予。予復將積年行篋所藏之稿加入之。纂成是編。顏曰中西醫學三十種。凡內科、傳染病、外科、婦科、以及病理、診斷、細菌、眼科、兒科、衛生學等皆備載。一展卷間。不翅染指於中西醫學家之鼎。而嘗其臠。而嚌其胾也。是書擷採各科之菁華。一讀即能瞭解。爲門徑中之門徑。階梯外之階梯。初學者之善本。如由此而更求博大精深之義理。則各科自由專書。在學者自求之。自得之。自勿以此爲限焉。抑愚更有進者。方今吾國醫師。尚未有取締之律。庸頁間雜。彼此懸壺。齊民既無普通醫學知識。又不知衛生之術。豫防之道。看護之法。一旦有疾。涇渭難分。遂使庸醫蹂躪患病者之生命於三指之下。呼吸之際。雖有慈父孝子友兄悌弟。束手環視。莫可誰何。昔許世子父病不嘗藥。春秋律之弑君。記曰。醫不三世。不服其藥。人子事親。平日既不能講養生之法而致親於病。病矣。復不能調護盡心。而一委之於庸醫。則又爲子者之大罪也。苟得此編而究之。其醫學知識。已高出於墨守舊典者萬萬。則是書也。尤非家庭衛生之一寶鑑矣乎。編述既竟。爲書其概略。弁於簡端。

丁巳五月天中節無錫孫祖烈繼之識於滬濱寓廬

五官之疾病

哈佛德醫學堂鄧南博士演

余承貴會之招。今晚來會演述耳目喉鼻等症。不勝欣幸。余自來中國。嘗特別注意此種病症。每見在醫院就症之病人。染有五官不全之疾病。平時在市上行走。又時遇殘廢之人。目不能見者。按泰東西各國醫院之統計冊而比較之。此種病症在中國較之在地球無論何國。皆多一倍。其傳染既如是之廣。我人安可不亟研究其理由乎。每聞人曰。人生於世。不免稍負疾病。其實不然。蓋疾病。微特非人生之要素。卽如染有病症。咎亦在己一身。今日醫家之言皆曰預防疾病之法。較之療治之法爲易。故余今晚演述此四種病症。深願諸君注意於各種預防之法。茲請先論目。

空氣中有一種微生物。其體之微小。非藉顯微鏡力不能見。此種生物。如入人體必致疾病。諒諸君業於前數次演說衛生時。已早聞之矣。夫目疾。亦由於此種生物。蓋微生物。一經侵入目中。卽致痛而生淚。有時全目受傷。致於失明。

夫微生物得侵入目中。有數因焉。其最普通者。爲由汚巾或手指拭目而入。每見數人合用一巾。如內中一人有目疾。則其微生蟲立卽傳至他人目中。是以戲園內或火車中用熱手巾拭面。最是惡習。蓋用此手巾。時安知前一人用此巾者。無目疾乎。西國有禁用熱手巾者。因其爲害甚大也。有時公共之處。不可不用手巾。則必每人各備一方。用畢卽藥籃中。作爲穢物。其愼如此。微生物亦有由淚管入目者。此管由眼之內角通入鼻中。爲淚由眼入鼻之要道。故人哭泣之時。亦必多涕。有時鼻內發炎。其微生蟲卽由淚管入目。

凡治目疾。須用潔布浸淨水以洗之。家內有患目疾之人。當獨用一巾。輕者用硼砂酸四分水九十六分調合而洗之。如流淚甚多。而覺非常痛楚。則用藥當畧重。最要者取流下之淚而察驗之。俾知目中有何生物在。於是用適當之藥水殺滅之。俾不滋長而使目部發炎更甚。

常見有人雖無目疾。而視力亦不甚佳。此何故耶。曰因目之形式不合耳。在眼珠有色之部之後面。有一水晶體。與自行車燈中之凸面玻璃大同小異。然此水晶體不及玻璃之堅。其作用能應物體距離之遠近。而增減其凸度。以配合視遠視近之別。俾光線集合於視球之後部。然有時水晶體竟失此種作用。而推原其故。則其因有三。人生至四十五歲。其目中水晶體往往堅硬。而近處物體反不能明視。一也。目之後部離水晶體過近。二也。有時離水晶體過遠。光線亦不能輳合。三也。此第三種弊病。在中德二國甚普通。因其人面部較他國人爲畧闊也。小孩閱書每喜移近目部。故就學而後卽成近視之病。當世教育家可勿注意乎。以上三種情況不能醫治。祇可用凸面玻璃作眼鏡戴之。俾視遠視近物體之光線。皆能輳合於視球之後部。如此則目力仍能完全矣。

請論鼻。

嗅覺器爲鼻。其作用有二。卽嗅物而使入肺之空氣。溫煖而潤。其第一種作用。非但能嗅知食物之香氣而增其美味。且如食物之氣惡劣。更能辨知其物之有害而不食。其第二種作用實甚重要。而人每不覺。今夫鼻有鼻孔一對。開以中隔。在每孔外壁之內面。自上而下。有甲介骨三片。係狀如甲殼之小凸體。面覆織質。多血管肉核。呼吸之時。氣由鼻部而入。過甲介骨時。其血管卽放出熱氣。而使吸入之空氣。增高其熱度。同時。甲介骨之肉核中。亦發出一種分泌液。使吸入之空氣潤濕。而不致於過氣管時。令其涎膜有乾涸之弊。且此種分泌液。亦可將空氣中塵埃。及微生蟲。黏住。否則一入肺部。卽致發炎。

設甲介骨太大。或受感冒。而鼻中多涕。則空氣旣不能通過。必入於口。空氣旣由口入。則咽喉之後部。及氣管之上部。卽患乾涸。因咽喉及氣管中之涎膜。不合於潤濕空氣之用。故也。常見有人成由口呼吸之習慣。因較由鼻呼吸爲易也。此種習慣。不合衞生。萬一能由鼻部呼吸。終當逼氣由鼻出入。顧習慣既成。初改之時。似覺甚難。然爲之既久。口部卽能常閉。如其鼻中或鼻之後部。長有贅疣。則當延醫割去之。否則必不能通呼吸。

設如年老之人。其鼻多年漏涕。則其鼻中必生一種贅疣。曰鼻疣。前有一人至敝院就症。同人見其鼻中有鼻疣。致呼吸之路盡塞。遂爲割去鼻疣十二枚。其症卽癒。鼻之後部。有時亦生贅疣。曰腺疣。此種贅疣。往往於十五歲以下之小孩鼻中見之。天氣潤濕。如上海極易生腺疣。而每一小孩。幾莫不有之。惟若不甚大。則不必割去耳。今有小孩口常開而睡時。常打鼾者。其鼻之後部。必有腺疣甚多。此等小孩。一夜鼾睡之後。晨起其腦必鈍。口中必有苦味。及往塾中。每不能注意於功課而有進步。西國校醫每謂生徒之愚者。必有腺疣。如將腺疣割去。則其腦力必大增。

鼻衄爲老幼常遇之事。其原因每百分之九十五。皆爲鼻管內之微血管破裂之故。此等血管區域。在中隔之兩面。故衄時祇須按住兩邊。緊向內推。卽止。然有時此等血管在鼻之後部。手指不能按住。則須用棉卷塞入。卽可無事。再請論喉。

舌根處爲喉。其兩傍有二小核。約如栗大。名曰扁桃腺。小孩換牙時。此二腺似爲防止微生蟲入血管之用。除此之外。成人後此二腺並無他種功用。有時二腺反致腫脹。而成喉症。故脹大時宜割去一部分。而敷以藥。如仍不見效。則當并四周之囊狀器而去之。

數日前本地報紙。皆云上海有一種喉症發現。此種喉症。每至冬令必盛行。其原因。爲一種微生物。侵入喉間涎膜。遂致全體熱度增高。此症漸發之時。常見扁桃腺或軟腭現灰白色。一人得之。他人極易傳染。故有時有全家皆患此症者。緣此若遇此症。急宜將患者送入病院。或使獨處一室。昔時患喉症者。必臥病數星期而死。現今死者甚鮮。蓋如此症初發時。卽下以正當之藥餌。則不難立癒。此種藥品。各大埠之衞生局內皆有之。雖患者極不願服此藥。而除此之外。更無他種藥餌可服。上海一埠。於防喉症一事。設有專門醫院。辦法亦頗完善。茲請再論耳。

外科術未發明之時。各國多有賴剃髮匠爲刺胳放血等事者。(例如挑痧針炙等是)現理髮店門首所有之紅白桿。卽寓此意。中國之理髮匠。仍有爲人搔耳敲背代醫家之勞者。理髮匠爲人搔耳時。將耳向上及向後挪移。俾得明視耳之內部。然常刺傷人之耳鼓最是可恨耳中所有之毫毛爲阻止小蟲及塵埃入耳之用而剃髮匠搔耳時悉爲剃去之且非但剃去毫毛耳中薄膜亦幷傷及薄膜既常受傷卽時受刺戟而生細小之顆粒久之至於耳道不通且除刮毫毛之刀外更有鑷子及耳爬爲去耳垢之用耳爬一物最易刺傷耳鼓耳鼓之爲物極精細不用察驗之專器目不能見故剃髮匠於不知不覺之中卽將耳鼓括傷或刺傷傚院常有患耳症而來就醫者其中非耳鼓已破卽耳中生有顆粒可知剃髮匠爲害之深矣

耳中傳聲之處爲一小穴此穴在骨中外以耳鼓爲界名曰中耳內有小骨三枚相接如練三骨外接耳鼓內附甚小之骨穴此穴通司聽神經故無論何時聲浪擊耳鼓卽由三聽骨傳至司聽神經

中耳之底有小管名曰歐氏管通入咽喉後部此管之功用爲使空氣流入中耳與耳鼓外空氣之壓力相抵否則耳鼓卽被外耳之空氣壓入中耳至於內壁吞嚥時此小管必開放空氣由咽喉入中耳諸君如留意每一吞嚥必能聞此微聲小孩時代有各種微生物由歐氏管入中耳而使中耳發炎然如中耳不太小而歐氏管不閉塞則炎勢可漸退常有小孩喉症發時卽將歐氏管閉塞而中耳卽發炎甚烈傚院中每見病

者喉症既癒耳症亦不日平痊

中西各國每有聾而啞者此等大概生而已然然其聲帶並未損壞試觀聾而啞者雖不能言語亦未嘗不可發聲呼喊其理甚明蓋於幼年時代其司聽神經已受損而自有生以來未嘗聞一語而亦未嘗發一語

欲救此等人離不幸之地位而不致妨礙他人則當令觀他人發語時兩唇之移動而使知語意而亦能發語此等學堂各國皆有在中國此等學堂有二一在煙臺一在上海徐家滙前者余曾往徐家瀁參觀見一十六歲之女孩與其教習談話談時毫無阻礙一若教習所發之語彼女孩無一不明者今夫教聾者聞而啞者語初時實甚遲緩法使學者一手按教習之喉而一手自按其喉於是細察教員上下唇之移動教員發一聲則學者依教員兩唇之形式及喉際之顫動而發聲效之如此由簡入繁即能發音而語矣

總之世人若知豫防及看護之法則許多耳目喉鼻不致損壞而許多世命即不致傷失矣此等手續不可專賴醫者譬如目疾如手巾不與他人公用而不使穢物近目即不致發生餘如剃髮匠則切勿令其搔耳如遇喉症則使患者獨居而以正當之藥品

治。之。更。當。開。聾。啞。學。堂。俾此。等。不。幸。之。輩。脫。離。其。苦。境。而得、人。生。之。樂。趣。凡此。種。種。余願。在。座。諸。君。三。注。意。也。

飲食法之改良

俞鳳賓

吾今有關於强弱生死一問題。提議於諸同志之前。諸同志其能恊力以贊成之乎。吾深知習慣係第二之天性。欲改良習慣。爲人生最困難之事。顧凡事必以學理爲解決。事不合理。雖爲牢不可破之習俗。亦必思設法以更易之。故賢哲有適理之習慣。而不役於常人之所謂積習也。

吾國人有一積習焉。其年齡已數千載。其效果爲陷同羣於傳染之症。如共食之害是也。改良此害。吾欲提議分食問題。以忠告我國人。深冀世之士君子不爲積習所囿。一衡學理而審察夫共食與分食之利害。則一得之愚。或足以供採擇之一助。

考人羣之進化。自茹毛飲血。以至厨竈之建立。屠庖之分工。滋養料之研究。烹飪學之講求。是皆賴科學之力。而後有此種種之進步。故原人飲食。太古之世。皆以手攫物而食。中古以還。歐洲人士。尚不免有此習慣。今檀香山人食瓜。即不用器具。俗呼爲五指調羹。其不潔可想。吾嘗調查東西各國飲食之法。有以碗箸者。有以碟叉者。較之狉榛世俗。宜若可云進化矣。然猶未臻於完美也。

吾人試一思之。吾輩現行之飲食法。將有何等之觀念乎。雜沓環坐。非不人置一箸。一匙。也。而舉箸。入饌。運匙。於羹。往返。頻仍。肴之。不。潔。已甚。其涎沫。細菌之。聚。集。於羹液中。者。且不知凡幾。人固未之察也。故凡係傳染病有細菌之暗藏於口舌間者。均可藉一。飲。一食而散播之。不觀夫流行性感冒（俗稱重傷風）之速於流行也。一家之中有一。人。得此則其餘鮮有獲免者。雖散布之原因。亦關於免疫性之暫短。手巾茶杯之公用。衣裳之不適宜。而箸匙間之傳染。實爲至易而至烈。更有慢性肺癆人初罹之。其任事。作工。飲食起居。雖一切如恆。而口肳之間。痰沫含有結核細菌。其爲害同食之人則一。如肺癆病之迅烈。然則共食之患。不亦大哉。茲吾爲籌分食之法。

分食之法有三。一、座中分肴之法。膳時除飯碗箸匙外。人備碟一。杯一。預使人以淨箸。潔匙。均分魚肉菜蔬羹湯於杯碟中。人各一份。而後食之。西人食膳亦有家主爲之分。肴者。二、廚中分肴之法。人備三四小碗。置以分內食品。使甲之肴不傳於乙。乙之肴不。及於丙。西人飲食均由庖丁預分而後食之。通商口岸之大餐館中亦沿用此法。三、增。匙加箸之法。一席中尋常碗箸匙之外。添置公箸公匙二三副。食時以公箸公匙運肴。羹於各人飯碗及匙具之內。不可直接入口。再以各人之匙箸食之。或另置一小碗以。備飲湯之用。初用此法時。自覺不便。三四日後。則習以爲常矣。

吾曾游新大陸之波斯頓城與吾國留學生同食於中國餐館實行增箸加匙之策如是者久之傳染病不能隨飲食而侵襲同人皆韙之爲防疫之最良法又在飛來台飛城偶行此舉從未生不適當之觀念邇來約友人於上海某校試用此法亦皆稱便今方設法逐漸推廣矣有以吾言爲然者盍試行於家庭中學校中餐館中諸團體中則既適合飲食本旨而口腹戕生之患亦庶乎免矣

又碗箸一經食用後卽宜以沸水洗之此爲消菌之一法否則雖選用以上三策終歸罔效也倘與肺病者同食則食具宜入釜中浸水使沸沸至十五分鐘至半小時爲度蓋癆菌盡枯方不致貽害吾人日本人每餐棄箸法雖良其如耗費何

難者必曰吾儕飲食之習慣已達數千年未聞有因同食而起傳染病者信如子言何以國中人有壽享期頤者卽大疫之起何以全國中不聞盡滅於傳染病者則將應之曰子獨不聞傳染病有潛伏期乎細菌之入人體也不遽暴發自受病至發冒謂之潛伏期潛伏期有暫有久傷寒症之潛伏期一星期至三星期痦子十日至十四日猩紅熱四日至二十日喉風二日至七日霍亂二日至五日至於癆症且有經年累月而始發生者故與病人同食其傳染之後何時發生固不自知然血氣強者僅能抵抗弱者

飲食法之改良　四

一經染沾病夭隨之今雖無統計表而逆料有恆河沙數之生命已因同食而自戕之矣無量數之靑年已受同食之影響而日就於萎黃羸弱矣蓋涎沫痰唾之藏菌由口以達於咽喉胃腸吸收於淋巴血液中瀰散於肺者成肺癆麕集於骨者成流注盤踞於頸者成瘰癧此其故皆由於共食之爲害凡稍具衞生知識者皆能道之吾用是貢議國人切望有人亟起而籌改良飲食之法也。

肺病及喉症之治療新法

翁長鍾

凡病人身中其養氣苟能增益病必速愈蓋養氣一物有驅除身中積垢及廢料之功者也曩者研究醫學之士思以人力灌輸養氣於病人之身百試迄無一效洎乎晚近講求益精德國醫界遂有用機械灌養氣之發明其機裝有一電力發動機此外則有吮吸養氣之輔機及化水成氣之輔機

化水成氣之機發明最後其機能發生一種與郁加利樹茴香及拉芬特香草等相同之水氣且能於極促之時間內發生極多之量故病室之中此機一開則頃刻之間即有療疾之氣充塞其間患肺病喉症及鼻疾者居之獲益最鉅

今請述化氣之法法將備化氣之液質盛於養氣灌輸機頂上之玻璃碟內機有塞子一繩索一藉此二物之力機底之發動機即能行動發動機之上有唧筒一發動機既行動其筒即能抽引此筒將碟內所盛之液質由一細管內抽下既抽下之後復由他管抽之使上其爲用一吞一吐一吸一噴故當抽引之時碟面呈煙霧瀰漫之象此機速率極高每小時能化一加倫或一加倫以外之水爲氣是以頃刻之間可使空中盡騰雲霧

肺病及喉症之治療新法

二

據晚近醫界之研究。謂凡物質。析之爲至微。則雖肺中至微之細胞。其質亦能達及。刻業醫之士。漸用灌氣法以療治肺病及喉症。聞成績頗爲佳良。其所用之機。係一種專供吮吸之機。

顧用此法。須先將藥質化爲極微之水煙。始可。故曩日新機未發明之前。此法不能實行。自有新機之後。則祇須將各種藥水盛於機之上部。依法抽引。化爲水氣。幷以管嘴預接於機上。通諸病人之口。即能使病人吮吸自如。與管嘴相接者。另有電力發熱小器一具。此器之用。在煮熱機內噴出之水氣。使入肺之前。先成熱氣也。全部機械之動作。僅恃一電力發動小機。

大病院中患病之人數較多。若人置一電力發動機。其勢頗形不便。故可用一大電力發動機及一大唧筒任其事。法於其上設一總氣管。使每病人接一小吸管於其上。如此則病人均得吮吸裕如矣。

此種方法。有減輕肺病及喉症之功。有時極危急之肺病及喉症。竟有因施用此法而獲全愈者。其效可謂神矣。

皮膚之作用及其保養法

汪治

身體各部自孩提以至成人無日不在發育之中成人以後所繼續發育者厥惟皮膚是皮膚實爲人體最重要之部分講求衛生者對於保養方法豈可漠然置之雖然欲知保養之道必先明其作用皮膚有內外二層外層曰表皮內層曰眞皮眞皮由極細嫩之微胅結合而成其表面較粗者卽爲表皮表皮有油質故不透水惟易於積垢故生存時間至爲短促每次洗浴所排去之微胅不可勝紀然舊者甫去新者卽出而代之此生彼滅晝夜不息肌肉賴以護持筋骨賴以連絡設使日久不滌垢汚叢積發育斯遲發育遲而疾病由此生矣是故保養之道當以清潔爲上也

古時清潔方法視宗敎之派別爲轉移猶太敎徒食前必淨手入門必洗足釋道者流祀神須沐浴誦經須漱口彼時科學未昌民智甫啟一二有識之士若摩西翟鑵定洗禮從者如雲其明知衛生而以神道設敎抑係偶然湊合吾人不得而知要之古人不知衛生富貴者年僅沐浴一二次貧賤者更不必論其所以能生存於世而享壽命者賴有此宗敎禮節耳今者文明日進中西人士研究清潔方法不遺餘力而水遂爲人生所不可缺之一蓋皮膚上種種汚穢藉之可以消除不僅用爲飲料也

皮膚之作用及其保養法　二

皮膚上之汚穢。計分兩種。曰外界之塵土。曰內部之油質。塵土水力可以消除。油質則非胰皂不能融化。胰皂之强者。含鹼質甚富。醫士每以之排除病者之表皮。防有黴菌生存其間也。然性力太劇。不宜常用。湝質胰皂及酥醇胰皂（一名架波匿酸皂）亦有殺菌之力。性較和平。洗沐頭皮。最爲適用。面部表皮極薄。宜擇溫和而富於滋潤性者爲妥。因吾人洗面日必三四次。皂性過猛。於眞皮有害也。綜上所述。則水與胰皂雖爲清潔要素。然用法優拙。利害繫焉。茲將種種要點。條舉而分論之。

（一）沐浴之時間及其種類　沐浴有用冷水熱水之分。近世學者。多抱狹觀主義。好甲則惡乙。甚有著書立說。互相攻擊者。其實冷熱各有利弊。不可一概而論也。熱水浴易融汚質。睡時行之。既可潔除日間積垢。且能引腦血而播之全身。安神清血。莫此爲甚。幼孩行之。獲益尤多。設於晨間沐浴。則冷水爲宜。蓋熱水着膚。必較涼水暢適。沐浴時間。每易延長。日久成習。廢時必多。且熱水浴既有安神之力。浴後工作。大背衛生之旨。冷水浴能增進內部之運用。日間行之。可以喚起辦事精神。然身體軟弱者。不宜仿行。須先以熱水與皂洗去垢汚。然後再入涼水。庶幾於精神皮膚。兩有裨益也。

（二）冷熱浴時間之分配　冷熱水功用不同。時間亦應互異。據醫士云。熱浴不妨稍久。冷浴，則至多不得逾二分鐘。或謂二分鐘之冷浴。既有益於衛生。二十分鐘。不更愈乎。殊不知身入冷水。皮膚熱度。全爲所滅。體內各部。卽加增其運用之速力。一以補救已失之熱。一以奮發腦力。若入水太久。失熱過多。內部運動。必至劇烈。萬一所生之熱。不敷所失。疾病生矣。近來趨時之輩。喜行冷浴。罹此惡果者。比比皆是。此無他。不知分配時間之故也。

(三)老人幼童行冷浴之害　年老者。精力虧弱。易受寒氣。故不宜行冷浴。幼孩體積甚小。內部機關。甫在萌芽。不能受過分之激刺。試以大小玻瓶各一。注滿熱水。大者尚溫。小者已冷。幼童之血量。與成人者較。亦猶小瓶之與大瓶。成人不能逾二分鐘。幼童之不宜行冷浴。又明甚。嘗見海濱居民。父挈其子。母攜其女。就浴海中。春寒之際。戰慄萬狀。甚有已身不堪其苦。猶不令子女離水者。充其意。一若非此不足以練習筋骨。嗟乎。緣木求魚。魚終不可得。徒促其子女之夭亡耳。

(四)冷水浴利弊之試驗法　同是時也。春季行之得其益。秋季受其害。同是人也。甲浴之而强。乙浴之而病。變化不一。全視身體內部之狀況而定。身體而宜於冷浴。則浴後皮膚必由溫而熱。此卽內部因受激刺而反動所生之熱。勝於所失之明證也。反是則。熱度驟減。寒氣侵入。喉症肺炎。於以發生矣。雖然。亦有補救之法焉。浴時以浮石摩擦全身。既可去表皮之舊胅汚點。又可抵禦外界之寒氣。內部總不得益。皮膚固已清潔矣。

（五）沐浴時摩擦全身之利益　近來醫學界之研究清潔方法者。或發明藥皂。或介紹浴粉。意見各殊。然對於摩擦一項。咸表贊同。蓋皮膚不僅日夜生長。實含無數司覺系與腦系相連絡。由腦系而牽連各部。故冷水也。熱水也。浴刷也。浴布也。一經着膚。皆足以激刺腦系。非祇潔除皮膚已也。海帕克雷氏（泰西醫藥始祖）嘗藉沐浴之法。療治種種疾病。現今醫士對於失眠、心煩、小兒驚擾等症。亦用沐浴摩擦之方。屢試屢效。嬰孩常行熱浴。稍事按摩。尤爲有利無弊云。

（六）幼孩沐浴之良法　幼孩沐浴時。多喜游戲。手舞足蹈。潑水滿地。大人每呵禁之。其實大誤。蓋幼孩天性活潑。唱歌舞蹈。是其本分。腦力微弱。無思想力。一經禁阻。必沈沈欲睡。易受風寒。其弊一。大人洗浴。摩擦抹拭。純然爲一種有力之運動。幼孩由大人代洗。苟不任其動作。內部機關。全然休息。所失之熱。無由發生。其弊二。故引起幼孩之興趣。任其游戲。最爲緊要。頭皮爲納汚之所。往往滋生黴菌。宜用烈性之皂。面皮嫩薄。

多洗。少擦。浴後。須以乾巾擦燥。萬勿令其自乾。女孩髮長者。頭皮不便常洗。然至少旬日一次。庶無黴菌發生其間也。

（七）食前淨手之益　古猶太教徒。未淨手。不進食。耶穌以後。此例漸廢。今則各國之人。進食或用匙箸。或用刀叉。奉行此例者。更寥若晨星矣。夫工作取物。全恃兩手。手部垢污。當然較他部爲多。進食雖用匙箸。難保無墮入食物之慮。鉛鑛工人。半受鉛毒。其明證也。或謂洗手條例。本古人迷信之舉。文明時代。安可仿行。不知君子擇善而從。吸其精髓。去其渣滓。融古化今。文化進步。較前當更速也。再幼孩進食。猶喜用手。英國未頒幼童禁例之前。染疾夭亡者。年以千計。苟能自幼仿行。養成其清潔習慣。將來世界死亡人數。亦必減少無疑。

（八）口齒清潔之必要　世人多患牙症。且有年未五十。齒牙全行脫落者。此皆口齒不清潔之故。據醫士云。保齒之道。至少日刷二次。一在晨餐之前。一在臨睡之時。而睡時一次。尤爲緊要。蓋日間食物。誤入牙罅。在所不免。睡時不刷。變成一種酸質。非祇有損齒牙。吸入血管。爲害更烈也。牙刷以稍硬者爲佳。鹼質牙粉。有消滅酸質之力。架波匿粉。尤能殺蟲。二者本極適用。然體質輕微。易於吸入肺部。不如用化學牙膏。較爲妥

善刷時上下左右咸宜注意務使積污盡除方能有效嬰孩無齒者口宜常洗有齒者與成人同洗不可因奶齒而忽視之致釀成害血之毒質也

藥室須知

世人但知醫師與病人有直接之關係。而不知藥品與病人之關係。乃直接中之直接。何以言之。夫醫猶將也。運籌帷幄。固視大將之老謀深算。有以致敵人於死地。然而衝鋒突戰。短刀相接。則不得不賴乎精銳之器。與勇敢之兵也。故雖有料敵如神知己知彼之良將。使將器枯兵餒之軍。其不能克敵也明矣。匪惟不能克敵。恐將以益暴也。醫亦是也。故常見以同一藥品。治同一之疾病。而其効顯有不同。匪惟其効不同。而其結果每適相反。推原其故。雖其間不無各人體質的關係。然其大要。不可不歸於藥品。

夫藥品之純否。與其曾否變質。對於治療上有莫大之關係。其收藏處置若稍失其宜。非惟無益。而又害之。我醫藥界同人。可不注意及茲。今將藥室所宜注意者。聊舉數條如次。明知挂一漏萬。尚望同人起而正之爲幸。

(一)藥室之整理

(甲)同一之藥品。於同一時間內。勿俱行啓封。　蓋因其最初啓封者。尚未用罄。而他之諸瓶。每有潮解變質及腐敗等之處。留之無用。棄之可惜。

(乙)舊藥尚未用盡淨。勿遽盛新藥。　否則亦將得上項之結果。

（丙）每種藥品。必附以藥名箋。且藥名箋。必與藥品相符。既可免遺忘。復可免誤用。然在許多之藥室。固意張冠而李戴。以自衒其術之精。如以安之比林之瓶盛以安之弗布林。以鹽酸規那之瓶。放入硫酸規那等類不一而足。其因是而誤用其藥者。亦不可以數計也。

（丁）毒藥當封鎖於箱內。否則有種種危險之發生。匪惟黑白異同之易誤。且有種種不可思議之危險發生。

（戊）藥品之陳列。當有一定位置。既便取攜。復不易誤會。匪惟藥品然也。卽其他器物材料。亦莫不宜然。

（二）藥品購入之注意　藥品購入之際。必先去其包裹。檢查其封固之處。考其藥品之純否。記其封緘之日月。擇其精新者而用之。人同一之藥品。同時勿購入過多之量。既與經濟有關。且久時貯藏。每有變性等之虞。

（三）藥品貯藏上之注意

（甲）易潮解之藥品。宜貯藏於乾燥瓶中。如沃度加里。苛性加里。苛性曹達。抱水格魯拉兒。鹽化亞鉛等是也。

(乙)易腐敗之藥品。如麥角含糖百布精。舍利別類。糖化素越幾斯類。植物性粉末。等是也。

(丙)易於變化之藥品。可貯於遮光瓶內。如硝酸銀。杏仁水。過滿俺酸加里。甘汞。白降汞。硫酸規那。過鹽化鐵。昇汞綿。昇汞綿紗。沒食子酸。昇汞錠。白檀油。黃色酸化汞。赤色酸化汞。福爾麻林。毛地黃葉。珊篤尼湼。格魯魯仿爾謨。列甚兒精。古爾雅箕兒。等是也。

(丁)易生沈澱之藥品。如吐根丁幾。大黃丁幾。規那丁幾。阿片丁幾。纈草丁幾。法列兒水。斯篤魯夫亞恩丁幾。等是也。

鹽酸俄卜島精(Optochinum hydrochloricum)對於瘧疾之功効　一五譯

以鹽酸俄卜島精。與三日熱之瘧疾患者。效果甚著。其用法。即每日自上午八時至下午四時。或上午十時至下午六時之八小時間內。每隔二小時。即與以〇、二之鹽酸俄卜島精內服。日共五次。如是持續一星期。內服休止五日。再如法反覆與之內服。於臨床上頗見效果。檢查其血液。則瘧疾原蟲殆全絕跡。而病治愈。是即俄卜島精對於瘧疾。有與規那同一之效果云。

食鹽之使用法

日本唐澤博士。以食鹽使小兒之患痙攣及輕度嗜眠症者服之。頗收效果。因患兒服食食鹽之後。覺渴思飲。故於痙攣頻發之際。利用抱水格魯拉兒。貝魯拉兒等使其內服。而得之效果。若以食水鹽皮下注射法代之。或內服食鹽。使患者攝取多量水分。亦得同一之效果。

如小兒罹重症痢疫。脈搏缺如之時。使其內服食鹽。或以食鹽水。行皮下注射。亦可使脈搏再現。而轉歸於治愈。又如夏日。由胃腸障礙而來之食慾缺損症。內服食鹽。亦可達催進食慾之目的。屢經試驗。皆有良好之效果云。

又食鹽對於持續性熱。亦屬有效。世人每不注意。

夫牛乳之成分中。食鹽甚少。故用牛乳於脫脂療法。雖屬有效。唯久時行之。則器官中之鹽分缺乏。故於因諸種原因而發熱。與以如食鹽之牛乳。若發熱持續較久。則諸種之食品。俱加以食鹽。亦有大效。食鹽之量。一回約四五瓦。若發熱時。乘患氣道加答兒可用食鹽水代之。其量於一立脫爾中。加食鹽約四瓦。若與腎臟病併發時。檢查其尿。隨其變化。而與以適當之處置。可也。

近視眼之豫防研究

任致遠

口髭與眼鏡。昔者專爲老人之物。晚近則漸次轉爲壯年青年所有。且有日益增多之勢。每見十二三歲青年兒女。即架眼鏡。眼鏡之爲物。已成今日之一種流行品矣。健眼者用平光鏡爲裝飾者。固有之。但因近視而用近視鏡者。尤爲不少。然則近視眼何罕見於昔年。而多見於今日。其來蓋有自也。試申論之。

兒童初生時。苟非得父母近視之遺傳性。大抵皆遠視。比年事稍長。使用眼力之處較多。漸成近視。至十五六歲以迄於二十一二歲。閱書愈多。使用眼力亦愈多。其近視必愈甚。故凡在高級之學生。鮮有不近視者。亦有因背父母師長。私藏小說等書。在燈光暗薄之處讀之。而至釀成近視者。要之使用眼力愈多。則其近視亦愈甚。是一定之理也。

眼患近視者。其接觸外物。瞻望迷離。非藉近視鏡之力。不能辨其究竟。甚有操作行旅。得眼鏡之助則舉。不得則廢者。其困難如此。爲害豈淺鮮哉。故近視初期患時。亟應注意。勿使增進。近視量未患者。尤宜豫防之。

近視初期患時。可得治癒者。是謂假性近視。眞性近視。殆未之有。設有之。無論如何名醫。費幾多手術。終屬勞而無功。在假性時代。不可怠於豫防。當靜心調養、節用眼力。以保眼之健全。在身體發育時期。二十五歲以內。易罹此疾。偶一患之。進行甚速。勢必借眼鏡之力以動作。於是其近視量遞進遞甚。眼鏡亦由淺光而遞至深光。結果有致失明成盲者。其爲累又不僅其一身已也。且遺傳及於子孫。可不畏哉。

近視眼之豫防法（爲保眼力之健全者也。）無他。既成近視者。厥唯注意衞生。限制令後不再增進近視之量而已。

甲　不可用眼過勞。

乙　血充於腦。有鬱血狀態時。戒用眼力。

丙　眼鏡使用上須注意。

丁　身體應圖一般之强壯。

丁項姑不詳述。甲、乙、丙、三項。請爲具體的說明如次。

（1）使用眼力一小時。須得十分或十五分以上之休息。

（2）讀書時覺眼枯痛。是眼已疲勞之故。不可勉强再用眼力。

（3）夜間不可治瑣細事。凡勞眼力之事。當於晝間治之。

（4）燈光薄暗之處不宜讀書晚間宜早點燈火。

（5）眼與書須距離一尺二寸以上。

（6）燈火不足及光線過强之處或日光迎射或有反射燈處務須注意不宜久居。

（7）動搖光線如蠟燭煤氣燈下不宜久居。

（8）活動影戲極費目力不宜連續觀覽至二三十分時以上。

（9）爲利用時間起見在汽車電車中展閱書報或步行時讀書此種舉動最易傷目不可不慎。

（10）夜間讀書時須用防光鏡勿使燈光直射入眼如在保險燈下須用深罩或貼以紙以防光線直射之害。

（11）頭部充血時讀書有損讀書時須端正其姿勢。

（12）眼鏡能不用最妙若在假性近視時即慣用之勢必成眞性近視。

（13）眞性近視之用近視鏡以能見物爲度所以限制其病勢之增進也。

（14）眼鏡之度數非整確者固不佳但過於整確者亦有害鏡面如有損傷或傾

斜。則此鏡。不可用。

(15) 妨礙。視力。之。眼。病如紅。眼。結。膜。等。症。當。速。治。愈。並注。意。眼。白。處。赤。血。走。入

(16) 醉。眼。讀。書有害。衞生。因腦。血。湧。積。易。致。疲。勞。

(17) 深夜。讀。書。帶。睡。氣。辦。事。爲。害。最。甚。

(18) 在。空。氣。不。潔。處。使。用。眼。力。或。於。閉。室。中。作。事。均。屬。有。害。他。如。劇。場。或。喫。煙。室。等。皆。宜。遠。之。

(19) 急。性。近。視。之。進。化。短。時。日。間。卽。能。喪。目。殊。爲。危。險。遇。此。種。病。宜。速。延。專。門。醫。治。之。

(20) 燈。火。之。溫。度。直。接。逼。觸。頭。部。面。部。者。亦。有。害。應。間。以。相。當。之。距。離。

以。上。所。述。雖。皆。膚。淺。之。見。然。能。於。此。一。加。研。究。亦。必。有。益。於。養。生。卽。已。病。近。視。者。可。以。遏。其。進。行。未。患。者。得。以。豫。防。之。也。願。我。青。年。學。子。毋。忽。視。之。

衞生行政

林椿年

今之言救國者多矣非主張改良政治即倡言整頓武備蓋內政設能盡力改革則國基由以鞏固軍備若得盡力整頓則國威於以伸展非奇論也實強國之不二法門也雖然吾於此有一前提而欲有所質問焉即國之要素爲何物乎必曰民也由此觀之國家及社會之存立實由其社員團結之動機而成若社員之生理的動機不適於被治及社交則國且不得成立何有於政治更無所謂之國威譬之於人必有生命然後始能言工作今之言救國者知問工作矣而不知保茲生命者也然則余之此論謂爲立國要素其誰曰不然

今之以政治眼光言救國者無不望憲法之速成蓋所以爲民謀幸福者也然憲法第一能增進吾人之幸福者非他即於憲法上能明定保護吾人之安寧秩序是也夫安寧秩序之破壞非必由於兵革也凡所以擾亂公共治安者均破壞秩序安寧之具也不觀乎十八世紀歐洲虎列拉之慘狀前後凡六次死亡較之三十年之戰爭爲尤烈十九世紀南北戰爭及普法戰爭時之赤痢及腸窒扶斯十七世紀德國沿海各地之喉症前數年吾國廣東東三省之鼠疫凡染之者百人中幾無十人得活其破壞安寧

秩序為力顧若何乎而其所以致此者又為何故乎曰簡言之原於衛生之不講究也嗚呼吾人非好為危言也處今日之中國非必死於不良之政治非必死於外禍之襲來使吾人不幸而罹病病而不已不幸而傳播以吾國今日行政之無方警察之無力機關不設備衛生不講求一旦禍機觸發莫能抵禦則真同胞死所矣此吾人所以不能不望真為民謀幸福之執政諸君注意及衛生行政也

衛生之義云何乎保全健康之謂也健康者身體之各器管官無毫末之障礙得行動完全之狀態之謂也夫身體之各器官由生理之法則而運轉且藉衣食住外界之資助而維持其動力是即健康之保障亦即衛生之方法也個人自保其健康是為個人衛生法國家本勿容干涉之然社會發達交通頻繁個人之生活狀態往往能左右公共之生活狀態一人之健否與公衆之利害有絕大之關係出個人之生活範圍入社會之生活區域則必有督責之者此國家衛生行政必不可少者一也況保全健康雖為個人之本務然對於人體健康之危險個人之力所不能除却而回復健康之法又非一人之力所能及者則不得不藉之於政府此國家衛生行政必不可少者二也

衛生行政者內務行政之一分科保全公衆之健康地方秩序之安寧由警察手段或

助長之方法對於公衆健康之危險除卻之回復之也因其所事純爲公益故國家代表公益欲爲謀公共之健康雖干涉個人之自由不可謂爲失當苟不逾越法律之規定有爲保衛公衆衛生所必出者雖限制個人之自由亦不得已也茲將衛生行政宜注意之點列陳如左

(一)醫藥之檢查　人不幸罹病求醫診治則不啻以生命託之於醫士故國家對於醫士之資格不能有所寛縱必也嚴重取締詳加審查其開業必由一定之規則加以試驗給以證書此事在稍文明之國家未有不視爲要政以人民生命攸關非等兒戲須當特別注意之也近年以來吾國都會之處尚有醫師考驗之舉而窮鄉僻地其醫藥法尚保持中古半開化時代之現象噫亦殊可悲也

至於藥物亦然其關係於人民生命亦甚重要觀年來藥肆之中號稱萬靈之藥者層見疊出未聞官廳有一字之禁令試問一藥而治症數十種使果爲有驗則天下之奇藥聖品不是過也何以只暢銷於吾國之市肆乎況此等下材非爲無益徒有種種不良嗜好素之參加使服者增多一累商賈以金錢爲目的本無道德之觀念吾無怪焉惟政府諸執政職之所在萬不能適於放任對於鑑定判別則不能逃藐視之責也

(二)傳染病之預防　傳染病之意義有二一爲學術上之意義一爲法律上之意義屬於法律上者較諸屬於學術上者意義爲狹而危及公衆者則較烈且撲滅之甚爲不易故特借國家之力以防禦之茲所論者卽指是也

就行政上觀之傳染病流行之際其勢力猛烈有時人口滅殺大半若僅以各個人之力防禦之終屬無效故非以國家之能力不能達其最終之目的夫傳染病之本體卽所謂細菌者是也故預防之方法有二卽積極的消極的是也消極的方法者將患者隔離或斷絕其交通依警察權之作用以滅殺細菌之傳染作用也故有海港檢疫所及傳染病院之設立積極的方法者當傳染病未發之先依助長自治之方法防制疾病於未然者也如水土地飲食物之注意及檢查各種傳染病預防血淸及痘苗之製造是也

屬於第一類者近年吾國漸次興舉屬於第二類者一則因乏於人才一則因有所依藉(各種血淸及瘟苗均可自日本或他國購買)遂致一無舉行然果欲注意衞生誠不能不着力於此矣次當特述之

(三)檢梅　夫社會上之有花柳病猶人之有殘疾物之有蠹蟲也其傳染之媒介在

於賣淫婦故欲求根本之解決不得不行嚴格的取締或曰國家法律上若規定不准賣淫婦之存在則是根本可以取消梅毒之傳播矣予所謂根本解決嚴格取締者殆謂是乎曰不然夫欲求風俗之進於良善必不容賣淫婦之存在於社會固也惟道德與政策不能一致道德上以設公倡為非而政策上則以設公娼為是蓋一般人民之公共心自治心衛生思想之發達不達於極點公娼必不可廢何則上級社會無論矣中下級社會之人如無公娼則不藉秘密賣淫婦以償其肉慾甚且因强姦或通姦犯罪而不恤外博美名陰受實禍故反不如設立公娼之為愈况公娼而果欲加以限制舉行檢毒未始不可去社會上之病毒若秘密賣淫婦則不能受身體之檢查其流毒必有較大者故曰檢梅一舉為今日之要政不宜忽之也

（四）市政之改良

始開化之民穴居野處文化漸進搆木為巢晝則狩獵於野外夜則起息於茅屋其生活法極為簡單再進則有家屋街市之建築此非惟足以徵文化之增進也實人民衛生思想發達之明證也然家屋街市之建築不依學理則反有害於衛生並因而波及於國力之伸展故歐美諸國俱以法律規定家屋之建築法及居住法蓋若是而始臻衛生行政之極峯也吾國舊有之家屋及街市其有背衛生之理

者甚多而京都爲首善之區乃其街市家屋之建築及清潔尚不如歐美之一鄉村此豈惟害及於居民哉抑亦大損國家之體面矣今者市政公所正欲改革京都之市政吾人無任歡迎惟有一語奉告卽市政之改良不必徒事外觀要在謀吾人之實益彼崇樓廣度好求美麗者非必有合於衛生也街市之平坦清潔地下導水管下水管之設備家屋之換氣便利採光日光之適宜是其要者不然則徒事奢華與外觀不過虛擲金錢耳於實際毫無補益而其不値亦甚也矣

(五)飲食物之檢查及血清痘苗之製造

傳染病之媒介固不一而足然由飲食物而傳播者實占多數故以吾國傳染病之多歸咎於飲食物之不注意者誠爲至論名言考東西各國對於販賣之飲食物飲食器割烹具均加注意及檢查如牛乳清涼飲料水飲用冰飲食用器具肉類麥酒等每日官廳均有檢驗之舉蓋預防密則發病少爲民謀福者豈不當若是耶反觀吾國則腐臭之肉食敗濫之果品列陳於市肆售者自售購者自購官廳有干涉之者乎噫官吏而至此其責任心之薄弱可謂極矣雖然彼殆亦不知其利害與流俗同無人格者也

各種血清乃傳染病之聖藥而各種血清又與痘苗有同等預防傳染病之能力各國

製造痘苗及血清藥院均歸官辦蓋以血清及痘苗之製造其純良與否試驗極難設或不良流布人間貽禍殊非淺鮮其重視有如此者乃吾國不自行製造而購諸人一國之生命操於外人吾國尙何有立國之資格可痛也已。

衛生簡規

常州福音醫院院長　王完白

客常有以個人衛生規則見詢者。因苦於答辭非片言可盡。暇乃採集各國衛生家一致提倡之學說。并參以平日一已之心得。編成簡規十則。皆輕便易行。適合國人程度。雖寥寥數語。苟能人人實行。則健身強國。可操左劵。

一運動　早晚必在空氣清新處行深呼吸及柔軟體操。

二沐浴　勤浴。冬季至少每星期一二次。食前必洗手。睡前必刷牙。

三愼飮　飮料以清湯爲最宜。空腹時可多飮之。烟酒濃茶均忌。

四節食　毋過飽。勿奢勿儉。細嚼而緩咽。整餐以外勿食零物。

五直坐　坐時胸背不挺直。讀書作工之際。光線應自左後方射來。

六側睡　睡眠多向右側。冬日勿冒被。勿垂帳。夜臥以八小時爲率。

七衣寬　衣服宜寬博適體。勤洗勤曬勤換。

八屋潔　房屋務求潔淨。高燥明亮通風。臥室之窗。夜間亦勿全閉。

九樂天　心潔行正。萬事樂天。自少愁煩而多佳趣。

十養性　每逢星期。應停止職務。以研求道德。而怡養身心。

崩潰。或結痂。傳播於周圍。而形成數多膿胞。或由周圍水脈管。犯附近之水脈腺。而爲腺百斯篤。爲肺百斯篤。或爲敗血症以斃。

客問鼠疫之治法及看護法

答曰。現雖發明百斯篤治療血清。然效力不强。在初起時注射多量。或能達治愈之目的。其他行對症療法及外科療法。以割開患部。剔除毒質等。然奏效不甚確實。故既患者。宜逕送諸傳染病醫院。行隔離療法。俾免傳播其毒於他人也。患者之精神身體。必使十分安甯。毋恐怖。毋浮躁。蓋恐怖則精神昏濁。心臟愈衰弱。身體浮躁。將有擴張病竈之虞。飲食不外乎服易消化富於滋養之流動性食物。洞開窗戶。以吸新鮮之空氣。及多曬日光。

客問鼠疫之豫防法及消毒法

答曰。百斯篤爲一種之桿菌。專喜侵害鼠族。鼠既染毒。遂失其平常之慣性。不復懼人。或彷徨於居室。或爲煩渴所驅。彷徨於寢室庖廚。汚染器具食物。以間接傳染於吾人。故豫防之法。宜注意家屋之構造。令鼠類不得接近於吾人。並多畜貓。以撲滅鼠族。身體、住居、衣服、飲食等。須十分清潔。俾病毒無隙可乘。　若職業上有觸於病毒之危險。則務宜注意於身體之健康。及皮膚之保護。在鼠疫流行時。注射百斯篤豫防液。於二星期內頗有免疫之效。　不可接近罹鼠疫之病人。病人之排泄物。須灌注十倍或二十倍之石炭酸水。蓋病人之膿汁、咯痰、糞便尿唾之液。均爲有力之傳染物也。　病人離室後必有病毒遺留非經灌注藥液十分消毒之後不可入地板地磚。宜撒布石灰末。　衣服用具。宜置於大釜中。十分煮沸之。　木器及笨重之器。浸於石灰水後。再以沸水洗之。

客問鼠疫舊時有否

答曰。有之。兪曲園先生筆記有曰。同治之初。滇中大亂。殺人如麻。白骨飛野。通都大邑。悉成邱墟。亂定之後。孑遺之民。稍稍復集。掃除胔骼。經營苫蓋。時則又有大疫。疫之將作。其家之鼠。無故自斃。或在牆壁中。或在承塵上。人不及見。久而腐爛。人聞其臭。鮮不疾者。病皆驟然而起。身上先起一小塊。堅硬如石。顏色微紅。捫之極痛。旋身熱譫語。或逾日死。或即日死。諸醫束手。不能處方。有以刀割去之者。然此處甫割。彼處復起。其得活者。千百中一二而已。疫起鄉間。延及城市。一家有病者。則其左右十數家。卽遷移避之。踣於道者無算。然卒不能免也。甚至闔門同盡。比戶皆空。小村鄉中。絕無人跡云云。

當時醫學智識。尚在幼稚時代。故鼠之自斃。不知因染百斯篤桿菌。聞臭卽病。不知因被死鼠身上之蟣蝨所嚙。或接觸爲鼠所汚之服用器具而來。疫癘之性質既昧傳播之途徑復不明。雖棄鄉潛逃。亦不能免。嗚呼慘矣。

第八章 發疹窒扶斯 Typhns Fever

客問發疹窒扶斯之病狀

答曰。發疹窒扶斯亦曰發斑傷寒。病症較傷寒爲重。其發病之先。突然惡寒而戰慄。繼呈高度之熱。脈搏甚速。屢發惡心、嘔吐、頭痛、腰痛、關節痛、身體倦怠、及胃覺壓迫等之症狀。顏面紅腫、眼鼻咽頭發炎。并起精神症狀。如是經三五日後。遂發疹子。疹先現於腹部。一二日內卽遍布於全身。此疹爲小圓之薔薇疹。以指壓之則色消褪。其時熱候稍降。繼復高昇。精神症狀愈劇。病勢沉重。死亡數約居百分之六十。

客問發疹窒扶斯之治法及看護

答曰。發疹窒扶斯爲最劇烈之傳染病。無特效藥。有罹之者。宜速送入醫院醫治。當熱度高時。頭部及心臟置冰囊。全身行冷罨法。內服强心劑。並服安神劑。患者之食物。以牛乳、牛肉汁、粥湯、生雞卵等之流動物爲宜。若口渴則飲清涼之酸味飲料。及葡萄酒等。臥褥須清潔而平坦。尤宜時時改換其臥位。以防褥瘡之發生。口內務須清潔。小便勿稍忍蓄。病室須洞開窗戶。以流通空氣。

客問發疹窒扶斯之豫防法

答曰。本病發生時。患者宜隔離於一所。其發病之居處。宜注意消毒而清潔之。同時開窗戶。以通空氣。透射日光。撲滅刺螫人之昆蟲。因本病常藉吸人血液之昆蟲。爲病毒傳染之媒介也。又空氣中亦能傳染。故親友中有患本病者。宜絕問候。患者所御之衣服。所用之器物。俱須行消毒法。見其人稍有患本病之疑者。卽遠避之。以免傳染。

第九章　痘瘡 Small-Por

客問痘瘡之病狀

答曰。痘瘡俗亦謂之天花。病起之初。發惡寒而戰慄。熱達三十九度至四十度以上。脈搏之數多。呼吸亦增。並發頭痛、眩暈、痙攣、精神恍惚、不眠等之腦症狀。又起口渴、食思缺乏、惡心、嘔吐、便祕等之消化器障礙。並於腰部有劇甚之疼痛。至第二日。發疹於下腹部及股腕之內。不久消失。至第四日。則熱勢大殺。更發痘疹。其疹數多。有膿漿。並發高熱者。謂之眞痘。疹數少。熱度微者。謂之假痘。

眞痘發病之第四日。皮膚發圓小之紅點。其大如針頭。又如粟粒。以指壓之。則色消褪。疹先發於額面。次蔓延於軀幹上肢。終乃發於下肢。至第五日。疹大如豌豆。其疹之上。出尖銳之蕾疹。至第六日。則蕾疹成爲水疱。其中央窪陷。至第九日。痘疱十分增大。而其中有膿。周圍繞以紅暈。其部緊張疼痛。頭面手足等。其痛尤甚。熱度更高。病勢益劇。其化膿期在九至十一三日間。至第十二日。體溫低降。種種之症狀亦漸輕減。膿疱或破或否。漸次乾固而成痂皮。於此時期。必感奇痒。自第十六日後。痂皮漸漸剝落。其剝落之後。則留遺赤色之斑點。如眞皮被其侵害。卽成褐赤色之瘢痕。其瘢痕後乃變爲白色。卽俗所爲痲子也。當發疹時。口、咽頭、舌、鼻、喉頭、氣管、食道、直腸、眼等之黏膜。亦一律發疹。此疹直破而爲潰瘍。遂起噴嚔、鼻涕、流涎、口臭、舌炎、咳嗽、聲音嘶嗄、嚥下疼痛、失明及重聽等。

假痘爲輕疹之痘瘡。發疹之數甚少。且往往其疹唯爲水疱而不成膿疱。其熱度於發疹之時。卽降爲常溫。不再昇騰。痘瘡亦早就乾固。不復有瘢痕之遺留。

客問痘瘡之治法及看護

答曰。治痘瘡之特效藥。尚未發明。今所用者。對症療法而已。當發熱頭痛時。於頭置冰囊。皮膚塗以混有防腐藥之油類。於結痂期。當將兩手束縛。以防其搔破。口內當時時含嗽。或洗滌之。且宜使含冰於口。眼內出疹者。則以硼酸水洗之。患者須臥於空氣流通之處。室內之溫度宜低。食物宜食無刺戟性之流動物。飲料當用酸性飲料及酒類。痂皮脫盡之後。須使之入浴。並更換衣服。

客問痘瘡之豫防法

答曰。患痘瘡者。其膿疱之液汁。皮膚之落屑、鼻汁、咯痰等。內含病毒極多。此等病毒。雖遇乾燥。決不失傳染之力。多成塵埃狀而飛揚於空中。或爲小泡沫而遊散於空中。（咳嗽所出者）呼吸之者。卽傳是病。故蔓延極迅速。雖行隔離消毒法等。概不足以防其傳染。惟有種牛痘一法。得以抵制之耳。

客問種牛痘之方法及種後之症狀

答曰。種牛痘者。乃以牛身痘瘡之疱液。植於他犢。而由其所發之痘疱。採取痘漿。以植於人身。其植之塲所。多爲上膊。其種法。乃以小刀刺表皮。作十字形。約深一二分。而以痘漿塗入此處之表皮。當先行消毒。所用之刀。亦務須消毒。種後第三日之終。或第四日之初。其部分卽有疹發現。漸次增大。周圍紅暈。至第七日。其大達於極點。於第八日。

化膿而發熱。起煩渴、食思缺乏、睡眠不安、及痙攣等。腋下腺腫脹。至第十二日。始乾而成痂皮。第二十日。則痂皮脫落。而於其部分遺留瘢痕。

客問小兒種痘之後或出或不出何故

答曰。最初之種痘。大抵能出痘疱。可得完全之免疫力。其種後不出痘者。因禀受母之血氣以生。而母爲免疫質故也。再閱幾時。卽能出痘矣。故須再三種之。

客問種痘以後復有被染痘瘡者何故

答曰。試先言一例以明之。罹天然痘之人。多年之後。有復感染者。試種痘漿於是人。亦能發痘疱。此無他。免疫期限已滿。體質復爲感受性耳。種牛痘之效力。大抵在五年以內。故每三年中。宜種痘一次。至曾罹天然痘之人。已滿十年者。亦當再種以防之。

客問種牛痘後何故有該部潰爛者

答曰。因種痘時皮膚上未消毒。或種痘刀未消毒。致微生物侵入創部。或種痘後未包裹衣服上之汚穢。混入創部而起。故種牛痘時。宜注重於消毒。

客問種痘有取小孩痘瘡中之膿汁種之。有取牛痘苗種之。究竟孰得孰失

答曰。取人身痘瘡中之膿汁種者。名熱漿。用牛痘苗種者。名冷漿。種冷漿者安全。種熱

漿者危險。蓋採漿之孩。倘有遺傳梅毒、或癩病、或他種慢性傳染病。則此種痘之孩。亦必傳染梅毒、癩病、以及別種慢性傳染病矣。

第十章　種種之傳染病

客問以上八種傳染病之外最普通者尚有幾種

答曰。尚有(1)瘧疾(2)痲疹(3)百日咳(4)丹毒(5)流行性耳下腺炎(6)脚氣(7)水痘(8)恐水病(9)破傷風(10)流行性感冒之十種。

客問瘧疾 Malariae disease 之病狀

答曰。瘧疾日本名痲拉利亞。先發惡寒。全身振顫。闘牙。顏面蒼白。四肢呈青藍色。惡寒過後。則全身灼熱。顏面潮紅。脾臟及肝臟腫大。旋發大汗。病卽消退。此病有每日發一回者。有隔日發一回者。有三日發一回者。俗總名之三日頭。

客問瘧疾之治法及豫防

答曰。瘧疾有一種微生物。由蚊蟲嚙人時。侵入皮膚內所致。夏秋之交。蚊蟲最多。故罹之者亦最多。用金雞那霜治之。立愈。其用法當從醫師之指揮。豫防之道。以防蚊爲最要。故寢室宜在高樓之上。夜間閉窗。用蚊煙等。以杜絕蚊之侵入。上海法租界城河浜未壅之前。浜內之積水尤多。實爲蚊蟲發生之地。法人之管理衞生者。以洋油傾入浜內。則洋油浮於水面。水內未變蚊蟲之孑孓(俗名打拳蛆)因不得空氣不能呼吸而死。此撲滅蚊蟲之妙法也。乃吾國人竟有在河浜內汲取其洋油以爲燃料者。旣失國民資格。又礙公衆衞生。此所以見笑於外人也。凡家中有積水之處。如破缸破鉢及種種可以盛水之物。皆宜傾其水。覆於地上。陰溝陽溝。均宜灌注消毒藥水。以絕孑孓之發生。孑孓絕則蚊無。蚊無則瘧疾亦可不生矣。

客問痲疹 Measles 之病狀

答曰。痲疹俗名痧子。小兒患者最多。發病之先。惡寒戰慄。次發高熱。眼紅怕見日光。流淚噴嚏。咽喉黏膜發赤。一時下熱面部軀幹部簇生赤色之斑點。此斑點名曰粟粒疹疹先發於面。次乃漸及於全身。疹與疹之間。不相密着。以指壓之。其赤色暫時消褪。此時熱度又高。其後皮膚落屑。如糠粃狀。熱退甚速。

客問痲疹何故小兒較大人爲多

答曰。痲疹不論何人。皆能感染。大人非有不感染之性質也。乃於小兒時已罹過此症。得有免疫性故耳。若於痲疹從未流行之地。急輸入痲疹之病毒。則無論男女老幼皆必罹此症矣。

客問痲疹之治法及看護

答曰。本病如不併發他種疾病者。不治亦能自愈。若眼紅。宜戴有色之眼鏡。以遮光線。並以硼酸水洗眼。若咽頭發炎。則用含漱劑。心臟衰弱者。則飲以葡萄酒等。皮膚發癢。則塗敷混和硼酸之油膏。食物宜用流動物。病兒當使臥於廣闊而稍暗之寢室。熱退後一星期。方可離牀。更經一星期。毫無異常者。方可出屋外。

客問痲疹之豫防法

答曰。痲疹患者之血液淚痰鼻汁皮膚之中。皆含毒質。接觸之即傳染。而空氣亦能爲傳染之媒介。故一家之中。若有一兒罹痲疹者。他兒即宜遠避。不然。雖隔離病兒。亦難免無被染之處也。

客問有一種病。病狀與痲疹相似。而患者毫無異狀。如未病者然。不知此係何病

答曰。此病名風疹。亦能傳染。不必醫治。數日即自愈。

客問百日咳 Whooping Cough 之病狀

答曰。百日咳舊稱頓咳。嬰兒易患此疾。夜重於晝。咳聲續作。而中間曳聲甚長。其症狀分加答兒期、痙咳期、輕快期之三期。茲列述如左。

加答兒期以乾咳爲主。無熱候。約經十日。卽移於痙咳期。

痙咳期。咳嗽頻發。其聲如吹笛。又如雞鳴。有連咳十秒至三十秒以上者。呼吸困難。其吐出之痰。爲透明之黏液樣。當咳嗽時。顏面靑腫。頸靜脈膨張。眼球突出。唇腫而汗流如注。眼淚流溢。並伴嘔吐。此等症狀。凡經四星期至六星期。卽移於輕快期。

輕快期。發作減少。其咳嗽與喉頭氣管枝之加答兒無異。此病在未滿三歲之小兒及兼發肺炎者。頗爲危險。無合併症及身體强健者。多自愈。

客問百日咳之治法及看護

答曰。本病無特效藥。惟有行對症療法。以待其自愈。　食物須擇易於消化者。　病室中空氣之流通務宜佳良。光線亦宜十分充足。

客問有 pertussin 者治百日咳極效。未知然否

答曰。pertussin 爲最近發明之治百日咳藥。對於輕症則效。重症則否。其用量在小兒一日服三回至六回。每回一茶匙至二三茶匙。在大人則一日服三四回。每回半食匙

至二食匙。pertussin 譯名爲不爾斯興。寫西文到上海抛球塲科發藥房去買每瓶約一元八角。此外宜服金雞納霜。

客問百日咳之豫防法

答曰。百日咳之傳染力甚强一家中有一患者。則諸小兒皆被傳染。蓋當病兒咳嗽之際。病毒自呼吸器逸出於空氣中。他人吸之。遂被傳染。又與患百日咳之人共用一食器則有被其間接傳染之處。故豫防之法惟有遠避患百日咳之人。並斷絕其交通而已。

客問丹毒 Erysipelas 之病狀

答曰。丹毒亦名赤遊。受病毒後二三日。突然戰慄。高熱。頭痛。嘔吐。於顏面之眼旁、頰部、鼻梁等處。腫脹發赤。觸之灼熱而疼痛。此赤色之部分與其周圍健康之部分。境界極分明。皮膚軟弱之部。腫脹更甚。六七日後。熱度下降。以皮膚之落屑爲終結。

客問丹毒之治法

答曰。丹毒除待期療法外。無他法。近雖盛倡注射連鎖狀球血清及丹毒治療液。有縮短本病經過之說。然亦有效有不效。當皮膚發赤之部。塗布脂肪。發熱之時。當使患者安臥。與以流動性之食物。口渴者。與以酸性之清涼飲料。

客問丹毒傳染之徑路及豫防法

答曰丹毒為一種連鎖狀球菌侵入身體損傷部而發之傳染病也。是等之損傷。非必巨大。即目不能見之小創傷。病毒亦能侵入之。故家中如有患丹毒之人。須隔離之。其所用之器物衣服等。當嚴重消毒。身體如有創傷。雖極淺小者。亦當消毒而清潔之。

客問流行性耳下腺炎 Epidemic parotitis 之病狀

答曰。流行性耳下腺炎。俗名痄腮。患者多發輕微之熱。一二日後。耳下腺腫脹。觸之灼熱疼痛。此腫脹多先左後右。亦有兩側並發者。咀嚼障礙。顏面亦腫脹。呈愚鈍之狀。並有頭重眩暈等症狀。若與窒扶斯等同發者。間有壯熱譫妄及化膿者。

客問流行性耳下腺炎之治法

答曰。流行性耳下腺炎之特效藥。尚未發明。今所行者。祗有對症療法。以消其炎症而已。口腔於每次食後。須以二百倍之醋酸礬土溶液洗浣之。食物取牛奶等之流動者。本病一二週後。雖不醫亦能自愈。

客問脚氣病 Kakke od. Beriberi 之病狀

答曰。身體倦怠。小腿後面之筋、名腓腸筋者壓痛。脚及手指口吻之知覺鈍痲。酷似與外界隔一層布者。下腿浮腫。心跳甚急。心窩苦悶。食思減退。尿少便祕。脈搏頻數。如以左足疊於右足之上。以小槌擊膝蓋骨下之筋。在初期必足尖能跳動。至中期則不能跳動。

客問脚氣病之治法

答曰。脚氣因末梢部如手足等。洸有血中之水分。血液不能運行於周身。故起浮腫。若遷延不治。則血毒入於心臟。致心臟痲痹而死。此病宜多服瀉劑。以瀉清血中之水分。總之治脚氣。以瀉爲主。輔以利尿、强心、開胃諸劑。自有奇效。本病有人謂係中米之毒而起。宜專食麥類。如饅頭麪包等。此病確不可食米。　病者宜安臥靜養。脚部墊以厚褥。

客問脚氣病中醫不主瀉忌麪食而全活者無算西醫主瀉忌米食而死者亦不少中西醫理各不相同未知孰是孰否

答曰。中醫無科學知識。又不明解剖、生理、衛生諸學。故其治病。輒與西醫背道而馳。治本病不主瀉不忌米而活者。必係病之輕症。醫生之幸也。非醫之功也。西醫之治而不愈者。必其病毒已中於心臟。或心臟已痲痺者。當斯時也。雖盧扁復生。亦無所施其技。故執科學之理評之。西醫是。中醫非也。

客問水痘 Chickenpox 之病狀

答曰。水痘之症狀與痘瘡酷似。而病原則全異。爲專侵小兒之傳染病也。感染之後。於第二星期。發輕微之熱。疹始發於面。漸延及軀幹四肢。其疹初爲赤圓之蕾疹。繼乃成大如豌豆之水疱。內容無色而透明之液。疹發之翌日。熱度低降。凡三五日。水疱乾固而成痂皮。自此而後。一星期內。痂皮剝落而不留瘢痕。此症非如假痘一時全發。乃陸續而出。故皮膚上有新疹與舊疹相混雜。

客問水痘之治法

答曰。水痘非重病。雖不服藥。亦能自愈。當發作之時。第日日以微溫湯爲之洗浴。食易消化之食餌(有熱者以液狀食餌)可矣。然病兒當發作時。雖無熱候。亦不可離牀。總以安臥爲是。

客問水痘之豫防

答曰。水痘之病原。雖尚未發明。其所以傳染者。必係接觸水痘之水疱內容物無疑。故預防之法。祗有斷絕與患兒之交通。患兒雖治愈已久。其被褥、襯衣、用具等。必須行嚴重之消毒。方可接觸。

客問恐水病 Lyssa 之病狀

答曰。恐水病亦名狂犬病。自被瘋狗咬後數日數月。則全身倦怠。頭痛不眠。精神呈欝憂狀。其特徵在嚥下困難。聲門痙攣。呼吸促迫。胸內苦悶。見飮水則起恐怖狀態。其後則全身痲痺而死。

客問恐水病之治法

答曰。恐水病之病毒。含於病狗之唾液中。人苟爲其所齩。或爲其所舐。則病毒卽侵入體內。當時宜速將電氣或烙鐵燒灼該部。或速行巴斯脫爾氏狂犬病預防注射法。俾於狂犬病未發以前。先得該病之免疫性。並服安神藥。本病之預後多不良。故以患者送入醫院醫治爲穩妥。

客問恐水病之豫防法

答曰。我國政府對於蓄狗者。不加取締。外出不帶口套。有病不知撲殺。故吾國之患恐水病者。多於各國。豫防之法。舍取締養狗者。外加口套。撲殺無主及有病之狗外。無他法。注射豫防接種液。亦可得免疫性。此液係巴斯脫爾氏所發明。先施穿顱術於家兔。再取病犬脊髓之一小片。接種其硬腦膜內。復依種種手續而反覆之。以之注射於人體。人卽可得免疫性。

客問近有一人忽發恐水病之症狀。而此人並未被狗咬過。未知何故。

答曰。恐水病自被瘋狗齩後。其病毒潛伏於體內。約經二十日或六十日而發作。最長者有延至數月數年之久。此人之發是病。安知非數月數年之前被瘋狗所齩乎。且是病之傳染。不盡限於病犬。卽被有本病病毒之牛、馬、貓、狐、狠等所齩。亦能發之。萬生叔豪爲余言。前其叔父某偕鄰友某甲遊於郊野。忽來一狗向之狂噬。各傷一足。然甚輕微也。歸家後。生卽詳陳利害。勸其以烙鐵燒灼傷部。並以藥水消毒。其叔從之而鄰甲不信。乃就中醫之某外科治之。敷藥數日亦愈。私幸生言之不驗。並少吃痛苦也。不意一年半後。鄰甲忽發恐水病而死。由此觀之。病之潛伏久暫洵不可定。而齩後不消毒。殊危險也。然消毒亦非十分安全之法。

客問破傷風 Tetany 之病狀

答曰。破傷風卽牙關緊閉症也。其發作之始。嚙合齒牙之筋肉。往往齒牙緊合而不能開。食物亦不能下嚥。頭屈於後方。軀幹亦向後反張。腹部陷沒如舟狀。顏面現悲哀恐懼之貌。而其口則現微笑之狀。胸中之苦樂不能宣諸於面。又且呼吸困難。上下肢强直而不能伸展。發汗甚盛。口劇渴而流涎。

客問破傷風之治法及看護

答曰。當發病之初期。注入破傷風血清。則能中和毒素。使破傷風得以痊愈。惟此血清雖有中和破傷風毒素之作用。然無殺滅其病菌之力。故非於初期注入則無效。　其他行對症療法。如服安神劑等。以緩解其病勢之進行。　病人所居之室。宜擇閑靜之所。食物當選流動性者。不能攝取食物者。則以富於滋養品之物用器由肛門灌進腸中。　其創傷部。須行嚴重之消毒。

客問破傷風之豫防法

答曰。破傷風由侵入一種桿狀菌而起。此菌含於田圃、庭園、土壤、馬糞、肥料等之中。能永久生活。其菌之侵入於人體也。或由於竹木片及針之刺傷。或於婦人生產時。陰部損傷。或由初生兒臍部之創傷。雖目不能見之細微創傷。亦能侵入而起破傷風。故豫防之法。雖極細微之創傷。亦不可忽略。必以藥水消毒。並包紮清潔之綳帶。　又於健康體注入破傷風血淸於一定時間內。亦能免破傷風之感傳。

客問流行性感冒 Influenza 之病狀

答曰。流行性感冒。俗名春溫。其發病之前。先起幾回之惡寒。遂發高熱。並有强度之脊痛、腰痛、頭痛。及全身倦怠。脾臟腫脹等症。本病分氣管枝性、胃腸性、神經性之三種。茲區別其症狀如左。

氣管枝性流行性感冒。有噴嚏頻發。鼻腔閉塞。鼻涕增加。喉部覺乾燥。咳嗽。略痰。聲嗄等症狀。

胃腸性流行性感冒。發極劇之腸胃症狀。舌被白色之厚苔。口臭而嘔吐。壓迫胃之部分。則感覺過敏。便祕或泄瀉。

神經性流行性感冒。除身熱之外。又起神經之障礙。而發頭痛、背痛、四肢痛、關節痛、神經痛、及不眠等症狀。其他呼吸器消化器。則別無症狀。

客問流行性感冒之治法及看護法

答曰。發熱則用退熱藥。氣管枝性症則用鎭咳藥。下痢則用收斂藥。神經性症則用安神藥。有虛脫之狀。則用興奮藥。當發熱時。宜使患者安臥。與以易消化之食物。患者之寢牀宜暖。熱退五六日。如別無異狀。始可離牀。此時須格外當心。以防爲寒氣所侵襲。食物尤宜擇佳良者。

客問流行性感冒之豫防法

答曰。流行性感冒。因感染一種極細小之桿狀菌而起。此菌名曰因甫拿恩柴菌。其感染之原因。或由於接觸患者。或用患者所用之器具。本病因病毒潛伏於體內之時期甚短。傳染力尤强。而患者多不偃臥。與他人交接如平時。病愈後一二星期。尚有傳染之力。故罹流行性感冒者。往往一時並起。豫防之法。祇有隔離患者而已。

譚遜氏補血汁

此汁善能補血養氣强身壯體健脾益胃養肺寬胸功效神速凡先天不足後天失調或操勞過度思想逾分神經衰弱血氣虧耗者服之均能立券奇効每一茶匙可抵七兩牛肉汁之功

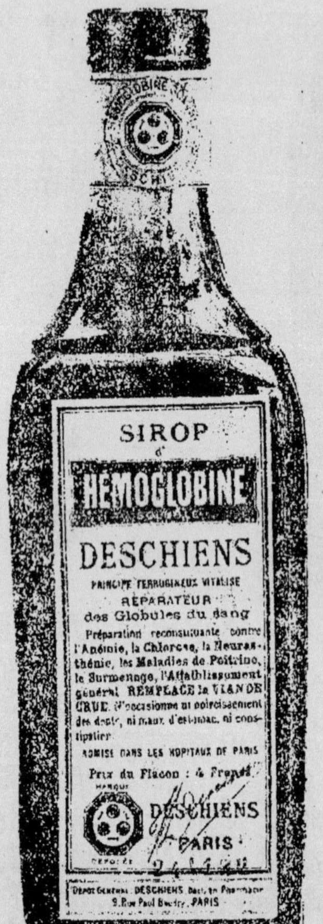

各埠大藥房均有寄售

總經理 上海法商龍東公司啟

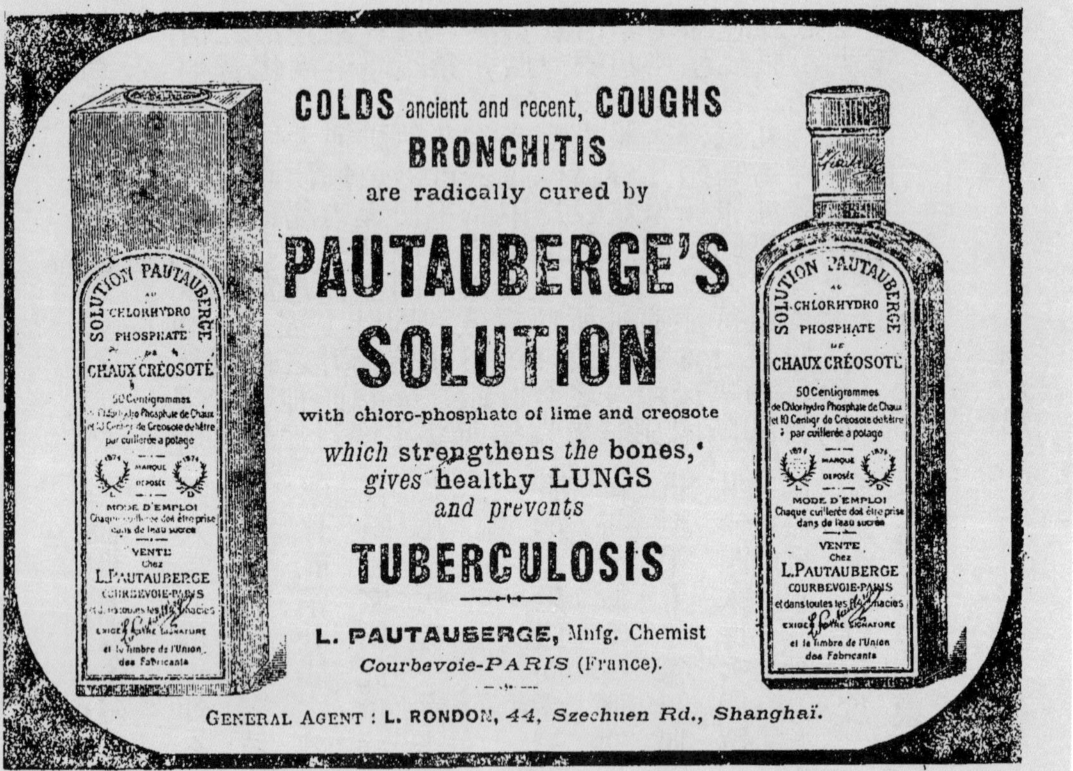

靈藥問世

寶德淸肺汁係極有神驗之藥水全球馳名患者一服卽痊眞衞生之珍保命之寶茲以此藥能治諸症略列於左

傷風感冒　急慢咳嗆

肺癆血癆　氣管發炎

胸膈痰壅　軟節瘰癧

此藥并可長服蓋消化極易有益腸臟尤於孩童先後天勞各症最能奏效實爲家常備之靈劑

總經理　上海法商龍東公司啟

各埠大藥房均有經售